SÉRIE MANUAL DO MÉDICO-RESIDENTE

OFTALMOLOGIA

SÉRIE MANUAL DO MÉDICO-RESIDENTE

Coordenadores da Série
José Otávio Costa Auler Junior
Luis Yu

- » *Acupuntura e Medicina Tradicional Chinesa*
- » *Anestesiologia*
- » *Cardiologia*
- » *Cirurgia da Mão*
- » *Cirurgia de Cabeça e Pescoço*
- » *Cirurgia Geral*
- » *Cirurgia Plástica*
- » *Cirurgia Torácica*
- » *Cuidados Paliativos*
- » *Dermatologia*
- » *Endocrinologia e Metabologia*
- » *Endoscopia*
- » *Genética Médica*
- » *Geriatria*
- » *Imunologia Clínica e Alergia*
- » *Infectologia*
- » *Mastologia*
- » *Medicina de Família e Comunidade*
- » *Medicina do Trabalho*
- » *Medicina Esportiva*
- » *Medicina Física e Reabilitação*
- » *Nefrologia*
- » *Neurologia*
- » *Neurologia Infantil*
- » *Oftalmologia*
- » *Ortopedia e Traumatologia*
- » *Otorrinolaringologia*
- » *Pediatria*
- » *Pneumologia*
- » *Radiologia e Diagnóstico por Imagem*
- » *Reumatologia*
- » *Urologia*

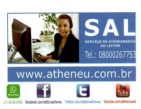

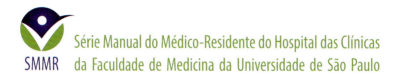

Série Manual do Médico-Residente do Hospital das Clínicas
da Faculdade de Medicina da Universidade de São Paulo

Coordenadores da Série
JOSÉ OTÁVIO COSTA AULER JUNIOR
LUIS YU

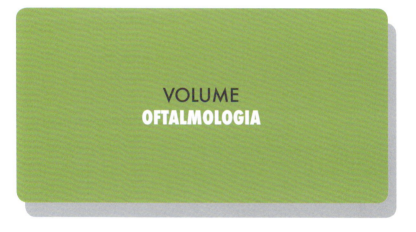

VOLUME
OFTALMOLOGIA

Editores do Volume
MIRKO BABIC
REMO SUSANNA JUNIOR

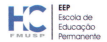
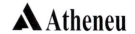

EDITORA ATHENEU

São Paulo	—	Rua Avanhandava, 128 – 8º andar Tel.: (11) 2858-8750 E-mail: atheneu@atheneu.com.br
Rio de Janeiro	—	Rua Bambina, 74 Tel.: (21) 3094-1295 E-mail: atheneu@atheneu.com.br

CAPA: Equipe Atheneu
DIAGRAMAÇÃO: Know-How Editorial

CIP-BRASIL. CATALOGAÇÃO NA PUBLICAÇÃO
SINDICATO NACIONAL DOS EDITORES DE LIVROS, RJ

O27

Oftalmologia / editores do volume Mirko Babic, Remo Susanna Junior ; coordenadores da série José Otávio Costa Auler Junior, Luis Yu. - 1. ed. - Rio de Janeiro : Atheneu, 2021. 408 p. ; 18 cm. (Manual do médico-residente do Hospital das Clínicas da Faculdade de Medicina da Universidade de São Paulo)

Inclui bibliografia e índice
ISBN 978-65-5586-040-5

1. Oftalmologia. I. Babic, Mirko. II. Susanna Junior, Remo III. Auler Junior, José Otávio Costa. VI. Yu, Luis. IV. Série.

20-67268		CDD: 617.7 CDU: 617.7

Meri Gleice Rodrigues de Souza - Bibliotecária - CRB-7/6439

26/10/2020   28/10/2020

BABIC, M., SUSANNA JUNIOR, R.
Série Manual do Médico-Residente do Hospital das Clínicas da Faculdade de Medicina da Universidade de São Paulo – Volume Oftalmologia.

© *Direitos reservados à EDITORA ATHENEU – São Paulo, Rio de Janeiro, 2021.*

Coordenadores da Série

José Otávio Costa Auler Junior
Professor Titular da Disciplina de Anestesiologia da Faculdade de Medicina da Universidade de São Paulo (FMUSP). Diretor da FMUSP (2014-2018).

Luis Yu
Professor-Associado de Nefrologia da Faculdade de Medicina da Universidade de São Paulo (FMUSP). Ex-Coordenador-Geral da Comissão de Residência Médica (COREME) da FMUSP.

Editores do Volume

Mirko Babic
Médico Assistente da Clínica Oftalmológica da Faculdade de Medicina da Universidade de São Paulo (FMUSP). Doutor em Oftalmologia pela FMUSP.

Remo Susanna Junior
Professor Titular da Clínica Oftalmológica da Faculdade de Medicina da Universidade de São Paulo (FMUSP). Ex-Presidente da Associação Mundial de Glaucoma, 2010-2012 (Estados Unidos). Ex-Presidente da Sociedade Panamericana de Glaucoma, 2012-2014. Ex-Presidente e Fundador da Sociedade Latino-Americana de Glaucoma (SLAG), 2004-2012. Ex-Presidente da Sociedade Brasileira de Glaucoma (SBG), 2008-2010. Membro do Conselho Executivo da Sociedade Mundial de Glaucoma (Estados Unidos).

Colaboradores

Alexandre Soares Castro Reis

Médico Oftalmologista. Especialista em Catarata e Glaucoma.
Doutor em Oftalmologia pela Universidade de São Paulo (USP).

Aloisio Fumio Nakashima

Médico Oftalmologista pela Faculdade de Medicina da Universidade
de São Paulo (FMUSP). Médico e Sócio-Diretor do Hospital Oftalmológico
HCLOE. Residência Médica em Oftalmologia no Hospital das Clínicas
da Faculdade de Medicina da Universidade de São Paulo (HC-FMUSP).
Especialista Clínico e Cirúrgico em Retina e Vítreo, Glaucoma,
Visão Subnormal e Prematuridade pelo HC-FMUSP.

Amaryllis Avakian

Chefe do Setor de Catarata da Universidade de São Paulo (USP).
Doutora em Oftalmologia pela USP.

Ana Carolina Pasquini Raiza

Médica Oftalmologista especialista em Catarata e Glaucoma
pelo Hospital das Clínicas da Faculdade de Medicina da Universidade
de São Paulo (HC-FMUSP). Título de especialista pelo Conselho Brasileiro
de Oftalmologia (CBO). Médica-Diretora do Hospital de Olhos HCLOE.

André Carvalho Kreuz

Médico Assistente do Setor de Retina do Departamento de Oftalmologia
do Hospital das Clínicas da Faculdade de Medicina da Universidade
de São Paulo (HC-FMUSP). Doutor em Oftalmologia
pela Faculdade de Medicina da USP.

Beatriz S. Takahashi

Médica Oftalmologista. Especialista em Catarata e Retina.
Doutora pela Universidade de São Paulo (USP).

Cleide Guimarães Machado

Médica Assistente do Serviço de Retina e Vítreo do Hospital das Clínicas da Faculdade de Medicina da Universidade de São Paulo (HC-FMUSP). Doutora em Oftalmologia pela FMUSP.

C. Gustavo de Moraes

Professor-Associado de Oftalmologia da Columbia University Medical Center, do Edward S. Harkness Eye Institute e do New York Presbyterian Hospital (Nova York, Estados Unidos). Doutorando em Oftalmologia (Glaucoma) pela Faculdade de Medicina da Universidade de São Paulo (FMUSP).

Iara Debert

Médica Assistente do Departamento de Oftalmologia do Hospital das Clínicas da Faculdade de Medicina da Universidade de São Paulo (HC-FMUSP). Pós-Doutorado em Estrabismo pela Strabismus Research Foundation (São Francisco, Estados Unidos). Doutora em Oftalmologia pela FMUSP.

Josenalva Cassiano

Médica Oftalmologista pelo Hospital das Clínicas da Faculdade de Medicina da Universidade de São Paulo (HC-FMUSP). Médica Voluntária do Serviço de Glaucoma do HC-FMUSP. Membro da Sociedade Brasileira de Genética (SBG).

Leandro C. Zacharias

Doutor em Oftalmologia pela Faculdade de Medicina da Universidade de São Paulo (FMUSP). Médico Assistente do Serviço de Retina e Vítreo do Hospital das Clínicas (HC) da FMUSP.

Luciana Malta de Alencar

Doutora em Oftalmologia pela Faculdade de Medicina da Universidade de São Paulo (FMUSP). Médica pela FMUSP. Residência Médica em Oftalmologia no Hospital das Clínicas (HC) da FMUSP. *Fellowship* em Glaucoma pela University of California (San Diego, Estados Unidos).

Marcelo Mendes Lavezzo

Médico Assistente da Clínica Oftalmológica do Hospital das Clínicas da Faculdade de Medicina da Universidade de São Paulo (HC-FMUSP). Doutorando em Oftalmologia pela FMUSP. Médico pela Faculdade de Medicina de Botucatu da Universidade Estadual Paulista "Júlio de Mesquita Filho" (Unesp). Residência Médica em Oftalmologia no HC-FMUSP.

Mariana Lie Yamaguishi

Médica pela Faculdade de Medicina de São Paulo (FMUSP).
Residência Médica em Oftalmologia no Hospital das Clínicas
da Faculdade de Medicina da Universidade de São Paulo (HC-FMUSP).
Ex-Médica Preceptora da Clínica Oftalmológica do HC-FMUSP.

Mário Luiz Ribeiro Monteiro

Professor-Associado de Oftalmologia da Faculdade de Medicina
da Universidade de São Paulo (FMUSP). Chefe do Setor de
Neuroftalmologia e Órbita da Clínica Oftalmológica
do Hospital das Clínicas (HC) da FMUSP.

Mariza Polati

Médica Assistente da Clínica Oftalmológica do Hospital das Clínicas
da Faculdade de Medicina da Universidade de São Paulo (HC-FMUSP). Diretora
do Serviço de Estrabismo do HC-FMUSP. Doutora em Ciência pela FMUSP.

Milton Ruiz Alves

Professor-Associado de Oftalmologia da Faculdade de Medicina da
Universidade de São Paulo (FMUSP). Chefe do Setor de Doenças Externas
e Córnea da Clínica Oftalmológica do Hospital das Clínicas (HC) da FMUSP.

Paulo Gelman Vaidergorn

Médico Assistente da Clínica Oftalmológica do Hospital das Clínicas
da Faculdade de Medicina da Universidade de São Paulo (HC-FMUSP).
Doutor em Oftalmologia pela FMUSP. Médico pela FMUSP.
Residência Médica em Oftalmologia pelo HC-FMUSP.

Pedro Carricondo

Diretor do Pronto-Socorro de Oftalmologia do Hospital das Clínicas
da Faculdade de Medicina da Universidade de São Paulo (HC-FMUSP).
Presidente da Sociedade Brasileira de Trauma Ocular (Sobrat). Médico
Oftalmologista do HC-FMUSP. Doutor em Oftalmologia pela FMUSP.

Ricardo Suzuki

Médico Oftalmologista do Hospital de Olhos Sadalla Amin Ghanem
(Joinville, Santa Catarina). Doutor em Ciências pela Faculdade de Medicina
da Universidade de São Paulo (FMUSP). Médico pela FMUSP. Residência
Médica em Oftalmologia na FMUSP. *Fellowship* em Glaucoma no Glaucoma
Research and Education Group (São Francisco, Estados Unidos).

Rosa Maria Graziano

Médica Assistente da Clínica Oftalmológica do Hospital das Clínicas da Faculdade de Medicina da Universidade de São Paulo (HC-FMUSP). Doutora em Oftalmologia pela FMUSP. Médica pela FMUSP. Ex-Chefe do Departamento de Oftalmopediatria, 1981-2012. Ex-Presidente do Departamento de Oftalmologia da Sociedade de Pediatria de São Paulo (SPSP), 2004-2010 e 2016-2019. Ex-Presidente do Departamento de Oftalmologia Pediátrica do Conselho Brasileiro de Oftalmologia (CBO), 2011-2013.

Ruth Miyuki Santo

Coordenadora do Grupo de Estudos em Superfície Ocular do Hospital das Clínicas da Faculdade de Medicina da Universidade de São Paulo (HC-FMUSP). Diretora Médica do Banco de Tecidos Oculares do HC-FMUSP. Doutora em Medicina pela Universidade Juntendo (Tóquio, Japão) e pela USP.

Sonia Hae Sun Lee

Médica Assistente do Hospital das Clínicas da Faculdade de Medicina da Universidade de São Paulo (HC-FMUSP). Ex-Médica Preceptora da Clínica Oftalmológica do HC-FMUSP.

Suzana Matayoshi

Professora-Associada de Oftalmologia da Faculdade de Medicina da Universidade de São Paulo (FMUSP). Chefe do Setor de Cirurgia Plástica Ocular da Clínica Oftalmológica do Hospital das Clínicas (HC) da FMUSP.

Walter Yukihiko Takahashi

Professor-Associado de Oftalmologia da Faculdade de Medicina da Universidade de São Paulo (FMUSP).

Revisão Técnica

Esta edição contou com a revisão técnica dos médicos do segundo e do terceiro ano de Residência Médica em Oftalmologia pela Faculdade de Medicina da Universidade de São Paulo (FMUSP).

Jessica Andino Adamuccio

João Fellipe Bertocco

Juliana Mika Kato

Letícia Harumi Miyoshi

Samir Mauricio Cavero Crespo

Apresentação da Série

A *Série Manual do Médico-Residente do Hospital das Clínicas da Faculdade de Medicina da Universidade de São Paulo (HCFMUSP)*, em parceria com a conceituada editora médica Atheneu, foi criada como uma das celebrações ao centenário da Faculdade de Medicina. Trata-se de uma justa homenagem à instituição e ao hospital onde a residência médica foi criada, em 1944. Desde então, a residência médica do HCFMUSP vem se ampliando e aprimorando, tornando-se um dos maiores e melhores programas de residência médica do país. Atualmente, os programas de residência médica dessa instituição, abrangem quase todas as especialidades e áreas de atuação, totalizando cerca de 1.600 médicos-residentes em treinamento.

A despeito da grandeza dos programas de residência médica, há uma preocupação permanente da instituição com a qualidade do ensino, da pesquisa e da assistência prestada por nossos residentes. O HCFMUSP, maior complexo hospitalar da América Latina, oferece um centro médico-hospitalar amplo, bem estruturado e moderno, com todos os recursos diagnósticos e terapêuticos para o treinamento adequado dos residentes. Além disso, os residentes contam permanentemente com médicos preceptores exclusivos, médicos-assistentes e docentes altamente capacitados para o ensino da prática médica.

Esta Série visa à difusão dos conhecimentos gerados na prática médica cotidiana e na assistência médica qualificada praticada pelos professores e assistentes nas diversas áreas do HCFMUSP.

Este Manual do Médico-Residente de Oftalmologia, editado pelo Doutor Mirko Babic e pelo Professor Doutor Remo Susanna Junior, professores com larga experiência no ensino e na prática oftalmológicas do Departamento de Oftalmologia do HCFMUSP. O manual é fruto da longa experiência da Clínica Oftalmológica no atendimento e ensino cotidiano das principais enfermidades oculares. Reúne, de maneira clara e concisa, os fundamentos básicos, a propedêutica e a semiologia das principais afecções oculares. Trata-se de um manual para iniciação dos residentes em Oftalmologia e também para os alunos de graduação e a todos os médicos interessados em ampliar os seus conhecimentos sobre esse importante órgão, frequentemente negligenciado nas escolas médicas.

Certamente, este Manual será mais um êxito editorial, complementando esta bem-sucedida *Série Manual do Médico-Residente do HCFMUSP.*

José Otávio Costa Auler Junior
Luis Yu
Coordenadores da Série

Prefácio

O livro *Série Manual do Médico Residente do Hospital das Clínicas da Faculdade de Medicina da Universidade de São Paulo – Volume – Oftalmologia* surgiu do entusiasmo dos autores em contribuir para a educação médica, com uma obra clara e objetiva, abordando os principais tópicos da Oftalmologia. É uma grande honra para nós prefaciar o primeiro livro de Oftalmologia da Universidade de São Paulo (USP) destinado a graduandos.

O olho é um dos órgãos mais importantes para o ser humano; ele é crucial para quase todas as atividades do cotidiano e permeia a conexão do homem com o mundo. Por esse motivo, a cegueira é um dos maiores medos da humanidade e o seu entendimento é indispensável para excelência na prática médica. Não obstante, a Oftalmologia é uma especialidade em grande expansão; diariamente surgem novas descobertas e os dados estão acumulados em diferentes veículos, o que dificulta o trabalho de reunir as principais informações necessárias para o entendimento global da visão. Este livro surge, então, no panorama acadêmico nacional como referência de conhecimento oftalmológico para a graduação.

A obra abrange todas as áreas da Oftalmologia de maneira prática e concisa, destacando os principais tópicos, sem se perder em minúcias desnecessárias. É um livro didático, pois seu principal objetivo é difundir o conhecimento para os médicos do futuro. Nesse ponto, entra sua importância fundamental não só para a Oftalmologia, como também para o cenário da Medicina brasileira: o aprimoramento constante do conhecimento médico desde o início da graduação e a difusão do saber básico de cada especialidade para todos os jovens ávidos por apropriarem-se dos mistérios do corpo humano.

O objetivo nobre não ficou só no papel e o primor do livro inicia-se por reunir muitos entre os maiores nomes da Oftalmologia brasileira. Cada autor foi capaz de transcrever sua larga experiência profissional e acadêmica com didatismo e clareza, algo possível apenas para aqueles com grande domínio teórico de sua área de atuação. Nosso elogio e admiração ao Departamento de Oftalmologia da USP e ao seu titular, Professor Doutor Remo Susanna Junior, por enfrentarem o desafio de criar um livro para estudantes e fazerem-no com maestria. Temos a certeza de que este livro merece lugar de destaque nas prateleiras de todas as faculdades de Medicina do Brasil.

Fernanda Nicolela Susanna
Presidente da Liga de Prevenção à Cegueira

Larissa Yuri Yaegaschi
Preceptora da Graduação de Oftalmologia de 2017
Homenageada pelos Formandos da Turma 101

Apresentação do Volume

Este livro faz parte do Programa Educacional de Oftalmologia criado pela Clínica de Oftalmologia da Faculdade de Medicina da Universidade de São Paulo, sendo resultado do esforço conjunto de professores, assistentes, colaboradores e residentes dessa instituição, com o objetivo de levar aos oftalmologistas e estudantes de Medicina os conhecimentos necessários para o bom desempenho da prática médica. Esse programa recebeu inúmeros elogios dos acadêmicos e médicos, inclusive internacionais, e foi considerado um dos melhores livros para o ensino de Oftalmologia ao graduando e também como introdução à especialidade.

É fundamental que os estudantes de Medicina, ao se formarem, tenham noções básicas e ao mesmo tempo sólidas de como avaliar urgências em Oftalmologia e de suspeitar de doenças que possam causar cegueira, a fim de que encaminhem esses pacientes aos profissionais especializados.

Os médicos ao se formarem estão aptos a realizar a propedêutica em diferentes órgãos do corpo humano; contudo, o olho, responsável por cerca de 90% do nosso contato com o mundo exterior, com frequência não é contemplado nas escolas médicas com a importância que merece.

Este livro vem preencher uma lacuna nesse sentido, sendo uma leitura obrigatória para os que pretendem se dedicar à Oftalmologia e para o graduando de modo geral.

Para finalizar, gostaríamos de parabenizar os autores que, de maneira didática e abrangente, colocaram em seus capítulos toda a sua experiência clínica e conhecimentos adquiridos durante anos de atuação na Clínica Oftalmológica do Hospital das Clínicas da Faculdade de Medicina da USP (HC FMUSP).

Os Editores

Sumário

1. Anatomia e Fisiologia, 1
André Carvalho Kreuz
Alexandre Soares Castro Reis

2. Exame Oftalmológico, 25
Josenalva Cassiano
Sonia Hae Sun Lee

3. Erros de Refração, 73
Aloisio Fumio Nakashima
Paulo Gelman Vaidergorn
Milton Ruiz Alves

4. Exame de Fundo de Olho, 105
Beatriz S. Takahashi
Leandro C. Zacharias
Mariana Lie Yamaguishi

5. Perda Visual Aguda, 129
Mário Luiz Ribeiro Monteiro
Ricardo Suzuki

6. Perda Visual Crônica, 153
Amaryllis Avakian
Ana Carolina Pasquini Ruiz
Walter Yukihiko Takahashi
Remo Susanna Junior

7. Síndrome do Olho Vermelho, 191
Ruth Miyuki Santo
Luciana Malta de Alencar

8. Pronto-Socorro em Oftalmologia, 225

Pedro Carricondo

9. Oftalmopediatria, 257

Mariza Polati
Suzana Matayoshi
Iara Debert
Rosa Maria Graziano
Cleide Guimarães Machado

10. Manifestações Oculares das Doenças Sistêmicas, 325

Marcelo Mendes Lavezzo

11. Efeito das Drogas no Olho, 361

C. Gustavo de Moraes

Índice remissivo, 377

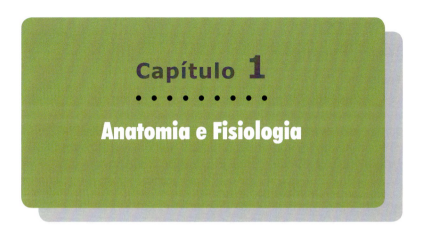

Capítulo 1
Anatomia e Fisiologia

André Carvalho Kreuz
Alexandre Soares Castro Reis

Introdução

O estudo da anatomia e da fisiologia do aparelho da visão é de extrema importância para o entendimento das diversas afecções oculares. Para isso, dividimos didaticamente o aparelho em dois blocos: globo ocular e parte externa do olho. O globo ocular é um órgão de grande complexidade, com imensa diversidade de estruturas e de tecidos. De forma didática, subdividimos o globo ocular em três segmentos: túnica fibrosa (córnea, conjuntiva e esclera); túnica vascular ou úvea; e túnica interna ou retina. A parte externa do olho, por sua vez, inclui estruturas como pálpebras e seus anexos, ossos que formam o arcabouço orbitário e estruturas intraorbitárias (gordura, inervação, vascularização, músculos extrínsecos etc.).

Neste capítulo, discorreremos sobre cada estrutura que compõe o rico e complexo aparelho visual, indicando a importância e o funcionamento de cada uma delas.

Globo ocular

Túnica fibrosa

Conjuntiva

A conjuntiva (Figura 1.1) é uma membrana mucosa que reveste posteriormente as pálpebras e cobre a superfície anterior do olho até a córnea. Na reflexão superior e inferior, entre o globo ocular e as pálpebras, a conjuntiva forma um fundo de saco, denominado "fórnice". A conjuntiva está firmemente aderida às pálpebras (conjuntiva tarsal). Por ser frouxamente aderida ao globo ocular (conjuntiva bulbar) e encontrar-se livre na região dos fórnices, inflamações podem causar edema (quemose) nessas regiões.

Figura 1.1. Pálpebras e bulbo ocular em corte sagital.

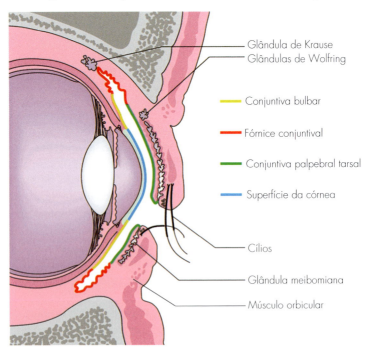

Fonte: Desenvolvida pela autoria do capítulo.

A conjuntiva é composta de uma camada epitelial e de um estroma subjacente. Na camada epitelial, encontramos as células caliciformes, responsáveis pela secreção de mucina (importante componente do filme lacrimal). Outras glândulas conjuntivais contribuem ainda na formação das camadas aquosa e lipídica do filme lacrimal. A conjuntiva facilita o livre movimento do globo ocular e promove uma superfície lisa para que as pálpebras deslizem sobre a córnea.

A inervação sensorial é dada pela divisão oftálmica do nervo trigêmeo. A vascularização é predominantemente originada de ramos orbitais, com a presença de anastomoses do sistema facial. A conjuntiva tem um importante papel na proteção do olho contra microrganismos.

Conjuntivite

Termo utilizado para se referir a qualquer inflamação da conjuntiva. Pode ter diversas causas: infecciosa (viral e bacteriana); alérgica; e irritativa. A conjuntivite viral responde por grande parte dos casos, é altamente contagiosa, autolimitada na maioria das vezes, durando de 1 a 2 semanas. O agente causal mais comum é o adenovírus. Os sintomas mais frequentes são hiperemia e edema conjuntival, ardência, sensação de corpo estranho, lacrimejamento e, às vezes, secreção. O diagnóstico é clínico e o tratamento se aplica a sintomáticos com o emprego de compressas frias e lágrimas artificiais.

Córnea e esclera

Juntas, a córnea e a esclera formam uma superfície esférica que compõe a parede externa do globo ocular. Embora as duas sejam muito similares, a estrutura corneana é unicamente modificada para transmitir e refratar a luz (Figura 1.2).

A esclera é formada principalmente por fibras colágenas. É avascular, apesar de apresentar vasos em sua superfície, e relativamente acelular. Embora seja fina (máxima espessura de 1 mm), é a esclera que dá o suporte para a inserção dos músculos extraoculares. É perturada posteriormente pelo nervo óptico e também por vasos e nervos (sensoriais e motores) ao longo do globo ocular. A união entre a córnea e a esclera chama-se "limbo".

A córnea é formada por cinco camadas: epitélio; camada de Bowman; estroma (mais espessa); membrana de Descemet; e endotélio (camada única de células hexagonais).

Figura 1.2. Corte transversal do olho.

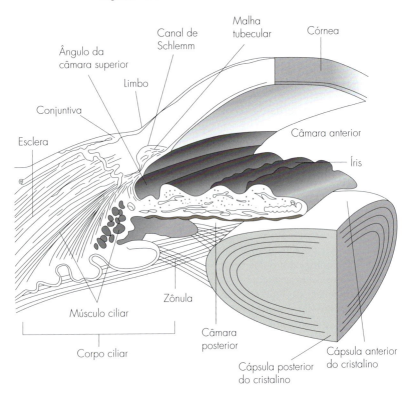

Fonte: Desenvolvida pela autoria do capítulo.

A córnea é extremamente sensível ao toque (em contraste com a esclera) em virtude das fibras nervosas originadas da divisão oftálmica do nervo trigêmeo. Este é exposto quando há quebra do epitélio corneano (desepitelização), causando grande dor.

A córnea é avascular, sendo nutrida pelo humor aquoso, pelo filme lacrimal e por difusão de vasos presentes no limbo, zona de transição entre a córnea e a esclera. Assim, a restrição da oxigenação através do filme lacrimal, em razão do uso de lentes de contato, por exemplo, pode resultar em ulceração corneana por hipóxia. As funções principais da córnea são: proteção contra invasão de microrganismos; e transmissão e refração da luz.

A refração da luz ocorre porque a superfície de curvatura corneana apresenta índice refracional maior que o do ar. Sua superfície é transparente em razão do especial arranjo das fibras de colágeno presentes no estroma e do seu estado de relativa desidratação, a qual é garantida por uma bomba de íons encontrada no endotélio (a direção do fluxo é do estroma para a câmara anterior). A perda acentuada de células endoteliais (e a consequente perda da bomba iônica) provoca hidratação excessiva (edema) e perda da transparência corneana.

A função das estruturas oculares internas é basicamente a de refinar a imagem vinda da córnea e converter a energia luminosa em energia elétrica para a formação da imagem no cérebro.

Túnica vascular

A túnica vascular é representada pela úvea que, por sua vez, compreende a íris e o corpo ciliar, anteriormente, e a coroide, posteriormente (Figura 1.2).

Íris

A íris consiste em tecido conjuntivo contendo fibras musculares, vasos sanguíneos e células pigmentares. Sua superfície posterior é determinada por uma camada de células pigmentares. Em seu centro, há uma abertura, a pupila. A função principal da íris é controlar a entrada de luz na retina e reduzir a lesão intraocular causada pela luminosidade. A dilatação da pupila (midríase) é causada por contrações de fibras musculares lisas radiais inervadas pelo sistema nervoso simpático. A contração pupilar (miose) ocorre quando um anel de fibras musculares lisas em torno da pupila se contrai. Esse anel é inervado pelo sistema nervoso parassimpático.

A quantidade de pigmento iriano determina sua coloração: olhos azuis contêm menor quantidade de pigmento do que olhos castanhos.

Corpo ciliar

O corpo ciliar (Figura 1.2) é uma estrutura especializada que une a íris à coroide. É ligado ao cristalino pela zônula e sua região posterior une-se à retina por meio da *ora serrata*.

Anteriormente, a superfície interna é transformada em processos ciliares, os quais são responsáveis pela produção do humor aquoso, que preenche a câmara anterior e posterior do olho. Falaremos mais do humor aquoso ainda neste capítulo.

Além da produção do humor aquoso, outra função importante do corpo ciliar é a acomodação. Quando o indivíduo fixa em objeto próximo, há o desencadeamento do fenômeno de "acomodação", mediado por fibras parassimpáticas do nervo oculomotor (III par craniano). Há contração de fibras musculares presentes no músculo ciliar, ensejando uma redução em sua circunferência; isso reduz a tensão na zônula, o que faz a elasticidade natural do cristalino gerar um aumento em sua convexidade, melhorando o foco para a visão de perto. Já o relaxamento das fibras é um processo passivo, aumentando a tensão na zônula, de forma que aplaina o cristalino, melhorando a visão para longe. A capacidade de deformação do cristalino diminui com a idade em decorrência da perda de sua elasticidade, causando dificuldade no foco de objetos localizados próximos aos olhos. Essa condição é chamada de "presbiopia".

Coroide

A coroide consiste em vasos sanguíneos, tecido conectivo e células pigmentares. Está localizada entre a retina (camada interna) e a esclera (camada externa). É responsável pelo aporte de oxigênio e de nutrição das camadas externas da retina.

Túnica interna

Retina

A retina é a estrutura responsável pela conversão do estímulo luminoso em impulso nervoso, processo denominado "fototransdução". É compreendida pela retina neurossensorial e pelo epitélio pigmentado da retina (EPR). O raio luminoso atravessa todas as camadas da retina até alcançar o segmento externo dos fotorreceptores (cones e bastonetes), os quais convertem a energia luminosa em impulso elétrico, que é transmitido para as células bipolares e, depois, para as células ganglionares. Os axônios das células ganglionares formam a camada de fibras nervosas da retina e convergem para o nervo óptico.

A porção central da retina, localizada entre as arcadas vasculares temporais, é denominada "mácula" (Figura 1.3). É caracterizada histologicamente pela presença de duas ou mais camadas de células ganglionares e é responsável pela visão central do paciente. No centro da mácula, existe uma depressão chamada "fóvea", que garante uma visão de alta definição (p. ex., leitura, direção), em virtude da grande concentração de cones no local. Em contrapartida, na retina periférica, associada à visão noturna e à de movimento, predominam os bastonetes.

Figura 1.3. Diagrama da retina.

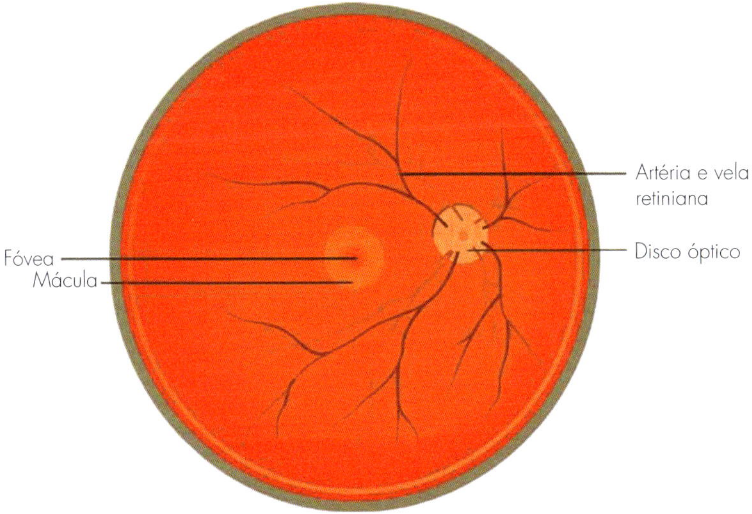

Fonte: Desenvolvida pela autoria do capítulo.

Os fotorreceptores contêm pigmentos visuais, como o retinol (vitamina A), ligados à proteína opsina. A absorção luminosa causa uma mudança estrutural e química, que resulta na hiperpolarização elétrica do fotorreceptor. Externamente à retina neurossensorial, encontra-se o EPR, uma camada única de células pigmentadas essenciais na fisiologia dos fotorreceptores. As células do EPR reciclam a vitamina A para formação do fotopigmento, bombeiam água do espaço sub-retiniano, fagocitam metabólitos, renovam os fotorreceptores e ajudam na redução do dano luminoso. Um dano às células do EPR causado por alterações da idade ou outras doenças pode comprometer o funcionamento da retina e causar baixa visual.

É importante lembrar a correlação do campo visual e da retina. A hemirretina nasal é responsável pelo hemicampo temporal, enquanto a hemirretina temporal é responsável pelo hemicampo nasal. Do mesmo modo, a hemirretina inferior é responsável pelo hemicampo superior e a hemirretina superior, pelo hemicampo inferior.

O suprimento sanguíneo da retina é derivado da artéria central da retina e da coroide. A artéria e a veia central da retina entram e saem através do nervo óptico, correm sob a superfície da retina e subdividem-se em arcadas vasculares temporal e nasal e inferior e superior.

Entre as células endoteliais dos vasos retinianos e entre as células do EPR existem *tight junctions*, que formam, respectivamente, as barreiras hematorretiniana interna e externa. A quebra da barreira interna, como pode ocorrer na retinopatia diabética, causa extravasamento de líquido e consequente edema retiniano e baixa visual.

Cristalino

O cristalino (Figura 1.2), em formato discoide, é compreendido por uma massa de células alongadas, chamadas "fibras cristalinianas". No centro, essas fibras estão compactadas em um núcleo duro, envolto por uma menor densidade de fibras, o córtex. Toda essa estrutura está envolvida por uma cápsula elástica e é capaz de se deformar para realizar a acomodação. Falência da acomodação relacionada à idade (presbiopia) resulta da perda da elasticidade capsular e do enrijecimento do cristalino.

O cristalino é relativamente desidratado e suas fibras contêm proteínas especiais, o que gera sua transparência. A catarata é qualquer opacidade, congênita ou adquirida, do cristalino.

Humor aquoso

O humor aquoso preenche as câmaras anterior e posterior. A câmara anterior é o espaço entre a córnea e a íris. Atrás da íris e anteriormente ao cristalino, situa-se a câmara posterior. Essas duas regiões comunicam-se através da pupila.

Formação

O humor aquoso (ou apenas "aquoso") é produzido pelo corpo ciliar por ultrafiltração e por secreção ativa. Sua composição é estritamente regulada para excluir proteínas de alto peso molecular e células, mas contém glicose, oxigênio e aminoácidos para a córnea e para o cristalino.

Drenagem

O humor aquoso circula da câmara posterior para a anterior pela pupila, deixando o olho pela malha trabecular; esta é um tecido especializado, localizado no ângulo da câmara anterior, entre a íris e a córnea, semelhante a uma peneira. A partir da malha trabecular, o humor aquoso é coletado pelo canal de Schlemm, o qual circunda o olho no limbo corneoescleral, drenando-se, então, para as veias episclerais.

A produção e a drenagem do humor aquoso são balanceadas para manter uma pressão intraocular adequada.

Humor vítreo

O humor vítreo preenche o segmento posterior do olho. Ele é composto em quase sua totalidade de água (99%), mas também de fibras colágenas e ácido hialurônico, que promovem coesão e consistência gelatinosa. O vítreo é transparente e está em contato com a retina, apresentando alguns pontos de maior adesão, como ao redor do nervo óptico, ao longo dos vasos, extrema periferia retiniana (*ora serrata*) e ocasionalmente em alguns pontos da retina periférica que apresentam alguma lesão degenerativa. O vítreo ajuda a manter o formato do globo.

Com o avançar da idade, o vítreo sofre uma liquefação progressiva, denominada "sinérese vítrea". Isso induz uma separação do vítreo posterior da superfície da retina, processo chamado de descolamento do vítreo posterior (DVP). Na grande maioria dos casos, o DVP não induz nenhuma alteração retiniana e é percebido pelo paciente como a presença de moscas volantes (miiopsia) relacionadas ao aparecimento de pequenas opacidades vítreas móveis. Porém, em uma minoria de pessoas, a tração sobre áreas de maior adesão vitreorretiniana associadas a lesões degenerativas da retina pode causar rasgaduras/roturas retinianas que predispõem ao descolamento de retina.

Nervo óptico

O nervo óptico resulta da convergência de cerca de um milhão de axônios das células ganglionares em direção ao anel escleral, onde se localiza a cabeça do nervo óptico. Essa região não contém fotorreceptores e, por isso, corresponde a uma mancha cega no campo de visão. As bordas (rima) da cabeça do nervo óptico são constituídas pelas fibras nervosas, dando uma coloração rósea-amarelada; já a porção central, destituída de fibras, é denominada "escavação da cabeça do nervo óptico", apresentando coloração mais pálida. No glaucoma, existe uma morte acelerada das células ganglionares, causando uma diminuição da rima e um aumento da escavação.

Ao deixarem o globo ocular em direção ao ápice orbitário, as fibras nervosas tornam-se mielinizadas e o nervo óptico passa a ser revestido pelas meninges, contendo fluido cerebroespinhal no espaço subaracnoide.

Um aumento da pressão intracraniana pode ser transmitido para a porção posterior do nervo óptico pela presença de líquido cerebroespinhal ao redor, causando compressão das fibras nervosas e consequente edema de papila bilateral (papiledema). Na esclerose múltipla, pode haver perda visual causada por uma neurite óptica desmielinizante retrobulbar, em que ocorre inflamação apenas da porção posterior do nervo óptico, apresentando fundo de olho normal.

Estruturas anexas ao globo ocular

Pálpebras

As pálpebras (Figura 1.1) desempenham duas principais funções:
» proteção do globo ocular;
» secreção, distribuição e drenagem da lágrima.

Dinâmica palpebral

O espaço entre as pálpebras é chamado de "fissura" ou "abertura ocular". As fibras do músculo orbicular formam um anel ao redor da abertura palpebral e sua contração resulta no seu fechamento. A abertura palpebral é realizada principalmente pelo músculo elevador da pálpebra superior, embora ainda existam túnicas fibrosas que agem na retração da pálpebra inferior. O músculo elevador se origina no ápice da órbita, cursa anteriormente sobre o músculo reto superior e insere-se na placa tarsal e na pele da pálpebra superior. As pálpebras são firmemente aderidas às margens da órbita pelos ligamentos palpebrais medial e lateral.

O movimento de piscar distribui a lágrima através da córnea, o que mantém uma superfície lisa, além de promover a retirada de debris. O reflexo palpebral do piscar é também um importante fator de proteção. A via nervosa aferente é composta de um ramo do trigêmeo (V par), e a eferente, do nervo facial (VII par). Os cílios também desempenham função protetora.

Pele e apêndices

A pele das pálpebras é fina e frouxamente aderida aos tecidos subjacentes, o que permite, em situações de inflamação e sangramento, a formação de considerável edema. A placa tarsal é uma faixa de tecido conjuntivo denso e situa-se, posteriormente, à pele e ao músculo orbicular, e anteriormente, à conjuntiva palpebral (tarsal). É nessa região que encontramos as glândulas de Meibomius, responsáveis pela produção da camada lipídica do filme lacrimal. Essas glândulas são alinhadas verticalmente na placa tarsal e abrem-se junto à margem palpebral, onde se pode notar seus orifícios.

Anatomia aplicada

A inflamação das glândulas de Meibomius pode causar uma afecção conhecida como "hordéolo", caracterizada por nodulação e hiperemia na borda palpebral, frequentemente associada à hiperemia na região conjuntival tarsal, com sintomas como dor local, principalmente à palpação, e sensação de corpo estranho e lacrimejamento. Em alguns casos, a nodulação pode apresentar pontos de flutuação ou soluções de continuidade, com drenagem espontânea do seu conteúdo. Tardiamente, após a fase inflamatória, uma lesão elevada e sem sinais inflamatórios pode persistir, sendo denominada calázio.

As placas tarsais são contínuas perifericamente com o septo orbitário (uma fina, mas relevante estrutura divisória entre a palpebra e a órbita). Ao longo da margem palpebral, encontramos os cílios, anteriormente, e os orifícios meibomianos, posteriormente. No terço nasal, observa-se uma abertura denominada "ponto lacrimal", responsável pela drenagem da lágrima. A linha cinzenta, importante estrutura na reparação das lacerações palpebrais, situa-se entre os cílios e os orifícios meibomianos.

Inervação

A inervação sensorial é originada do nervo trigêmeo (V par craniano), via divisão oftálmica (pálpebra superior) e divisão maxilar (pálpebra inferior). O músculo orbicular é inervado pelo nervo facial (VII par craniano). O músculo levantador da pálpebra superior é inervado pelo nervo oculomotor (III par craniano). Uma paralisia desse nervo leva a uma queda da pálpebra superior, denominada "ptose". Note-se que todos os nervos, exceto o facial, são oriundos da órbita e alcançam a pálpebra.

Anatomia aplicada

Paralisia facial periférica (paralisia de Bell)

A paralisia facial periférica é uma paralisia do nervo facial que resulta em uma inabilidade de controlar os músculos faciais no lado afetado, incluindo o músculo orbicular. A paralisia facial pode ser causada por várias condições, como o tumor cerebral ou o acidente vascular cerebral. Porém, se nenhuma causa específica pode ser determinada, a condição é conhecida como paralisia de Bell. A incidência anual da paralisia de Bell é de cerca de 20 afetados para cada 100 mil habitantes. Acredita-se ser uma condição inflamatória que resulta no edema do nervo facial e sua compressão no estreito canal ósseo do crânio atrás da orelha (canal de Falópio). A doença costuma ocorrer mais em grávidas e diabéticos, é unilateral e de início rápido, geralmente em 2 dias. A maioria das pessoas se recupera espontaneamente e volta a ter funções normais ou próximas do normal em até 30 dias após o início da paralisia, mesmo sem tratamento. Em geral, a pessoa não consegue, em decorrência da paralisia do músculo orbicular, fechar o olho completamente no lado afetado. Esse olho deve ser protegido a fim de evitar ressecamento ou lesão grave da córnea, como úlcera ou perfuração.

Sintomas:

> » sensação de olho seco ou lacrimejamento;
> » ageusia (perda de sensibilidade de gosto);
> » dor auricular;
> » hipoestesia na hemiface afetada;
> » sensibilidade auditiva aumentada.

Irrigação vascular e drenagem linfática

As pálpebras são supridas por uma extensa malha vascular, a qual forma anastomoses entre ramos originados da artéria carótida externa (pela face) e da artéria carótida interna (pela órbita). Isso garante excelente recuperação dessa região no pós-trauma.

O fluido linfático das pálpebras superiores é drenado para linfonodos pré-auriculares e das pálpebras inferiores para os linfonodos submandibulares. Linfadenopatia é um sinal comum de infecção das pálpebras e das conjuntivas (principalmente por vírus).

Aparelho lacrimal

Produção e drenagem lacrimal

A glândula lacrimal secreta a maior parte do componente aquoso do filme lacrimal (Figura 1.4). Ela repousa na região superotemporal da órbita anterior. Seu lobo anterior pode ser visto algumas vezes no fórnice conjuntival superior. É inervada por fibras parassimpáticas carreadas pelo nervo facial.

Figura 1.4. Produção e drenagem lacrimal.

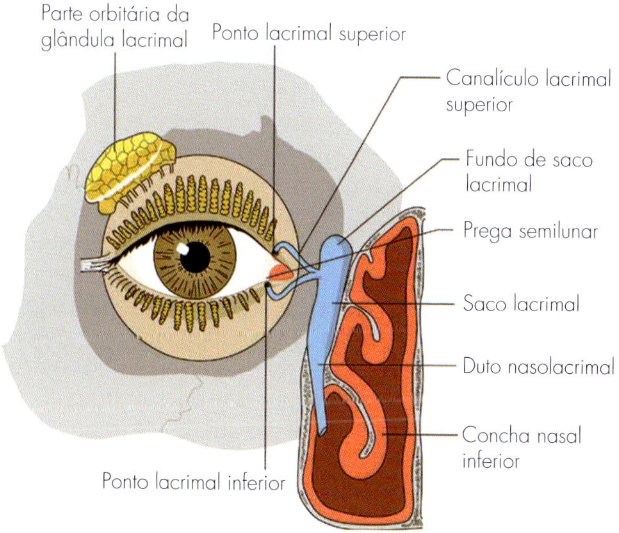

Fonte: Desenvolvida pela autoria do capítulo.

A lágrima corre em um menisco na margem palpebral inferior, é espalhada através da superfície ocular pelo movimento do piscar e é drenada nos pontos lacrimais superior e inferior (situados no canto nasal palpebral). Os canalículos de cada ponto lacrimal se unem para formar o canalículo comum, que termina no saco lacrimal. Finalmente, a lágrima passa pelo ducto nasolacrimal e alcança a cavidade nasofaríngea através do meato inferior. Isso explica o desconfortável sabor que se segue após a administração de certos colírios. Ao nascimento, o ducto nasolacrimal pode não estar totalmente desenvolvido, causando lacrimejamento constante (epífora). Na maioria dos casos, o seu completo desenvolvimento ocorre no primeiro ano de vida. Já a obstrução adquirida do ducto nasolacrimal é uma causa importante de epífora em adultos. Pode ser causada por uma infecção aguda do saco lacrimal, a qual se manifesta com edema da região medial palpebral.

Órbita

Cada globo ocular repousa dentro de uma cavidade óssea (a órbita), que o protege em todas direções, com exceção da sua parte anterior. Os músculos que movem o olho unem-se no ápice orbitário formando o cone muscular. Dentro da órbita, também encontramos os nervos motores, sensoriais e autonômicos do olho e de suas estruturas associadas.

O espaço orbitário é preenchido por gordura e por uma complexa malha de tecido conectivo, que ajuda a sustentação do globo ocular e a interação com os músculos extraoculares.

O campo visual, a fusão de imagens (visão binocular) e a percepção de profundidade (estereopsia) são gerados pelos dois olhos conjuntamente. Isso depende de um alinhamento ocular fino, gerado pela musculatura ocular extrínseca sob o comando de centros motores superiores e áreas corticais da visão. Qualquer distúrbio desse alinhamento pode redundar na visão dupla (diplopia) e na perda da estereopsia.

As paredes da órbita formam uma estrutura piramidal (Figura 1.5). São constituídas pelos ossos frontal, zigomático, maxilar, etmoidal, esfenoidal, lacrimal e palatino. A parede medial e o assoalho da órbita são finos. Quando uma forte pressão é exercida sobre a órbita (p. ex., nos traumas tipo *blowout*), sua descompressão através de fraturas do assoalho ou da parede medial ajuda a minimizar o dano ao globo ocular. Por outro lado, infecções dos seios maxilar e esfenoidal podem facilmente penetrar na órbita, como no caso de celulites orbitárias pós-septais causadas por sinusites.

Figura 1.5. Paredes da órbita.

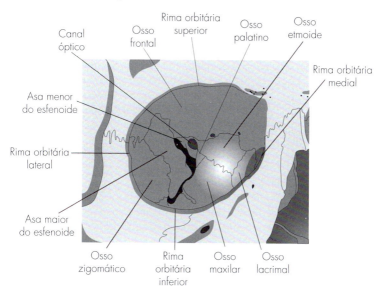

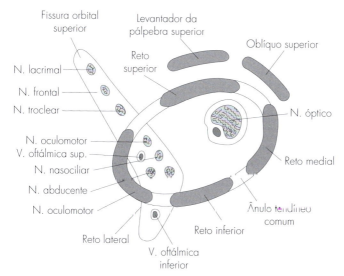

Fonte: Desenvolvida pela autoria do capítulo.

Anatomia aplicada

Celulite orbitária

Infecção grave dos tecidos moles que circundam o globo ocular. Pode ser dividida em celulite pré-septal, quando está confinada à pele e a tecidos superficiais anteriores ao septo orbitário, e celulite pós-septal, quando ultrapassa os limites do septo e alcança as estruturas orbitais profundas. Esta última condição deve ser prontamente identificada e tratada em regime hospitalar com antibióticos endovenosos pelo risco de complicações potencialmente letais. Algumas das complicações mais temidas são a trombose do seio cavernoso e a meningite. Pode ocorrer ainda a formação de abcesso orbitário, o qual necessita quase invariavelmente de drenagem cirúrgica. O quadro geralmente caracteriza-se pelo aparecimento súbito de febre, proptose, diminuição do movimento ocular, bem como de sinais inflamatórios evidentes nas pálpebras. Ocorre muitas vezes após episódio de sinusite ou como extensão de infecção cutânea após trauma.

No ápice orbitário, o forame óptico leva o nervo óptico para o espaço intracraniano e a artéria oftálmica, derivada da carótida interna, para a cavidade orbitária. Lateralmente ao forame, existem duas fissuras:

» A fissura orbitária superior, a qual dá passagem para os nervos lacrimal, frontal e nasociliar (divisão oftálmica do V par craniano), para os III, IV e VI pares cranianos e para veia oftálmica superior.

» A fissura orbitária inferior, a qual permite a saída da veia oftálmica inferior e a entrada da divisão maxilar do V par craniano.

Os quatro músculos retos extraoculares (medial, inferior, lateral e superior) deixam o ápice orbitário para se inserir no globo ocular de 5 a 7 mm atrás da junção corneoescleral. Eles formam um cone, cujo interior abriga nervos sensoriais e autonômicos, artérias do globo ocular, nervo óptico e nervos motores para todos músculos extraoculares, com exceção do músculo oblíquo superior. Portanto, a compressão do ápice orbitário por um tumor, por exemplo, pode resultar na perda da sensibilidade corneana, na redução dos movimentos oculares e no prejuízo da função visual, assim como num deslocamento anterior do globo ocular (proptose). A completa anestesia ocular associada à oftalmoplegia, por injeção local pré-cirurgia oftalmológica, requer que o anestésico seja injetado ou difundido para esse espaço intraconal.

Musculatura extraocular

Os quatro músculos retos (Figura 1.6) se originam em um anel de tecido conectivo que circunda o canal óptico, denominado ânulo de Zinn, dividindo a fissura orbitária superior em dois compartimentos.

» **Reto lateral:** inervado pelo VI par craniano (abducente). Sua contração move o olho lateralmente (abdução) e, portanto, sua paralisia gera um desvio medial. A paralisia do VI par craniano é comumente relacionada à microangiopatia da hipertensão arterial sistêmica e do diabetes *mellitus*.

» **Reto medial:** inervado pelo III par craniano (oculomotor). Sua contração move o olho nasalmente (adução).

» **Reto superior e inferior:** esses músculos não só promovem a elevação e depressão, respectivamente, mas também têm ações secundárias, ajudando na adução e na ciclotorção.

» **Oblíquo superior e inferior:** o músculo oblíquo superior se origina na região posterior da órbita, sofre um desvio numa estrutura óssea denominada "tróclea", localizada na borda posterior da rima orbitária superomedial e é, então, direcionado para trás, para se inserir no globo ocular. É inervado pelo IV par craniano (troclear). Age principalmente na ciclotorção ocular, mas também contribui com a abdução e a depressão. O músculo oblíquo inferior origina-se na rima orbitária inferior próximo à parede medial e passa lateral e posteriormente para se aderir ao globo ocular, próximo à topografia da mácula. Como o oblíquo superior, ele promove a ciclotorção ocular e ajuda a elevação e a abdução. É inervado pelo nervo oculomotor.

Figura 1.6. (A) e (B) Nervos e músculos da órbita.

A   Vista frontal

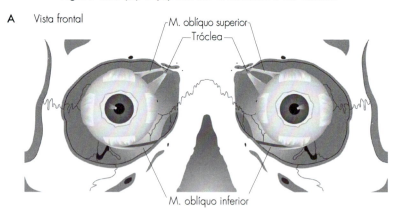

B   Vista superior

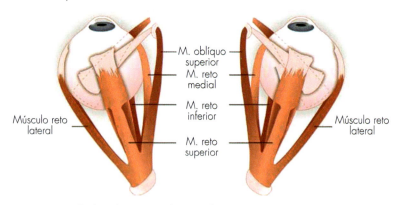

Fonte: Desenvolvida pela autoria do capítulo.

Anatomia aplicada

Paralisia de III par craniano

Sinais:

- » Fraqueza do músculo elevador, causando ptose grave.
- » Abdução do olho na posição primária do olhar (ausência de antagonismo do reto medial).

- » Abdução normal.
- » Adução limitada por fraqueza do m. reto medial.
- » Elevação limitada por fraqueza do m. reto superior e do oblíquo inferior.
- » Depressão limitada por fraqueza do m. reto inferior.
- » Midríase (paralisia da via parassimpática) com prejuízo na acomodação.

Causas:

- » Idiopática.
- » Doença vascular: hipertensão e diabetes. Normalmente, há resolução espontânea em cerca de 3 meses na maioria dos casos.
- » Aneurisma em artéria comunicante posterior.
- » Trauma.
- » Outros: tumores, sífilis.

Músculo levantador da pálpebra

O músculo levantador da pálpebra superior (inervado pelo III par craniano) projeta-se anteriormente na forma de uma ampla aponeurose, ligando-se na placa tarsal superior e na pele da pálpebra superior (Figuras 1.1 e 1.6). Associadas a ele, encontram-se fibras de músculo liso inervadas pelo sistema nervoso simpático. A função do músculo levantador é a de elevar a pálpebra superior.

Músculo de Müller (tarsal superior)

Origina-se na face inferior do músculo levantador da pálpebra superior a cerca de 15 mm da borda tarsal superior. Consiste em um músculo liso de inervação simpática. Está fracamente aderido à conjuntiva e insere-se na borda tarsal superior. É responsável por cerca de 2 mm de abertura palpebral e tem papel na ptose da síndrome de Horner e na retração palpebral da doença de Graves.

Anatomia aplicada

Síndrome de Horner

Sinais e sintomas:

- » ptose leve (1 a 2 mm: enfraquecimento do músculo de Müller);
- » miose e anisocoria: ausência do antagonismo ao esfíncter da pupila, piora em ambiente escuro;

> » heterocromia hipocrômica da íris (casos crônicos);
> » diminuição de sudorese ipsilateral: apenas se a lesão for de primeiro ou segundo neurônio.

A via simpática é constituída por três neurônios. O primeiro deles origina-se no hipotálamo posterior e percorre a medula até o centro cilioespinhal de Budge, que se localiza entre C8 e T2. O segundo neurônio, também chamado de neurônio pré-ganglionar, parte do centro cilioespinhal e faz sinapse com o terceiro neurônio no gânglio cervical superior, localizado na região do pescoço. Finalmente, o terceiro neurônio, ou neurônio pós-ganglionar, percorre adjunto à artéria carótida interna até chegar ao seio cavernoso, onde se funde com o nervo trigêmeo, ramo oftálmico. Os nervos ciliares longos têm fibras simpáticas, que inervarão o dilatador da pupila.

> » **Primeiro neurônio:** hipotálamo posterior → centro cilioespinhal de Budge.
> » **Segundo neurônio:** centro cilioespinhal de Budge → gânglio cervical superior.
> » **Terceiro neurônio:** gânglio cervical superior → dilatador da pupila.

Causas de síndrome de Horner:

> » **Central:** tumores, doenças vasculares, desmielinizações, neuropatia diabética, siringomielia, Síndrome de Wallenberg, tumor de medula.
> » **Pré-ganglionar (segundo neurônio):** tumor de Pancoast, aneurisma e/ou dissecção de carótida ou aorta, traumas ou cirurgias cervicais.
> » **Pós-ganglionar (terceiro neurônio):** dissecção de artéria carótida interna, tumor nasofaríngeo, otite média, massa de seio cavernoso.

Inervação

Nervos da órbita

Além dos nervos motores dos músculos extraoculares, a órbita contém nervos sensoriais e autonômicos (Figura 1.6).

O principal nervo sensorial é o óptico (II par craniano), envolto por uma membrana contínua com as meninges intracranianas, e o espaço subaracnóideo estende-se até o globo ocular. O suprimento sanguíneo é dado por numerosos vasos derivados da artéria oftálmica. Na porção final dessa artéria (próximo ao globo), originam-se as artérias ciliares posteriores curta que formam uma rede anastomótica na cabeça do nervo óptico. Pacientes hipertensos e diabéticos podem sofrer um hipofluxo transitório dessas artérias, causando um infarto setorial ou total da cabeça do nervo óptico, condição chamada "neuropatia óptica isquêmica anterior" (NOIA) não arterítica. Em pacientes com arterite temporal, a vasculite pode causar oclusão arterial e comprometimento do suprimento sanguíneo dessas artérias, resultando em infarto do nervo óptico de origem inflamatória (NOIA arterítica).

Ramos da divisão oftálmica do nervo trigêmeo fornecem a inervação sensorial para o globo ocular (especialmente a córnea), para a conjuntiva e para a pele palpebral, com extensão para a fronte e o occipício. O nervo nasociliar dirige-se ao globo ocular, mas não termina nele. O nervo passa pela órbita junto à parede medial e emerge ao lado do nariz. O herpes-zóster ocular geralmente encontra-se associado a lesões cutâneas nasais.

As fibras parassimpáticas do corpo ciliar responsáveis pela acomodação e do músculo esfíncter da íris seguem o trajeto do nervo oculomotor. Há uma sinapse entre as fibras pré- e pós-ganglionares no gânglio ciliar próximo ao nervo óptico.

As fibras parassimpáticas da glândula lacrimal realizam um trajeto complexo, passando pelo nervo facial e, então, seguindo o trajeto da divisão maxilar do trigêmeo.

As fibras sensoriais e parassimpáticas chegam ao globo ocular via nervos ciliares curtos e longos, que atravessam a esclera posteriormente.

Fibras simpáticas pós-ganglionares emergem do gânglio cervical superior no pescoço, unem-se à artéria carótida interna e percorrem um longo trajeto, entrando no crânio, passando através do seio cavernoso e, finalmente, chegando à órbita. Além de exercerem vasoconstrição arteriolar, tais fibras inervam o corpo ciliar, responsável pela produção do aquoso, e o músculo dilatador da pupila. A dilatação pupilar pode ser obtida farmacologicamente com a administração tópica de um inibidor do sistema parassimpático (como a tropicamida e o ciclopentolato) ou de um agonista do sistema simpático (fenilefrina).

Algumas doenças podem comprometer a via simpática, que inerva o músculo dilatador da pupila e elevador da pálpebra superior, ensejando uma constrição pupilar (miose) e queda palpebral (ptose) do lado acometido, condição definida como "síndrome de Horner". A inervação parassimpática do esfíncter da pupila pode ser afetada por um quadro infeccioso viral, resultando em dilatação pupilar, situação conhecida como "pupila de Adie".

Vias ópticas

Os nervos ópticos, ao ganharem o espaço intracraniano, juntam-se no quiasma óptico, localizado sobre a sela túrcica, estrutura que abriga a hipófise. As fibras nervosas da hemirretina nasal de cada olho, responsáveis pelo campo visual temporal, cruzam no quiasma seguindo pela via óptica contralateral, enquanto as fibras nervosas da hemirretina temporal de cada olho seguem pela via visual ipsilateral. Um tumor hipofisário pode comprimir o quiasma óptico, lesando as fibras que cruzam (hemirretina nasal de ambos olhos) e causando um defeito campimétrico chamado "hemianopsia bitemporal".

O trato óptico se inicia no quiasma óptico e termina no corpo geniculado lateral. Ele carrega as fibras nervosas da hemirretina temporal ipsilateral e hemirretina nasal contralateral. O trato óptico direito carrega fibras da hemirretina temporal do olho direito e da hemirretina nasal do olho esquerdo; o trato óptico esquerdo carrega fibras da hemirretina temporal do olho esquerdo e da hemirretina nasal do olho direito. Considerando essa divisão de fibras, conclui-se que o trato óptico é responsável pelo campo visual contralateral, ou seja, o trato óptico direito é responsável pelo campo visual esquerdo e o trato óptico esquerdo é responsável pelo campo visual direito.

No corpo geniculado lateral, os axônios das células ganglionares da retina estabelecem conexão com um segundo neurônio, que forma a radiação óptica e termina no córtex visual occipital.

Os tratos ópticos e as radiações ópticas são supridos por ramos da artéria cerebral média, enquanto o córtex visual occipital pela artéria cerebral posterior.

Toda lesão (compressiva ou isquêmica) retroquiasmática unilateral, seja envolvendo trato óptico, radiação óptica ou córtex visual, produzirá um defeito de campo, denominado "hemianopsia homônima contralateral", ou seja, o paciente deixa de enxergar o hemicampo contralateral ao lado da lesão.

Autoavaliação

1. Sobre a conjuntiva, assinale a afirmativa correta.

a) Está frouxamente aderida ao tarso.

b) Participa da produção do filme lacrimal.

c) É uma estrutura avascular.

d) Não apresenta inervação sensitiva.

2. Qual camada da córnea participa ativamente da manutenção de sua transparência?

a) Epitélio.

b) Estroma.

c) Membrana de Descemet.

d) Endotélio.

3. No processo de acomodação ocorre:

a) contração do músculo ciliar.

b) redução da convexidade do cristalino.

c) ativação de fibras simpáticas.

d) aumento da tensão zonular.

4. Assinale a alternativa que NÃO descreve uma função das células do epitélio pigmentado da retina (EPR).

a) Reciclagem da vitamina A.

b) Bombeamento do líquido do espaço sub-retiniano.

c) Fagocitose de metabólitos.

d) Síntese de melanina.

5. O nervo óptico é constituído por fibras das células

a) fotorreceptoras.

b) bipolares.

c) de Muller.

d) ganglionares.

6. O reflexo do piscar envolve os seguintes nervos aferente e eferente:

a) facial e trigêmeo.

b) trigêmeo e oculomotor.

c) trigêmeo e facial.

d) facial e oculomotor.

7. O ducto nascolacrimal alcança a cavidade nasofarígea através do meato nasal:

a) superior.

b) médio.

c) inferior.

d) não se comunica com essa cavidade.

8. Qual dos seguintes achados NÃO seria esperado em um paciente com paralisia oculomotora?

a) Midríase.

b) Ptose.

c) Limitação da elevação.

d) Limitação da abdução.

Referências bibliográficas

Essentials of Ophthalmology. Neil J. Friedman, Peter K. Kaiser. 2007.

Ophthalmology. Myron Yanoff, Jay S. Duker. 2008.

Respostas da autoavaliação

1. b; 2. d; 3. a; 4. d; 5. d; 6. c; 7. c; 8. d

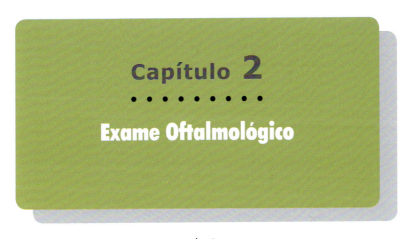

Josenalva Cassiano
Sonia Hae Sun Lee

Introdução

Alguns testes do exame oftalmológico podem ser efetuados pelo generalista, sem necessidade de equipamentos especiais. Outros necessitam de especialistas e de aparelhos adequados.

O oftalmologista, quer seja em atendimento em pronto-socorro, quer seja em ambiente ambulatorial, é importante que saiba acessar os principais dados da história, sinais e sintomas, sabendo identificar também as principais urgências, como será abordado posteriormente neste livro.

Assim como em outros sistemas, o exame oftalmológico inicia-se com uma anamnese completa e detalhada. A seguir, realiza-se o exame oftalmológico propriamente dito.

O especialista deve estar apto a realizar exames que podem ser feitos pelo generalista (p. ex., motilidade ocular extrínseca, fundoscopia etc.), como também aprofundar o exame oftalmológico, por meio da biomicroscopia, tonometria, gonioscopia e alguns exames complementares básicos, como teste de Schirmer, rosa bengala e campo visual.

Anamnese

A anamnese oftalmológica, assim como nas outras especialidades, é de extrema importância, pois fornece dados que sugerem o diagnóstico da doença, sua causa, detalhes do exame que exigirão maior atenção, bem como a necessidade ou não de exames complementares. É importante caracterizar se os sintomas foram de início agudo ou progressivo, se são uni- ou bilaterais, histórico de trauma ocular e se há manifestações extraoculares associadas, como cefaleia, vômitos, paralisias ou outras.

Cada queixa do paciente deve ser detalhada, determinando-se o seu início, duração, impacto funcional e avaliando-se características específicas como:

- » **Olho vermelho:** se é agudo ou crônico, se está associado a secreção, prurido, fotofobia, dor ou baixa de acuidade visual.
- » **Dor:** se é ocular ou orbitária; se está associada a halos de luz, diminuição da acuidade visual, cefaleia, se piora à movimentação ocular, se há vômitos associados.
- » **Redução da acuidade visual:** se foi repentina ou progressiva; se é ou foi associada a dor ou flashes de luz, se é para longe ou perto.
- » **Visão dupla (diplopia):** verificar se é:
  - – **monocular:** persiste mesmo quando se oclui um dos olhos (sugere patologias oculares, como erros de refração, catarata, astigmatismo, ceratocone).
  - – **binocular:** desaparece quando um dos olhos é ocluído (decorre da perda de fusão entre as imagens dos dois olhos por paralisias ou paresias da musculatura extrínseca do globo ocular).
- » **Protrusão do globo ocular (proptose):** se foi aguda ou progressiva, se está associada à dor, se há sintomas de olho seco (queimação, sensação de corpo estranho).
- » **Estrabismo:** se o desvio surgiu na infância, se os olhos estão desviados para dentro ou para fora, surgimento na idade adulta (atenção para outros sinais que sugiram patologia do sistema nervoso central (SNC), paralisias de nervos cranianos).
- » **Flashes de luz (fotopsias):** se seguidas de diminuição da acuidade visual, cefaleia.

Antecedentes pessoais

Indagar ativamente sobre:

Tratamentos oculares anteriores

» Uso de óculos.
» Instilação de colírios (se foram prescritos por oftalmologista, tempo de tratamento) → atenção especial ao uso de colírios corticosteroides, cuja venda em farmácias não é controlada, pelos seus efeitos colaterais oculares (catarata, glaucoma cortisônico, facilitação de infecções corneanas).
» Cirurgias oculares prévias.
» Realização de *laser*.
» Uso de lentes de contato (tipo, cuidados, seguimento com oftalmologista).

Doenças sistêmicas

» Hipertensão arterial sistêmica, diabetes *mellitus*, cardiopatias, lúpus eritematoso sistêmico, granulomatoses, neoplasias, tuberculose, sífilis, HIV.
» Tabagismo.
» Etilismo.

Antecedentes familiares

Atenção para casos de estrabismo, glaucoma, descolamento de retina e cegueira (determinar, se possível, a causa).

Interrogatório sobre os diversos aparelhos

Zumbido, cefaleia, artralgias e outros sintomas relatados ativamente pelo paciente.

Exame ocular

Após anamnese detalhada, segue-se com o exame ocular propriamente dito.

O especialista deve estar apto a realizar um exame oftalmológico básico a fim de melhor determinar a queixa do paciente e chegar ao diagnóstico, bem como avaliar a necessidade de exames complementares.

O exame oftalmológico básico compreende:

» avaliação da acuidade visual;
» motilidade ocular extrínseca;

- » exame das pupilas;
- » exame ocular externo;
- » biomicroscopia;
- » tonometria;
- » gonioscopia;
- » fundoscopia;
- » exames complementares: campo visual, teste de Schirmer, rosa bengala.

Acuidade visual

Introdução

A avaliação da acuidade visual é feita com auxílio de tabelas existentes de diversos tipos (Snellen, LEA Symbols, ETDRS, entre outras – Figuras 2.1 e 2.2) com o paciente posicionado a uma distância pré-estabelecida de 3 ou 6 metros. A avaliação da acuidade visa tanto identificar se há baixa de acuidade significativa pela presença de emergência oftalmológica (p. ex., nos casos de descolamento de retina, hemorragia vítrea, neurites) ou por erros refracionais, ceratites, astenopia, catarata.

Figura 2.1. Tabela de Snellen.

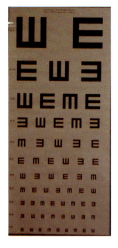

Fonte: Desenvolvida pela autoria do capítulo.

Figura 2.2. Tabela LEA Symbols.

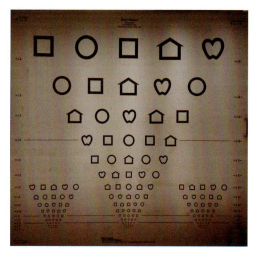

Fonte: Desenvolvida pela autoria do capítulo.

Deve ser medida sem o uso dos óculos e posteriormente com eles, caso o paciente os use; para longe e para perto.

A medida da acuidade visual é expressa por uma fração. Por exemplo: 20/200 significa que o paciente leu o optotipo a uma distância de 20 pés, ao passo que um indivíduo emétrope o faria a 200 pés.

Em bebês, uma vez que não é possível obter uma medida objetiva da acuidade visual, pode-se utilizar os cartões de Teller, que fornecem uma estimativa da acuidade visual de acordo com a idade. A oclusão de um dos olhos também pode evidenciar diminuição de acuidade, uma vez que a criança tende a reagir (com choro, ou tentando tirar a mão) à oclusão do olho de melhor visão.

Após a medida da acuidade visual, realiza-se a refração, que mede a adequação óptica da retina em relação ao comprimento axial do olho, fornecendo a melhor acuidade visual corrigida para cada paciente.

Essa medida pode ser feita de dois modos:
» **Objetiva:** refrator automático, retinoscopia (esquiascopia) (Figura 2.3).

» **Subjetiva:** no Greens, de acordo com a informação do paciente. Refina a medida objetiva.

Em pacientes jovens e crianças, o exame de refração deve ser feito sob cicloplegia, pois elimina o fator acomodativo, permitindo um bom estudo refratométrico. O exame de refração será abordado posteriormente neste livro.

Figura 2.3. Esquiascopia (retinoscopia).

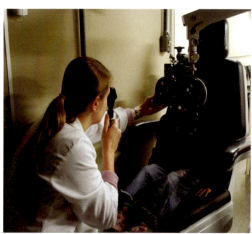

Fonte: Desenvolvida pela autoria do capítulo.

Avaliação da acuidade visual

A avaliação deve ser feita em um ambiente adequadamente iluminado, com o paciente posicionado bem em frente à tabela.

Este deve ser orientado a ocluir os olhos com a palma da mão, para que não possa enxergar entre os dedos nem comprimir o globo ocular (Figura 2.4).

Figura 2.4. Oclusão com a palma da mão.

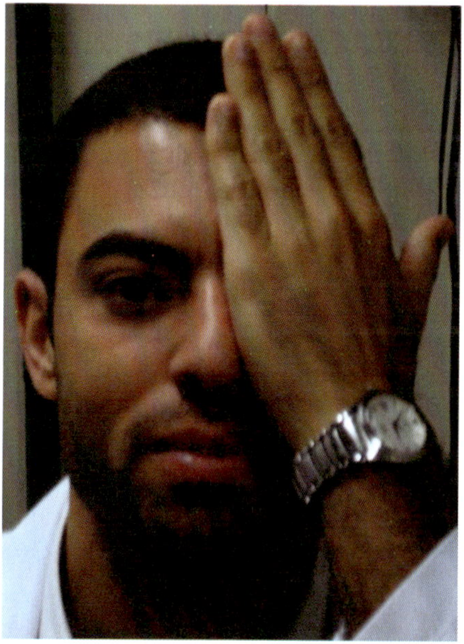

Fonte: Desenvolvida pela autoria do capítulo.

» Pede-se que o paciente leia a menor linha de optotipos possível, anotando-se o valor. Lembrar de aferir um olho de cada vez. Em casos de doenças oculares com comprometimento da visão central (cicatriz de coriorretinite, glaucoma avançado), pede-se ao paciente que posicione a cabeça de modo que ele enxergue melhor, aferindo a acuidade e anotando a posição (p. ex., 0,1 em hemicampo temporal). Caso ele não seja capaz de ler a linha correspondente ao maior optotipo, deve-se passar para a etapa seguinte.

» A uma distância conhecida e determinada (p. ex., 4 m, 3 m e assim por diante), pede-se que o paciente conte os dedos mostrados pelo examinador. Caso o paciente não enxergue o examinador, este deve se aproximar até uma distância em que o paciente consiga ver o número de dedos corretamente (Figura 2.5). Mede-se a acuidade de um olho de cada vez e registra-se → p. ex., conta os dedos a 1 m, 2 m etc. Se o paciente não conseguir contar os dedos, passa-se para a etapa seguinte.

» Mantendo-se ainda em frente ao paciente, o examinador movimenta a mão a uma distância de 30 cm dos olhos do paciente e pergunta se ele percebe se a mão está mexendo ou parada. Se o paciente responder corretamente, registra-se a acuidade visual como movimentos de mão. Em casos de glaucoma avançado, por exemplo, lembrar de testar o hemicampo temporal, que costuma corresponder ao local de visão remanescente. Caso o paciente não consiga, passa-se para a última etapa.

» Com um dos olhos bem ocluído, o examinador acende uma fonte de luz e pergunte ao paciente se ela está acesa ou apagada. A identificação correta implica acuidade de percepção luminosa; caso contrário, ausência de percepção de luz.

Figura 2.5. Avaliando a acuidade visual.

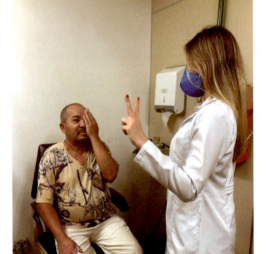

Fonte: Desenvolvida pela autoria do capítulo.

Motilidade Ocular Extrínseca (MOE)

A avaliação da motilidade ocular extrínseca compreende a visualização do reflexo corneano, os testes de oclusão e as posições do olhar.

Avaliação pelo reflexo

O primeiro passo para avaliação da MOE é a visualização do reflexo de uma lanterna sobre a superfície da córnea (Figura 2.6).

Figura 2.6. Avaliação do reflexo da lanterna sobre a córnea. (A) Normal. (B) Alterado.

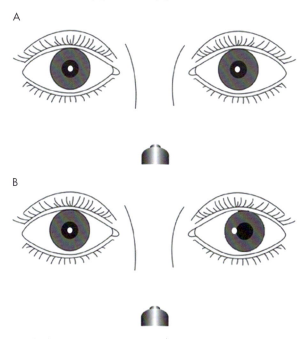

Fonte: Desenvolvida pela autoria do capítulo.

O examinador posiciona-se a 1 m do paciente, projetando a luz de uma lanterna sobre a glabela. Observa o reflexo luminoso, que deve estar do centro da córnea em ambos os olhos. Caso haja deslocamento do reflexo em um dos olhos, diz-se que há um desvio, que pode ser horizontal (para dentro ou para fora) ou vertical. Caso haja deslocamento do reflexo em um dos olhos, diz-se que há uma tropia, que é o desvio manifesto do olhar.

Testes de oclusão

Os testes de oclusão permitem uma avaliação mais completa do desvio, bem como diferenciar tropias de forias (Figura 2.7).

A foria é a tendência dos olhos a se desviarem, e o alinhamento ocular é mantido com algum grau de esforço.

A tropia é o desvio manifesto, em que há desvio de um dos olhos já percebido no reflexo corneano do foco de luz.

Figura 2.7. Teste de oclusão.

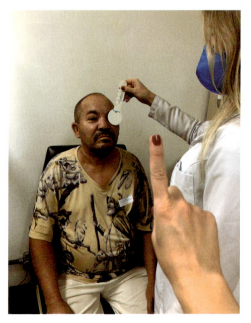

Fonte: Desenvolvida pela autoria do capítulo.

O teste de oclusão consiste em duas etapas:
» **Oclusão:** o paciente fixa o olhar em um objeto à sua frente (pode ser medida para longe ou perto) e oclui-se um dos olhos. Na sus-

peita de desvio de um olho, o examinador oclui o olho fixador e observa qualquer movimento do olho contralateral. Nenhum movimento do olho fixador indica ortoforia. Se aduz, trata-se de XT (exotropia), se abduz, é ET (esotropia).

» **Desoclusão:** identifica heteroforia. Após a fixação pelo paciente de um objeto à sua frente, o examinador oclui o outro olho e, após segundos, retira a oclusão. A ausência de movimento indica não haver desvio aparente (ortoforia). Se, no entanto, o olho estiver desviado sob o oclusor, haverá um movimento de refixação à desoclusão, que pode ser de adução ou abdução.

Teste de oclusão alternada

A oclusão alternada interrompe o mecanismo de fusão pela binocularidade, evidenciando desvios latentes. Deve ser feito, portanto, após o teste de oclusão e desoclusão.

» Pede-se para o paciente fixar o olhar em um objeto à sua frente.
» O olho direito é ocluído por uns 2 a 3 segundos.
» Rapidamente oclui o olho esquerdo, por 2 a 3 segundos, repetindo-se essa alternância por várias vezes.
» Após remoção do oclusor, observa-se o retorno dos olhos ao estado anterior ao exame.
» O paciente com foria terá os olhos paralelos antes e depois do exame, enquanto na tropia haverá o desvio manifesto.

Posições do olhar conjugado

Para a correta avaliação da motilidade ocular extrínseca, é necessário lembrar a inervação dos músculos:

» **Reto lateral:** inervado pelo VI par craniano (nervo abducente – músculo abdutor).
» **Oblíquo superior:** inervado pelo IV par craniano (nervo troclear – músculo associado à tróclea).
» **Demais músculos e o m. elevador da pálpebra superior:** inervados pelo III par craniano (nervo oculomotor).

As posições cardeais ou diagnósticas do olhar são aquelas nas quais predomina a ação de apenas um dos músculos extraoculares de cada olho (Figura 2.8). Por esse motivo, são úteis para o diagnóstico de paralisias.

Já as nove posições diagnósticas do olhar são utilizadas para medir o desvio por meio de prismas (Figura 2.9).

Figura 2.8. Posições diagnósticas do olhar.

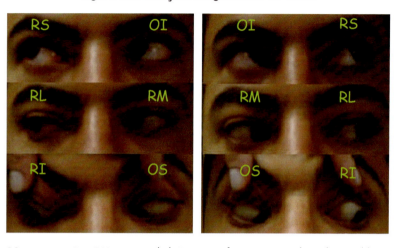

RS: reto superior; RM: reto medial; RI: reto inferior; RL: reto lateral; OI: oblíquo inferior; OS: oblíquo superior.
Fonte: Desenvolvida pela autoria do capítulo.

Figura 2.9. Posições diagnósticas do olhar.

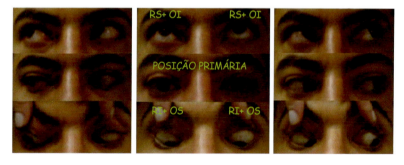

RS: reto superior; RI: reto inferior; RM: reto medial; RL: reto lateral; OI: oblíquo inferior; OS: oblíquo superior.
Fonte: Desenvolvida pela autoria do capítulo.

Exame pupilar

Introdução

A pupila corresponde à abertura central da íris. Em uma situação normal, a pupila é um círculo negro, regular, simétrico, no centro da íris. A pupila muda de tamanho de forma rápida, dependendo da luminosidade do ambiente ou se a pessoa está focalizando algum objeto próximo.

As pupilas podem ser examinadas grosseiramente no exame ocular externo, com fonte luminosa (lanterna ou oftalmoscópio direto) para teste dos reflexos pupilares e na lâmpada de fenda para exame biomicroscópico.

O exame pupilar alterado pode revelar desde uma inflamação ocular (uveíte), uma situação de glaucoma agudo, uma neurite, e lesões do SNC.

Via nervosa do reflexo pupilar. Anatomia das vias pupilares

A via aferente das pupilas inicia-se juntamente com a da visão e acompanha-a até o trato óptico. No terço posterior do trato óptico, ocorre a separação das vias visuais, que se encaminham ao núcleo pré-tectal, onde ocorre a sinapse. Após hemidecussação ao redor do aqueduto, há nova sinapse no núcleo de Edinger-Westphal, o qual faz parte do núcleo do terceiro nervo craniano (oculomotor). Aqui inicia-se a via eferente da contração da pupila.

O nervo oculomotor também inerva a musculatura extrínseca (músculos reto superior, reto inferior, reto medial, oblíquo inferior) e músculo elevador da pálpebra. Quando passa pela fissura orbitária, o nervo se separa em divisão superior e inferior, e as vias pupilares acompanham a divisão inferior. Ocorre sinapse no gânglio ciliar e, daí, via nervos ciliares curtos, chega ao interior do globo ocular e inerva o músculo esfíncter da pupila.

Doenças do nervo óptico ou doenças extensas na retina (que afetem os fotorreceptores) apresentarão diminuição da resposta pupilar. Isso porque as vias aferentes pupilares caminham juntamente com as vias visuais até o trato óptico. Essa é uma situação em que o exame pupilar pode ser um auxílio diagnóstico fundamental na diferenciação das causas de baixa visão ou até simulação (Figura 2.10).

Figura 2.10. Via do reflexo pupilar à luz.

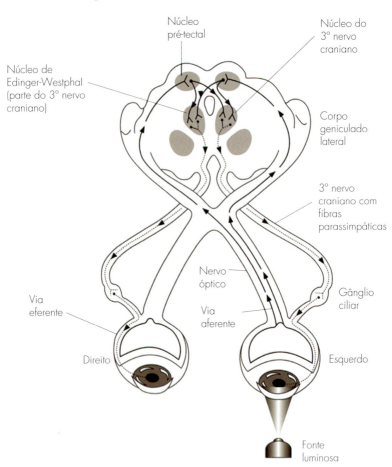

Fonte: Desenvolvida pela autora do capítulo.

Inspeção das pupilas no exame ocular externo

Podemos verificar a irregularidade da pupila (pupila não circular) e a anisocoria em uma simples inspeção ocular externa.

A pupila irregular pode ser resultado de um trauma ocular (recente ou antigo), por lesão direta da íris ou do seu esfíncter. A presença de sinéquias posteriores (aderências da íris na cápsula anterior do cristalino decorrentes de quadros inflamatórios ou cirurgias) também pode alterar o formato da pupila. O histórico clínico do paciente auxilia nesses casos.

A anisocoria de até 1 mm tem grandes chances de ser fisiológica. Ela deve ser avaliada em diferentes graus de luminosidade, e a anisocoria fisiológica mantém o padrão nas diversas situações. Anisocoria que aumenta no claro, em geral, sinaliza uma pupila dilatada anormalmente, devendo-se investigar defeitos da motilidade extrínseca concomitantes. Na anisocoria maior no escuro (quando a pupila defeituosa é a menor), deve ser examinada a simetria da posição das pálpebras e da coloração da íris.

Exame do reflexo vermelho

O reflexo vermelho é visível e simétrico nos indivíduos que não tenham nenhuma opacidade ou lesão que impeça que a luz alcance a retina/coroide e reflita-a. Desvios oculares (estrabismo) podem provocar uma ausência ou assimetria no reflexo vermelho, pelo fato de a luz não alcançar a retina/coroide na mesma incidência em ambos os olhos. Anisometropias (diferenças significativas na ametropia) também podem produzir um reflexo vermelho assimétrico.

O exame do reflexo vermelho (popularizado como "teste do olhinho") é realizado como rotina nos berçários e um pediatra ou enfermeira treinada podem realizá-lo sem dificuldades. Dilata-se as pupilas do recém-nascido. O exame deve ser realizado com uma fonte luminosa, preferencialmente com um oftalmoscópio direto, em um ambiente com luminosidade diminuída, a uma distância aproximada de um braço estendido. Joga-se o feixe de luz na glabela do paciente e observa-se a presença ou ausência do reflexo vermelho e se é simétrico. Trata-se de exame de rastreamento; caso este esteja alterado, o paciente é encaminhado para exame de fundo de olho com o oftalmologista. A principal doença-alvo desse rastreamento é o retinoblastoma.

Exame dos reflexos pupilares (reflexo fotomotor)

O exame do reflexo fotomotor deve ser feito em local com luminosidade diminuída, com foco de luz intenso e focado, e com o paciente olhando para longe.

» **Reflexo fotomotor direto:** nesse exame, direciona-se o feixe de luz diretamente na pupila a ser examinada. Ela reage, fechando-se. Se não ocorrer o fechamento, o exame está alterado (Figura 2.11).

Figura 2.11. Reflexo pupilar direto. Ao receber o estímulo luminoso, a pupila se fecha.

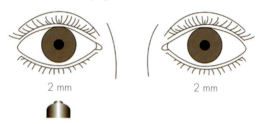

Fonte: Desenvolvida pela autoria do capítulo.

» **Reflexo consensual:** nesse exame, direciona-se o feixe de luz na pupila e inspeciona-se o fechamento da pupila contralateral. Isso ocorre porque metade das fibras aferentes cruza no quiasma óptico, e ambos os núcleos pré-tectais receberão a informação do estímulo luminoso, enviando a eferência para contração pupilar bilateral. Se a pupila contralateral não se contrai ou não se contrai na mesma intensidade que a pupila que recebe a luz, o exame está alterado (Figura 2.12).

Figura 2.12. Reflexo pupilar consensual. Ao receber o estímulo luminoso, a pupila contralateral também se fecha, na mesma intensidade que o lado que recebe o estímulo.

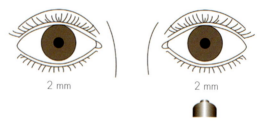

Fonte: Desenvolvida pela autoria do capítulo.

» **Teste do *swinging flash light* ou pesquisa do defeito aferente relativo:** nesse exame, ilumina-se alternadamente um olho e outro.

No exame normal, ao chegar o estímulo luminoso, a pupila se fecha. No exame alterado, ao receber a luz, a pupila se abre. Essa alteração pode ocorrer em graus variados. É um exame fundamental para determinar uma diminuição da aferência em um lado em relação ao outro. O lado com aferência diminuída transmitirá uma eferência de contração pupilar de menor intensidade (ou ausente) em relação ao lado com aferência intacta (Figura 2.13).

Figura 2.13. Teste do defeito aferente relativo (*Swinging flash light test*). Nesse teste, o olho direito apresenta-se anormal. Quando o estímulo luminoso é colocado no olho direito, ambas as pupilas se contraem com menor intensidade do que quando o estímulo é colocado no olho esquerdo (normal). Assim, quando alternamos o estímulo entre os lados, a pupila ora dilatará (quando o estímulo está no olho alterado), ora se contrairá (quando o estímulo está no olho normal).

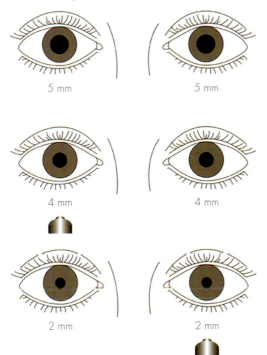

Fonte: Desenvolvida pela autoria do capítulo.

» **Reflexo pupilar para perto (associação acomodação/convergência):** as pupilas se contraem quando focalizamos um objeto próximo, independentemente da iluminação ambiente. Quando ocorre uma dissociação luz – perto, isso significa que, no exame pupilar, houve contração maior das pupilas durante o exame com objeto focado para perto do que com o estímulo luminoso. Isso pode indicar lesão no nível do quiasma óptico ou do trato óptico (Figura 2.14).

Figura 2.14. Dissociação luz – perto. Ao se colocar o estímulo luminoso, as pupilas se contraem simetricamente, porém em menor intensidade do que quando a visão é estimulada para perto.

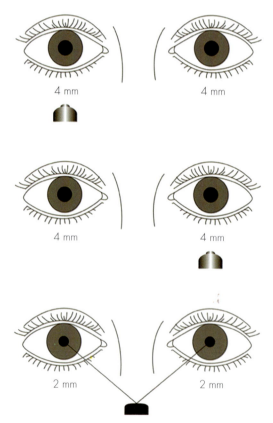

Fonte: Desenvolvida pela autoria do capítulo.

Exame ocular externo

O exame ocular externo compreende a inspeção e a palpação, detalhadas a seguir.

Inspeção

Avaliar

» **Supercílios:** posição, cicatrizes, lacerações/ferimentos (Figura 2.15).

Figura 2.15. Trauma com laceração palpebral.

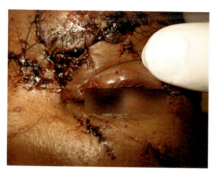

Fonte: Desenvolvida pela autoria do capítulo.

» **Margem orbitária/órbita:** proptose (Figura 2.16) (projeção anterior do globo), enoftalmo ("afundamento" do globo ocular, visto principalmente em fraturas orbitárias), tumorações.

Figura 2.16. Proptose à direita.

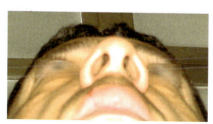

Fonte: Desenvolvida pela autoria do capítulo.

» **Pálpebras:** nodulações, pele, edema (Figura 2.17), ptose (Figura 2.18), malformações (colobomas).

Figura 2.17. Edema palpebral à direita.

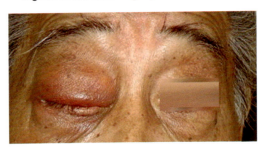

Fonte: Desenvolvida pela autoria do capítulo.

Figura 2.18. Ptose à esquerda.

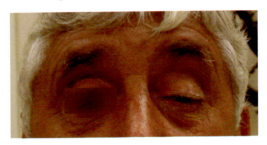

Fonte: Desenvolvida pela autoria do capítulo.

» **Fenda palpebral:** tamanho, assimetria entre os dois olhos.
» **Cílios:** cor, quantidade, crostas, secreção, direção dos cílios (quando voltados para a córnea, diz-se "triquíase", normalmente associada a outra alteração, como entrópio, cicatrizes de tracoma etc.).
» **Bulbo ocular:** hiperemia, lacrimejamento, olho vermelho, turvação de meios (edema de córnea – Figura 2.19), ferimentos perfurantes (Figura 2.20).
» **Lesões nodulares palpebrais** (Figura 2.21).

Figura 2.19. Hiperemia conjuntival e edema corneano.

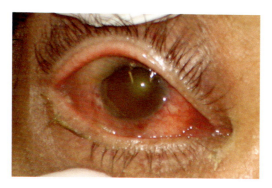

Fonte: Desenvolvida pela autoria do capítulo.

Figura 2.20. Trauma perfurante com corpo estranho.

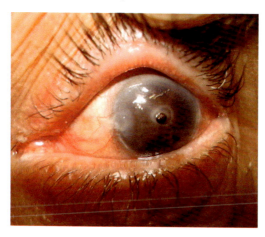

Fonte: Desenvolvida pela autoria do capítulo.

Figura 2.21. Tumor palpebral.

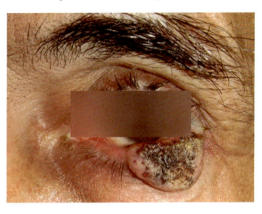

Fonte: Desenvolvida pela autoria do capítulo.

» Tumorações em topografia do aparelho lacrimal.
» Crepitações de tecido subcutâneo em casos de trauma orbitário.

Biomicroscopia

O exame na lâmpada de fenda é o principal meio para o oftalmologista identificar e diagnosticar as diversas doenças oculares. Permite o estudo das estruturas oculares por meio do corte óptico, possibilitando a avaliação em estereopsia, contorno e textura das estruturas oculares.

O corte óptico feito com uma fenda luminosa forma uma imagem em paralelepípedo, que permite o estudo da estrutura em profundidade (Figura 2.22).

Além do estudo das estruturas do segmento anterior, a lâmpada de fenda permite também a realização de exames, como tonometria, gonioscopia e fundoscopia, e os dois últimos necessitam do uso de lentes auxiliares.

As lentes utilizadas podem ser pré-corneanas (como as de 78D e 90D) ou lentes corneanas (contato), como lente de Goldmann (gonioscopia e fundoscopia), Sussman (gonioscopia), entre outras.

Figura 2.22. Corte óptico evidenciando precipitados na face posterior da córnea.

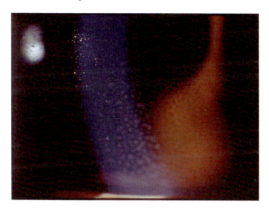

Fonte: Desenvolvida pela autoria do capítulo.

O exame inicia-se com a observação das estruturas do sentido mais externo para o mais interno, à procura das principais alterações e avaliação anatômica:

» **Pálpebras:** crostas, úlceras, hiperemia, traumas, edema.
» **Cílios:** direção, número, posição, cor, crostas, secreção.
» **Episclera, esclera e conjuntiva:** hiperemia (localizada ou difusa), vascularização, nevus (Figura 2.23), reação papilar/folicular.

Figura 2.23. Nevus de conjuntiva

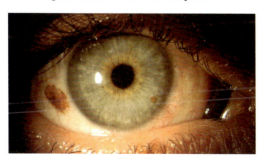

Fonte: Desenvolvida pela autoria do capítulo.

- » **Córnea:** filme lacrimal, tamanho, forma, transparência, vascularização, pigmentação, espessura, endotélio, úlceras (Figura 2.24), cicatrizes.

Figura 2.24. Úlcera de córnea com hipópio.

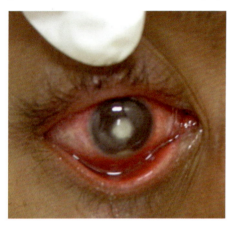

Fonte: Desenvolvida pela autoria do capítulo.

- » **Câmara anterior:** profundidade, conteúdo (reação de câmara anterior, hifema, hipópio (Figura 2.25)), ângulo camerular (gonioscopia).

Figura 2.25. Hipópio.

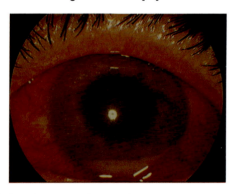

Fonte: Desenvolvida pela autoria do capítulo.

» **Íris:** cor, posição, relevo, aderências (sinéquias), ausência da íris (aniridia).
» **Cristalino:** localização, transparência (Figura 2.26), sinéquias entre o cristalino e a íris (sinéquias posteriores).

Figura 2.26. Catarata.

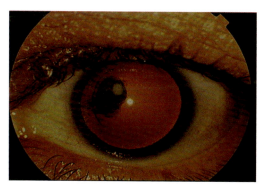

Fonte: Desenvolvida pela autoria do capítulo.

» **Corpo vítreo:** transparência, conteúdo, reação, hemorragias, descolamento de vítreo posterior.
» **Fundoscopia:** disco óptico, vasos, mácula e retina.

Avaliação da pressão intraocular

A pressão intraocular (PIO) resulta da relação entre o fluxo de produção e o de drenagem do humor aquoso. Na população, a PIO varia de 11 a 21 mmHg. Entretanto, deve-se lembrar que pode existir dano glaucomatoso em pacientes com PIO inferior a 21 mmHg, enquanto alguns indivíduos apresentam PIO acima desse valor sem neuropatia.

A PIO pode ser estimada de duas formas: subjetiva ou objetiva.

A medida subjetiva é realizada com os dedos da mão (tensão oculodigital) e, se existe diferença significativa da pressão entre os dois olhos do paciente, esta pode ser percebida mesmo por um examinador sem experiência (Figura 2.27). Uma consistência "pétrea" é sugestiva de PIO muito elevada e, de acordo com outros sintomas, pode ser indicativo de glaucoma.

Figura 2.27. Medida da tensão oculodigital.

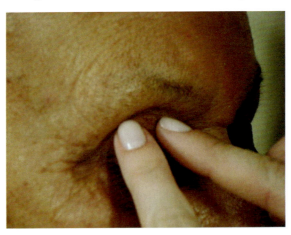

Fonte: Desenvolvida pela autoria do capítulo.

A medida objetiva da PIO é fornecida pela tonometria. Na prática clínica, a tonometria de Goldmann é o método padrão-ouro para aferir a PIO.

Tonometria de Goldmann

A tonometria de Goldmann baseia-se no princípio de Imbert-Fick, em que em uma esfera ideal de paredes finas e secas, a sua pressão interna é igual à força necessária para aplanar sua superfície, dividida pela área de aplanação. Na prática, observa-se que o olho humano não é uma esfera ideal e que a rigidez da córnea interfere na aplanação. Por esse motivo, córneas mais finas tendem a hipoestimar a PIO, enquanto com córneas mais espessas ocorre o contrário.

O tonômetro de Goldmann é um instrumento que consiste em um prisma duplo, que, acoplado à lâmpada de fenda, permite a medida da PIO (Figura 2.28).

Deve-se estar atento a erros que podem falsear a medida da PIO, principalmente para iniciantes. Oclusão do olho pelo paciente, tensão inadvertida sobre o olho no momento da medida e excesso de fluoresceína são alguns exemplos de artefatos na medida da PIO.

Figura 2.28. Tonometria de Goldmann.

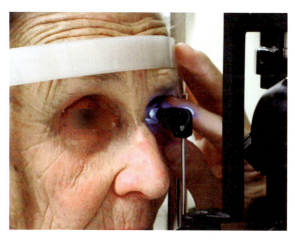

Fonte: Desenvolvida pela autoria do capítulo.

Outros tonômetros

Além do tonômetro de Goldmann, existem outros disponíveis para medida da PIO, como:

» **Perkins:** tonômetro manual, que emprega o prisma de Goldmann acoplado a uma fonte de luz. Por ser portátil, permitindo a avaliação de pacientes no leito. Entretanto, requer um treinamento antes de se obterem medidas confiáveis.

» **Tono-pen:** tonômetro de contato, manual, também portátil. Na ponta da sonda localiza-se um transdutor, que mede a força aplicada, ao passo que um microprocessador calcula a medida da PIO. Tende a superestimar a PIO mais baixa e a subestimar as PIO mais altas. Tem a vantagem de permitir a medida sobre lentes de contato.

» **Tonômetro de sopro:** tonômetro de não contato com base no princípio da aplanação, em que a porção central da cornea é aplanada por um jato de ar. Entretanto, fornece medidas confiáveis em níveis médios e baixos de PIO.

» **Tonômetro de Pascal:** também conhecido como "tonômetro dinâmico de contorno" (DCT), é um aparelho digital que mede a PIO e a amplitude do pulso ocular (flutuações pulsáteis causadas na PIO pelos batimentos cardíacos nas sístoles e nas diástoles). A medida é baseada no princípio do contorno (o contorno do DCT é ajustado ao formato da córnea), ou seja, a força aplicada à face interna da córnea pela PIO é igual à força da pressão medida na sua superfície externa. Assim, ele parece ser menos influenciado pelas propriedades corneanas.

Gonioscopia

A gonioscopia é o exame que permite a avaliação anatômica do trabeculado, sendo considerado o padrão-ouro para o estudo dessa estrutura.

No olho normal, não é possível a visualização direta do ângulo camerular, pois o reflexo luminoso oriundo da junção entre a íris e a córnea sofre reflexão total na interface entre o ar e o filme lacrimal. Em situações patológicas raras (como alta miopia e ceratocone), o ângulo pode ser visto diretamente.

A gonioscopia pode ser feita com auxílio de lentes diretas ou indiretas.

As lentes diretas consistem em prismas e fornecem uma visualização direta do ângulo. Dispensam o uso da lâmpada de fenda e são feitas com o paciente em decúbito dorsal horizontal. Entre as lentes diretas, destacam-se a de Koeppe e Swan Jacob.

Já as lentes indiretas consistem em espelhos e fornecem uma imagem refletida do ângulo oposto. Necessitam do auxílio da lâmpada de fenda, conforme citado. As lentes indiretas, de acordo com a sua curvatura, requerem o uso de substâncias viscoelásticas para preencher o espaço entre a córnea e a lente, lembrando que, após o exame com viscoelástico, a visualização da fundoscopia fica prejudicada. A lente de Goldmann é um exemplo de lente indireta desse tipo. Estabiliza bem o globo ocular, sendo útil para trabeculoplastia (Figura 2.29). Entretanto, apresenta a desvantagem de não permitir a indentação.

As lentes de Zeiss, Sussman (Figura 2.30) e Posner são exemplos de lentes indiretas em que apenas a lágrima já propicia material de contato e lubrificação para a lente. Contêm quatro espelhos, de modo que é possível visualizar o trabeculado (Figura 2.31) em toda a sua circunferência. Permitem indentação, porém não estabilizam com segurança o globo ocular.

Figura 2.29. Lente de Goldmann.

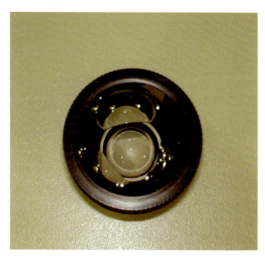

Fonte: Desenvolvida pela autoria do capítulo.

Figura 2.30. Lente de Sussman.

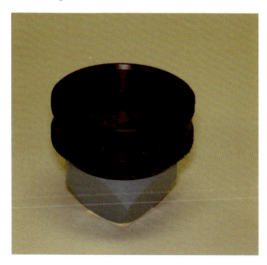

Fonte: Desenvolvida pela autoria do capítulo.

Figura 2.31. Imagem de gonioscopia evidenciando ângulo aberto.

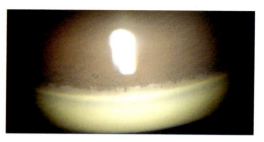

Fonte: Desenvolvida pela autoria do capítulo.

Técnica do exame

Gonioscopia estática (sem indentação)

» Avisar o paciente que uma lente será encostada em seu olho.
» Instilar anestésico tópico em fórnice inferior.
» Posicionar a lente no centro da córnea, orientando o paciente a manter os dois olhos abertos e olhando para frente. O contato deve ser suave para que o ângulo não seja artificialmente aberto.
» Iniciar com um feixe muito fino de luz, sem incidir sobre a pupila (para que a miose também não abra o ângulo artificialmente), na direção do ângulo. Deste modo, serão observados dois feixes de luz, um na face anterior e outro na face posterior da córnea. O encontro desses feixes corresponde à linha de Schwalbe, a partir de onde as outras estruturas do ângulo serão identificadas.
» Após a identificação da linha de Schwalbe, identificam-se as outras estruturas e faz-se uma pequena fenda em paralelepípedo para observação, tomando-se ainda o cuidado de não iluminar a pupila. Após observar todos os quadrantes, incidir a iluminação difusa sobre o trabéculo.

Gonioscopia dinâmica (indentação)

Feita após a estática, pressionando-se a lente contra a córnea. O humor aquoso é empurrado em direção ao ângulo, direcionando a raiz da íris posteriormente. Deste modo, pode-se observar a presença de goniossinéquias e o fechamento angular aposicional ou sinequial.

Fundoscopia

A fundoscopia (oftalmoscopia) é o exame que permite a visualização da retina e seus componentes: vasos; disco óptico; e mácula (Figura 2.32). Pode ser direta ou indireta, de acordo com a técnica e os aparelhos utilizados.

Figura 2.32. Fundo de olho normal.

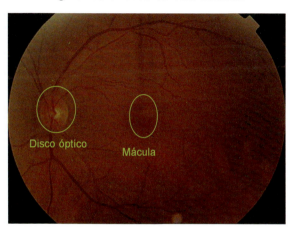

Fonte: Desenvolvida pela autoria do capítulo.

A oftalmoscopia direta (Figura 2.33) é feita com auxílio do oftalmoscópio direto. O exame é feito pedindo-se para que o paciente fixe um ponto à sua frente, e o examinador deve se aproximar com o oftalmoscópio tão perto quanto possível da pupila do paciente, procurando ver a retina, vasos, disco óptico e mácula, ajustando o foco no botão lateral do aparelho. Pode ser realizado com ou sem dilatação pupilar, embora sob midríase seja mais fácil a visualização das estruturas do fundo de olho.

O examinador obtém uma imagem amplificada. Identificando uma veia, ele deve seguir seu trajeto em direção proximal, localizando, então, o disco óptico; local onde as veias retinianas saem do globo ocular. O disco óptico deve ser avaliado caracterizando-o quanto à sua coloração e nitidez de seu limite, além do tamanho e aspecto da escavação central.

Figura 2.33. Oftalmoscopia direta.

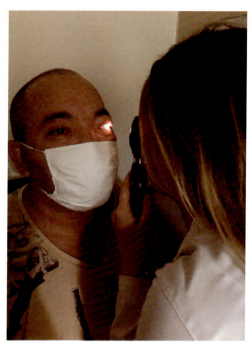

Fonte: Desenvolvida pela autoria do capítulo.

O calibre venoso é cerca de uma vez e meia maior do que o das artérias que as acompanham. A pulsação da artéria central da retina é patológica, podendo ser vista em casos de aumento de pressão intraocular e em casos de estenose carotídea importante, o que exige avaliação complementar sistêmica. Já a pulsação venosa é normal. A mácula situa-se lateralmente ao disco óptico e apresenta brilho e coloração marrom, principalmente em jovens.

A oftalmoscopia indireta pode tanto ser feita à lâmpada de fenda, quanto com auxílio do capacete de Schepens.

À lâmpada de fenda, podem ser empregadas lentes de 60D, 78D ou 90D. A lente de 78D é a mais empregada em nosso meio, enquanto a de 90D é muito útil quando não há midríase ou quando as pupilas são pequenas.

O capacete de Schepens (Figura 2.34) permite uma visão mais ampla da topografia retiniana, não sendo muito útil, porém, para localizar alterações mais sutis, como cruzamentos arteriovenosos anormais. Para tal exame, emprega-se a lente de 20D.

Figura 2.34. Oftalmoscopia indireta com capacete de Schepens.

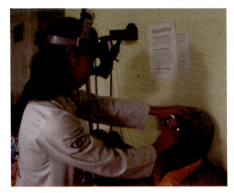

Fonte: Desenvolvida pela autoria do capítulo.

Alterações mais comuns à fundoscopia incluem retinopatia diabética (Figura 2.35), oclusões vasculares (Figura 2.36) e retinopatia hipertensiva. A presença de edema de papila exige a avaliação neurológica imediata (Figura 2.37).

Figura 2.35. Retinopatia diabética.

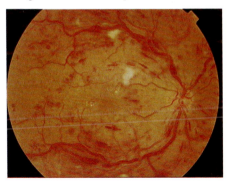

Fonte: Desenvolvida pela autoria do capítulo.

Figura 2.36. Oclusão de ramo venoso inferior.

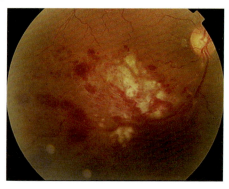

Fonte: Desenvolvida pela autoria do capítulo.

Figura 2.37. Edema de papila com hemorragia.

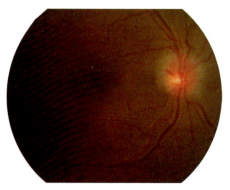

Fonte: Desenvolvida pela autoria do capítulo.

Exames complementares
Campo visual

Campo de visão é a função visual que corresponde à extensão máxima de percepção visual do espaço circundante, quando se dirige a fixação para algum ponto. "Campo visual binocular" é a percepção com os dois olhos abertos, monocular quando apenas um dos olhos está aberto. Na prática clínica, normalmente se realiza o exame do campo visual monocular de cada olho. Assim, oclui-se um dos olhos e orienta-se o paciente a olhar para um ponto fixo. São apresentados estímulos aleatórios em diferentes localizações e o paciente deve registrar a percepção dos estímulos.

Vias ópticas

Tanto para a realização como para a interpretação de um exame de campo visual, é necessário conhecer a anatomia das vias visuais e da retina até o córtex occipital (Figura 2.38).

Figura 2.38. Vias ópticas.

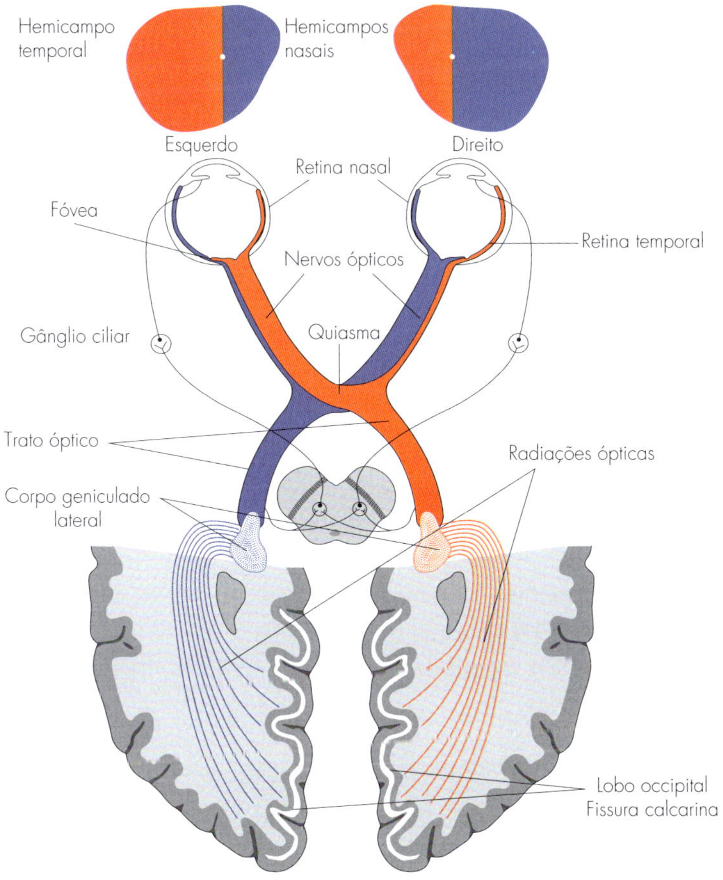

Fonte: Desenvolvida pela autoria do capítulo.

A retina temporal percebe os estímulos que se originam no campo nasal, a retina nasal do campo temporal, a retina inferior do campo superior e a retina superior, do campo inferior. A fóvea é o ponto central do campo visual e o divide em nasal e temporal e também em superior e inferior.

As fibras que provêm da retina nasal cruzam no quiasma óptico, enquanto as provindas da retina temporal não cruzam. Após a decussação (cruzamento) das fibras no quiasma, é formada a via óptica pós-quiasmática que, dos tratos ópticos até o lobo occipital, trazem ao lado direito estímulos de imagens provenientes do lado esquerdo do espaço e, ao lado esquerdo, estímulos de imagens provindos do lado direito.

Defeitos campimétricos

Usa-se o exame do campo visual (também chamado de campimetria ou perimetria) para se diagnosticar o local da provável lesão anatômica na via visual, da retina ao lobo occipital. Porém, deve-se levar em conta que distúrbios na transparência das estruturas do globo ocular também causam anormalidades no exame, que devem ser diferenciadas das causadas por lesões nas vias visuais.

Os defeitos de campo visual **pré-quiasmáticos** podem ser uni- ou bilaterais, apresentam as mais variadas formas e não respeitam o meridiano vertical.

Os defeitos campimétricos **quiasmáticos** são bilaterais e **bitemporais** e apresentam-se como depressões, escotomas ou hemianopsias, sempre respeitando a linha média vertical. Isso ocorre porque as fibras que cruzam no quiasma (provindas da retina nasal e, portanto, responsáveis pela visão no campo temporal) são as mais sensíveis a lesões compressivas.

> **Atenção**
>
> O que determina a divisão entre campo nasal e temporal é a fóvea, e não o disco óptico!

Já os defeitos **pós-quiasmáticos** (lesões no trato óptico, corpo geniculado lateral, radiações ópticas ou córtex occipital) são bilaterais **homônimos**, respeitam a linha média vertical e aparecem no lado oposto ao local acometido. Assim, lesão no trato óptico esquerdo acarretará em defeito no campo temporal do olho direito e no campo nasal do olho esquerdo, ou seja, o paciente terá perda visual no seu lado direito.

Técnicas

Há várias técnicas de exame do campo visual, das mais simples às mais sofisticadas, entre as quais, destacam-se:

» campimetria de confrontação;
» tela de Amsler;
» campimetria manual;
» campimetria computadorizada ou automatizada.

Campimetria de confrontação

A campimetria de confrontação é um método capaz de diagnosticar defeitos grandes no campo visual, como hemianopsias, quadrantopsias ou escotomas significativos. Por não necessitar que o paciente esteja acomodado em posição especial, pode ser o único método possível em pacientes acamados, debilitados ou em crianças.

É um método rápido, prático, sem necessidade de equipamentos especiais e que podem ser usados à beira do leito ou no consultório.

Técnica da confrontação

O examinador senta-se à cerca de 1 m do paciente e pede a ele que oclua um dos olhos com a palma da mão e fixe o olhar no nariz ou no olho oposto do médico.

O examinador, então, apresenta estímulos (dedos, brinquedos, canetas, focos luminosos etc.) em várias posições periféricas do campo visual e pede para o paciente reconhecê-los.

O paciente pode responder ao estímulo de várias maneiras, como assinalando a presença ou ausência do estímulo, contando os dedos apresentados, notando diferença de saturação da cor de objetos coloridos conforme a posição do campo em que ele é apresentado ou dirigindo o olhar para o local onde está o estímulo.

O teste campimétrico por confrontação deve incluir o exame dos quatro quadrantes do campo visual (Figura 2.39).

Figura 2.39. Teste campimétrico por confrontação – Técnica.

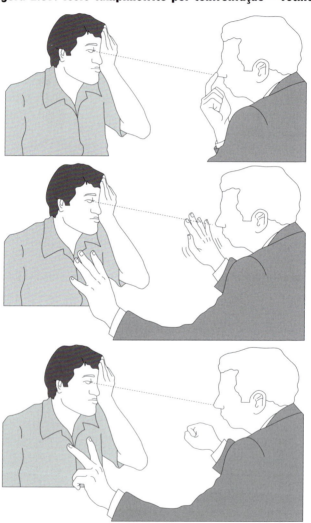

Fonte: Desenvolvida pela autoria do capítulo.

Tela de Amsler

É um método que testa os 10° centrais do campo visual (Figura 2.40).

Figura 2.40. Exame com Tela de Amsler.

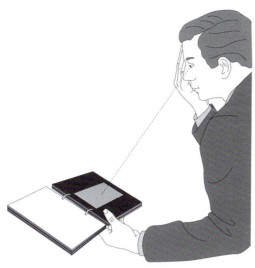

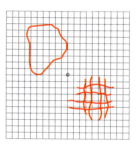

Desenho feito pelo paciente indicando metamorfopsia inferiormente (local em que ele enxerga as linhas tortas) e escotoma paracentral (superiormente).

Fonte: Desenvolvida pela autoria do capítulo.

» Usa-se uma tabela de fundo preto com quadriculado branco, colocada a cerca de 30 cm de distância do paciente. Caso o paciente use óculos para perto, deve fazer o exame com correção para perto.
» Pede-se ao paciente que olhe para o quadriculado e descreva os locais em que as linhas estão faltando (escotomas) ou distorcidas (metamorfopsias).
» Pergunta-se ao paciente se ele enxerga o ponto branco no centro. Depois, pede-se que ele continue olhando para o ponto central e informe se os quatro cantos da tela são visíveis, se há áreas em que o padrão quadriculado está faltando ou se há linhas distorcidas.

Campimetria manual e computadorizada

Cada ponto do campo visual tem certo **limiar de sensibilidade**, definido como o estímulo mais fraco possível de ser visto naquele ponto (Figura 2.41).

Figura 2.41. Campo visual: Ilha de visão em Mar de Cegueira (Traquair).

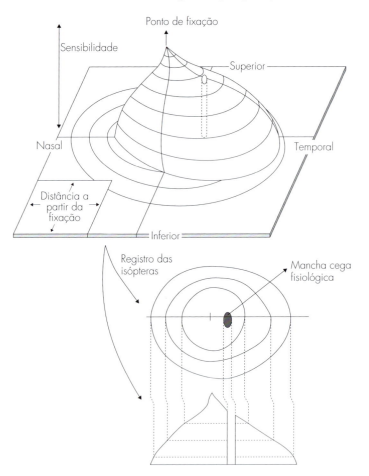

Fonte: Desenvolvida pela autoria do capítulo.

O exame de campo visual consiste em determinar o limiar de sensibilidade à luz em pontos escolhidos dentro do campo visual, além de delimitar os seus limites externos. Há dois métodos para a realização do exame, o cinético (manual) e o estático (computadorizado).

Campimetria manual (Perimetria de Goldmann)

» O Perímetro de Goldmann é uma cúpula hemisférica branca, onde se projeta um estímulo brilhante de intensidade luminosa e tamanho controlável e variável.

» Com um dos olhos ocluído, o paciente fixa um ponto localizado no centro da cúpula e o examinador monitora a posição do olho por meio de um telescópio.

» Sua grande vantagem é a de que pode ser utilizado para avaliação de toda a extensão do campo visual, e não apenas a área central.

» No exame cinético (**perimetria cinética**), move-se estímulo de determinada intensidade da periferia em direção ao centro, até ele ser percebido pelo paciente (este deve ser orientado a apertar uma campainha no momento que percebe o estímulo). O processo é repetido de várias direções e o examinador toma nota dos locais em que o paciente comunicou que viu o estímulo. A seguir, repete-se novamente o processo, com estímulos de outra intensidade, desenhando-se um mapa.

» Uma linha conectando todos os pontos de mesmo limiar de sensibilidade no campo visual é denominada **isóptera**. A isóptera é o limite entre as regiões em que o estímulo de determinada intensidade é percebido (supralimiar) e a em que o estímulo não é visível (infralimiar).

» A fóvea é a região com o menor limiar de sensibilidade (maior sensibilidade) do campo visual e é representada no centro do mapa. Quanto mais longe da fóvea, maior a intensidade do estímulo necessário para ser percebido (maior o limiar de sensibilidade).

» Denomina-se "escotoma" uma área não visível dentro de uma área visível, ou seja, o local que, dentro dos limites de uma isóptera, apresenta limiar de sensibilidade maior do que o da isóptera, isto e, necessita de um estímulo mais intenso do que o utilizado para desenhar a isóptera para ser percebido. Caso não haja intensidade de estímulo que o paciente possa perceber na região do escotoma, ele é um escotoma absoluto. Se, entretanto, algum estímulo luminoso for ali percebido, trata-se de um escotoma relativo.

» No local onde está o disco óptico (nasalmente à fóvea) não existem fotorreceptores, e a representação dessa área no mapa do campo visual é a mancha cega, que representa escotoma absoluto.

Campimetria estática

No exame estático (Figura 2.42) (**perimetria estática**), apresentam-se em vários pontos do campo visual estímulos de intensidades variáveis e determina-se o limiar de sensibilidade em cada um deles.

Figura 2.42. Campimetria computadorizada.

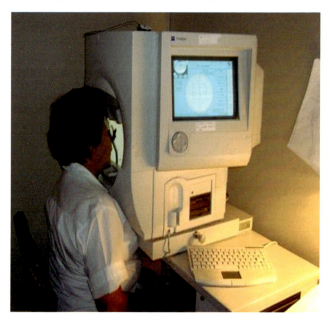

Fonte: Desenvolvida pela autoria do capítulo.

O resultado é apresentado em gráfico numérico, no qual números maiores representam sensibilidades mais altas e em gráfico de tons de cinza, com os pontos de alta sensibilidade (baixo limiar) representados em tons mais claros que os de baixa sensibilidade (alto limiar).

As vantagens da campimetria computadorizada são a uniformização de estratégias de exame, a possibilidade de avaliação quantitativa do campo visual e a existência de banco de dados que permite análise estatística do resultado do exame.

A desvantagem é que avalia apenas os 30° centrais do campo visual e permite menor grau de interação entre examinador e examinando em comparação às técnicas já descritas (Figura 2.43).

Figura 2.43. Impresso da campimetria computadorizada (Humphrey).

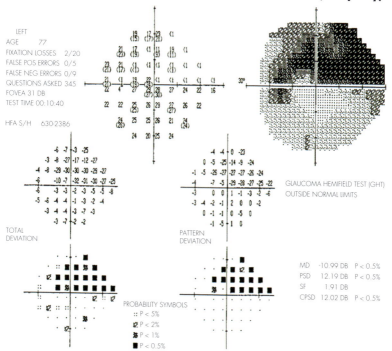

Fonte: Desenvolvida pela autoria do capítulo.

Teste de rosa bengala

O rosa bengala é um corante com afinidade por células mortas ou desvitalizadas e por muco. Essa característica o torna um exame auxiliar no diagnóstico e seguimento de olho seco. Ele cora a conjuntiva bulbar exposta, evidenciando também filamentos corneanos e placas.

Apresenta a desvantagem de causar irritação ocular que pode persistir por algumas horas, principalmente em olhos secos graves.

Para realização do exame, deve-se pingar uma pequena gota no saco lacrimal e observar o padrão corado na lâmpada de fenda. A instilação prévia de colírio anestésico pode mostrar um resultado falso-positivo.

Teste de Schirmer

É um exame útil na suspeita de deficiência aquosa do filme lacrimal. Ele mede a umidade de um filtro de papel padronizado (Whatman nº 41), de 35 mm de comprimento por 5 mm de largura.

O teste pode ser realizado sem anestesia tópica – neste caso, chamado de "Schirmer 1" – em que mede a secreção basal e reflexa; ou com anestesia (Schirmer 2), medindo a secreção basal.

O exame é realizado da seguinte forma (Figura 2.44).

Figura 2.44. Teste de Schirmer.

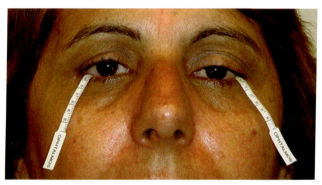

Fonte: Desenvolvida pela autoria do capítulo.

» O papel de filtro é dobrado a 5 mm de uma das extremidades e colocado na pálpebra inferior, entre o terço médio e o temporal.
» Orientar o paciente a manter os olhos abertos e piscar normalmente.
» Após 5 minutos, remove-se o papel filtro, medindo a quantidade umedecida, em milímetros.

A medida da quantidade de papel umedecido como resultado do exame é levemente menor quando se usa anestesia tópica. Medidas acima de 15 mm indicam secreção dentro da normalidade; entre 6 e 10 mm, secreção diminuída; e abaixo de 6 mm, secreção debilitada.

Autoavaliação

1. Quanto à acuidade visual:

a) só o especialista em oftalmologia tem condições de avaliá-la.

b) é passível de avaliação em crianças pré-verbais.

c) necessita de tabelas especiais para ser medida.

d) é afetada em todas as doenças oftalmológicas.

2. Quanto ao exame externo do globo ocular:

a) é dispensável, pois não permite boa visualização das estruturas oculares.

b) permite o diagnóstico de doenças oculares mesmo sem o uso de aparelhos especiais.

c) a palpação pode evidenciar dados que sugiram presença de fraturas orbitárias.

d) há duas alternativas corretas.

3. A tensão oculodigital

a) somente pode ser realizada pelo especialista.

b) não tem valor na prática clínica por não fornecer valores exatos da pressão intraocular.

c) não deve ser medida em pacientes menores de 10 anos.

d) quando muito elevada, pode sugerir fechamento angular primário agudo ("glaucoma agudo"), dependendo de outros sinais e sintomas ao exame.

4. Considere as seguintes afirmações:

I. O diâmetro da pupila de um olho cego pode ser maior do que o do olho contralateral normal.

II. Em pacientes normais, quando se ilumina um dos olhos, a pupila deste se contrai mais intensamente que a do olho não iluminado.

III. Quando há diferença entre o diâmetro pupilar dos dois olhos, é fundamental a realização de exames de neuroimagem para afastar diagnóstico de lesões expansivas cerebrais.

IV. A hemianopsia homônima ocorre em afecções posteriores ao quiasma óptico.

a) Todas são verdadeiras.

b) Todas são falsas.

c) I e IV são verdadeiras.

d) I e II são verdadeiras.

5. O exame biomicroscópico do globo ocular

a) é melhor do que a simples inspeção porque magnifica as estruturas examinadas.

b) é melhor do que a simples inspeção porque permite a realização do corte óptico.

c) é melhor do que a simples inspeção porque permite melhor iluminação das estruturas examinadas.

d) há mais de duas alternativas corretas.

6. Quanto à tonometria de aplanação

a) se estiver entre 8 e 21 mmHg, não há perigo de o paciente ser portador de glaucoma.

b) também pode ser medida em pacientes menores de 10 anos.

c) se for maior de 25 anos, o paciente é portador de glaucoma.

d) só é possível ser efetuada com o tonômetro de aplanação.

7. Considere as seguintes afirmações

I. O diâmetro da pupila de um olho cego pode ser maior do que o do olho contralateral normal.

II. As drusas de papila constituem um desafio diagnóstico para o oftalmologista, por mimetizarem edema de papila.

III. Um exame de campo visual de confrontação sem alterações dispensa a realização de campimetria manual.

IV. A gonioscopia dinâmica permite o diagnóstico diferencial entre ângulo estreito aposicional e o causado por sinéquias.

a) Todas são verdadeiras.

b) Todas são falsas.

c) Somente III é falsa.

d) Somente I e II são verdadeiras.

8. Quais antecedentes pessoais você considera de extrema importância para a anamnese oftalmológica?

a) Diabetes.

b) HIV.

c) Tuberculose.

d) Todas as anteriores.

9. O exame realizado por meio da tela de Amsler

a) é usado na pesquisa da neuropatia glaucomatosa.

b) é usado para a pesquisa de daltonismo.

c) é usado para a pesquisa de doenças maculares.

d) é usado para pesquisa de erros refracionais.

10. Sobre a anisocoria

a) é rara, ocorrendo em aproximadamente 2% da população.

b) alterações da íris podem provocar anisocoria.

c) a causa é sempre neurológica.

d) a pupila defeituosa é sempre a menor.

11. O teste de Schirmer

a) é utilizado para avaliação clínica do olho seco.

b) é utilizado para avaliar a integridade epitelial da córnea.

c) é utilizado para avaliar isquemia de córnea.

d) é utilizado para avaliar o humor aquoso.

Referências bibliográficas

Oftalmologia Clínica. Jack J. Kanski. 8. ed. 2016. Elsevier.

Oftalmologia. Myron Yanoff, Jay S. Duker. 3. ed. Elsevier.

The Wills Eye Manual – Office and emergency room diagnosis and treatment of eye disease. Nika Bagheri, Brynn N. Wajda. 7th Edition. Wolters Kluwer.

Respostas da autoavaliação

1. b; 2. d; 3. d; 4. c; 5. b; 6. b; 7. c; 8. d; 9. c; 10. b; 11. a

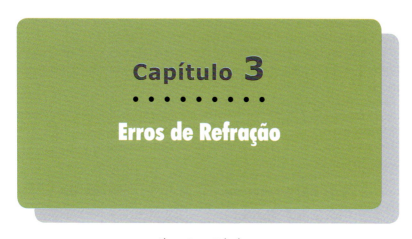

Aloisio Fumio Nakashima
Paulo Gelman Vaidergorn
Milton Ruiz Alves

Introdução

Histórico

Existem muitos relatos, ao longo da história, de tentativas de solucionar as alterações refrativas, sendo descritas desde medicações "miraculosas" até tratamentos cirúrgicos extremos.

Durante muito tempo, na Antiguidade, o indivíduo portador de algum erro de refração importante, e de consequente baixa na acuidade visual, via-se limitado em suas possibilidades de exercício profissional.

O primeiro relato conhecido de uso de auxílio óptico descreve uma "pedra de leitura", com superfície clara e curva, utilizada por monges ao redor do ano 1000 d.C. Funcionava como uma lente de aumento, facilitando o ato de leitura aos idosos.

Foram necessários séculos para que fosse desenvolvido o conceito de se criar um auxílio óptico prático, com lentes corretivas e que pudesse ser usado em uma armação adaptada ao rosto de cada pessoa. Os óculos se tornaram extremamente úteis e populares e sua invenção foi creditada a Salvino D'Arnato, falecido em Florença, em 1317.

O aprimoramento dos óculos vem ocorrendo desde então, com estudos que visam melhorar as muitas variáveis que existem em sua composição e manufatura.

É notória a importância dessa criação, e sua contribuição à história da humanidade tem seu valor destacado desde o início, conforme comentou o monge dominicano, Frei Giordano de Pisa, no século XIV: "Ainda não faz 20 anos que a arte de fazer óculos foi descoberta, uma das mais úteis da terra..." (Figura 3.1).

Figura 3.1. Diversos modelos de óculos do século XIV.

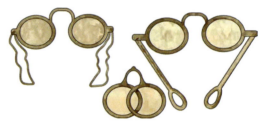

Fonte: Desenvolvida pela autoria do capítulo.

Luz

A luz visível é uma forma de energia radiante, composta por diferentes comprimentos de onda (de 390 nm a 760 nm) e capaz de gerar estímulo visual nos fotorreceptores retinianos. Outras formas de radiação não têm essa propriedade por estarem fora do espectro detectável pela retina humana (p. ex., radiações ultravioletas e infravermelhas) (Figura 3.2).

Figura 3.2. Luz, seu comprimento de onda e outros tipos de radiação.

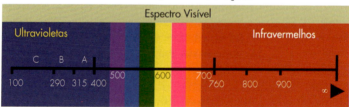

Fonte: Desenvolvida pela autoria do capítulo.

Princípios ópticos

A luz que se propaga através de uma interface, separando dois meios ópticos diferentes (p. ex., água e ar), pode sofrer três tipos de fenômenos ópticos: reflexão; absorção; ou refração.

O índice de refração é a razão entre a velocidade da luz no vácuo (c) e a velocidade da luz em um determinado meio.

Lentes esféricas são meios transparentes limitados por superfícies curvas ou plano-curvas. Há dois tipos principais – convergentes e divergentes –, conhecidas, respectivamente, como positivas e negativas (Figura 3.3).

Figura 3.3. Tipos de lentes.

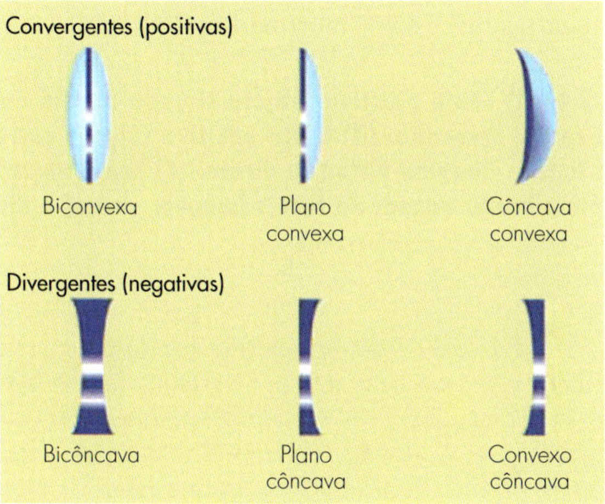

Fonte: Desenvolvida pela autoria do capítulo.

A vergência é o poder que cada lente tem de alterar a trajetória dos raios luminosos. É medida em dioptrias e corresponde ao inverso da distância focal em metros.

$$\text{Dioptria} = \frac{1}{\text{Foco}}$$

A representação gráfica das lentes apresenta os seguintes componentes:

- » **Eixo principal:** eixo onde estão o raio de curvatura da lente, o centro e o foco.
- » **Raio de curvatura:** raio da circunferência da lente.
- » **Centro óptico:** porção central da lente.
- » **Foco:** metade do raio de curvatura.

Os raios de luz que incidem sobre lentes esféricas apresentam padrões conhecidos:
- » Raio que incide no centro óptico não sofre mudança em sua trajetória.
- » Raio que incide paralelo passa pelo foco.
- » Raio que incide no foco emerge paralelo.

De acordo com o tipo de lente, se positiva ou negativa, a construção da imagem acontece como mostrado na Figura 3.4.

Figura 3.4. (A) Lente positiva (objeto situado aquém do foco): imagem real e invertida. (B) Lente positiva (objeto entre o foco e a lente): imagem virtual e direta. (C) Lente negativa (objeto situado aquém do foco): imagem virtual e direta.

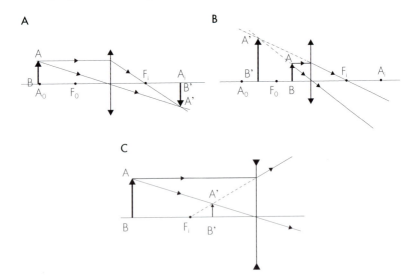

Fonte: Desenvolvida pela autoria do capítulo.

O olho e seus componentes

O olho é composto de diversas estruturas anatômicas que podem influenciar a trajetória da luz; existe uma alta complexidade óptica nesse órgão (Figura 3.5).

Figura 3.5. Estruturas anatômicas do olho. Componentes que influenciam a trajetória da luz: córnea e cristalino (curvatura, espessura e índice de refração); humor aquoso; e humor vítreo (índice de refração) e fóvea.

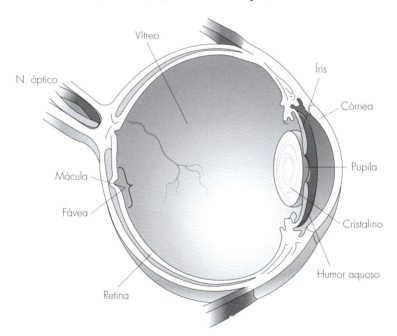

Fonte: Desenvolvida pela autoria do capítulo

Os principais componentes refrativos do olho são: córnea (tem o valor refrativo mais elevado); cristalino; e diâmetro axial ocular (Figura 3.6).

Figura 3.6. Principais componentes refrativos do olho.

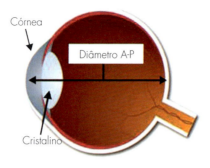

Fonte: Desenvolvida pela autoria do capítulo.

Emetropia, ametropia e sua correção

Emetropia

O olho é considerado emétrope quando, sem interferência da acomodação, recebe na fóvea (área central da retina) imagens nítidas de objetos situados no infinito (Figura 3.7).

Figura 3.7. O olho emétrope: imagem formada na fóvea.

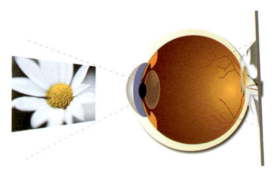

Fonte: Desenvolvida pela autoria do capítulo.

Essa condição de emetropia depende da relação entre o poder refrativo do segmento anterior (da córnea e do cristalino, principalmente) e o diâmetro anteroposterior do olho.

Ametropia

Condição em que o olho, quando sem interferência da acomodação, não recebe na fóvea imagens nítidas de objetos situados no infinito (Figura 3.8). Pode ser de três tipos: miopia; hipermetropia; e astigmatismo.

Figura 3.8. Olho amétrope: imagem formada fora da retina.

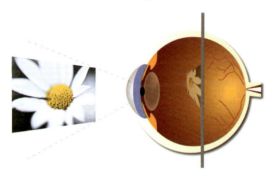

Fonte: Desenvolvida pela autoria do capítulo.

Miopia

Condição em que objetos posicionados no infinito têm suas imagens formadas anteriormente à retina (Figura 3.9).

Figura 3.9. Olho míope: imagem anterior à retina.

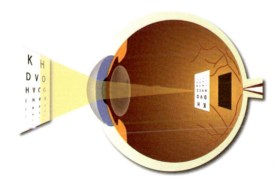

Fonte: Desenvolvida pela autoria do capítulo.

Pode acontecer por duas razões:
1. O poder de refração do olho é excessivo em relação a seu diâmetro anteroposterior.
2. O diâmetro anteroposterior é grande em relação ao poder de refração ocular.

A principal queixa relacionada à miopia é a dificuldade de ver nitidamente objetos distantes.

Hipermetropia

Condição em que, sem interferência da acomodação, objetos posicionados no infinito têm suas imagens formadas posteriormente à retina (Figura 3.10).

Figura 3.10. Olho hipermétrope: imagem posterior à retina.

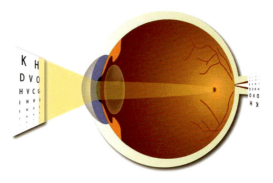

Fonte: Desenvolvida pela autoria do capítulo.

Pode acontecer por duas razões:
1. O poder de refração do olho é reduzido em relação a seu diâmetro anteroposterior.
2. O diâmetro anteroposterior é pequeno em relação ao poder de refração ocular.

A principal queixa relacionada às hipermetropias médias e altas é a dificuldade em ver objetos próximos com nitidez e conforto visual.

Astigmatismo

Em olhos com astigmatismo os dois meridianos principais da córnea e/ou do cristalino têm curvaturas diferentes, portanto, poderes dióptricos diferente, não permitindo a formação de imagem nítida sobre a fóvea, resultando na percepção de imagens distorcidas (Figura 3.11).

Figura 3.11. Olho astigmata: imagem distorcida sobre a retina.

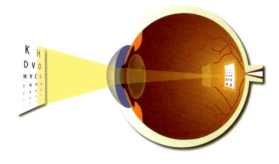

Fonte: Desenvolvida pela autoria do capítulo.

As principais queixas relacionadas ao astigmatismo são:
» astenopia ("cansaço visual");
» imagem "borrada";
» cefaleia (dor de cabeça);
» lacrimejamento.

Corrigindo ametropia

Indica-se um tipo específico de lente para corrigir cada tipo de ametropia:
» Para miopia, lentes divergentes (ou negativas) (Figura 3.12).

Figura 3.12. Lente negativa: focalizando imagem em olho míope.

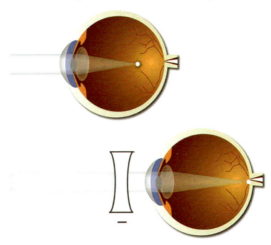

Fonte: Desenvolvida pela autoria do capítulo.

» Para hipermetropia, lentes convergentes (positivas) (Figura 3.13).

Figura 3.13. Lente positiva: focalizando a imagem em olho hipermétrope.

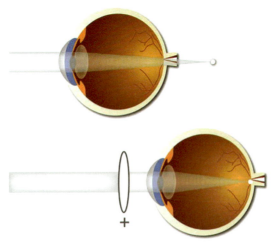

Fonte: Desenvolvida pela autoria do capítulo.

» Para astigmatismo, lentes cilíndricas ou esferocilíndricas (Figura 3.14).

Figura 3.14. Lente cilíndrica: focalizando imagem em olho astigmata.

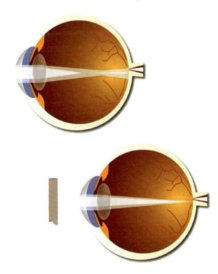

Fonte: Desenvolvida pela autoria do capítulo.

Tratamento convencional – correção

Auxílios ópticos

Para a correção clínica das ametropias, utilizam-se auxílios ópticos. Os principais tipos são óculos e lentes de contato. Para a correção cirúrgica, dispõe-se da cirurgia refrativa e de lentes intraoculares.

Óculos

Utilizam-se óculos com lentes corretivas dos tipos convergentes (ou positivas) para hipermetropia; divergentes (ou negativas) para miopia; e cilíndricas para astigmatismo.

Quando a miopia ou a hipermetropia ocorrem em associação ao astigmatismo, pode-se utilizar uma combinação de lentes esféricas (divergentes ou convergentes), com lentes cilíndricas.

Lentes de contato

Lentes de contato são utilizadas diretamente sobre a córnea e podem, assim como os óculos, corrigir ametropias.

Existem, basicamente, dois tipos: rígidas e gelatinosas (Figura 3.15).

Figura 3.15. (A) Lente de contato rígida. (B) Lente de contato gelatinosa.

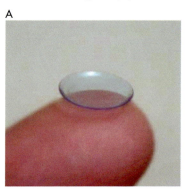

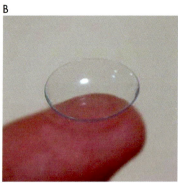

Fonte: Desenvolvida pela autoria do capítulo.

Suas principais indicações são:
» altas ametropias;
» anisometropias (situação em que existe diferença refracional entre os olhos);
» astigmatismos irregulares (que não obteriam boa acuidade visual com óculos);

- » para a prática esportiva;
- » com finalidade estética.

Tratamento cirúrgico: prós e contras

Cirurgia

É possível corrigirem-se as ametropias por meio cirúrgico. Na maioria das vezes, a cirurgia refrativa é realizada com aplicação de energia *laser* para remodelar a córnea e pode ser uma opção de tratamento para alguns pacientes.

Indicações

- » intolerância ao uso de óculos e de lentes de contato;
- » anisometropias importantes (situação em que existe grande diferença refracional entre os olhos);
- » esportistas;
- » com finalidade estética.

Outra possibilidade, quando há associação de ametropia e de catarata (opacificação do cristalino), é a utilização de uma lente intraocular (que substitui o cristalino opaco removido), com poder dióptrico calculado de modo a tornar o paciente emétrope (ou próximo da emetropia) no pós-operatório (Figuras 3.16 e 3.17).

Figura 3.16. Catarata causando alteração na formação da imagem.

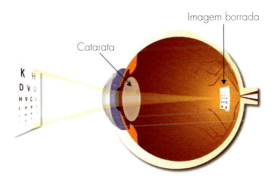

Fonte: Desenvolvida pela autoria do capítulo.

Figura 3.17. Pós-cirurgia de catarata com implante de lente intraocular.

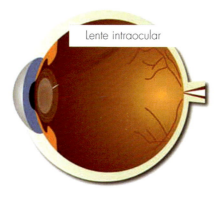

Fonte: Desenvolvida pela autoria do capítulo.

Cirurgia refrativa

A cirurgia refrativa compreende os procedimentos cirúrgicos que têm por finalidade diminuir e, se possível, eliminar os erros de refração (miopia, hipermetropia e astigmatismo). Há que se acrescentar a essa finalidade, corretiva, a de preservar a qualidade da visão.

O advento do excimer *laser* e o aumento dos níveis de segurança e eficácia das cirurgias refrativas tornaram esta técnica um procedimento cirúrgico previsível e confiável, o que a fez popularizar-se não só entre os profissionais da área, como também entre os pacientes.

Atualmente, a principal modalidade de cirurgia refrativa é a corneana, por meio do excimer *laser*, seja na superfície (PRK) ou lamelar (LASIK). Observa-se a atual fase da cirurgia a *laser* personalizada, em que a correção se baseia nas informações fornecidas pela aberrometria, adequando a aplicação do *laser* às características particulares do olho de cada paciente. Com isso, procura-se aprimorar a qualidade óptica do resultado da cirurgia.

Outra importante modalidade de cirurgia refrativa merece destaque: os implantes refrativos intraoculares. De um lado, os implantes fácicos, que podem ser de fixação angular, de fixação iriana e de câmara posterior. De outro, os implantes afácicos, em que se realiza a extração do cristalino transparente, com finalidade refrativa. Os procedimentos intraoculares podem ser reversíveis e, se não modificarem a superfície da córnea, melhoram a qualidade da visão. No entanto, apresentam os riscos inerentes a um procedimento intraocular e, ainda, são passíveis de questionamentos éticos. Ressalte-se que os avanços tecnológicos têm oferecido implantes e técnicas cirúrgicas cada vez mais delicados, previsíveis e seguros, antevendo-se um papel relevante dessa modalidade técnica no futuro da cirurgia refrativa.

Critérios de contraindicação cirúrgica

- » Miopia ou astigmatismo composto: ametropia total acima de 12D.
- » Hipermetropia acima de 5D.
- » Astigmatismo superior a 6D.
- » Ceratocone diagnosticado ou suspeito pela topografia.
- » Opacificação do cristalino com ou sem perda de acuidade visual.
- » Candidatos présbitas que não aceitam a possibilidade de ter de usar correção óptica para perto após a cirurgia refrativa.
- » Candidatos com instabilidade refracional ou idade inferior a 18 anos.
- » Situação em que a relação risco/benefício da cirurgia parece não ser satisfatória para o candidato ou para o médico oftalmologista.

Contraindicações com base na paquimetria

Teoricamente, a espessura mínima do leito residual estromal deve ser de 250 micrometros após a cirurgia de LASIK e 340 após a PRK.

Pacientes com córneas muito finas podem ser considerados de risco em função do desenvolvimento de ectasias no pós-operatório, recomendando-se valores mínimos pré-operatórios de 500 micrometros para a realização do procedimento.

É importante lembrar que não existem medidas de segurança absoluta. Por isso, é sempre necessário levar em consideração, juntamente com a espessura, a curvatura, a refração e a idade do paciente, avaliando cada caso individualmente.

Contraindicações com base na topografia

Para ablações miópicas, é ideal não ultrapassar o limite inferior de curvatura da córnea de 35 dioptrias. Para cada dioptria corrigida, a córnea é aplanada em média 0,70 dioptria. Para ablações hipermetrópicas, por sua vez, é ideal não ultrapassar o limite superior de curvatura da córnea de 48,5 dioptrias. Para cada dioptria corrigida de hipermetropia a córnea é encurvada em média 0,70 dioptria.

As principais contraindicações relacionadas à curvatura corneana referem-se aos casos de astigmatismos irregulares e assimétricos, representando, muitas vezes, casos de ectasias subclínicas.

Condições gerais

Gravidez e lactação

A cirurgia refrativa deve ser contraindicada em pacientes grávidas e durante a fase de aleitamento materno, em função das flutuações visuais decorrentes das alterações nos hormônios encontradas nesse período, e das medicações tópicas e orais, que podem interferir no processo de amamentação.

Perfil psicológico

A relação médico-paciente é fundamental na cirurgia refrativa e qualquer comprometimento na mesma deve ser considerada razão suficiente para postergar ou mesmo contraindicar a cirurgia. Pacientes com perfil psicológico alterado ou em uso de psicotrópicos devem ter a cirurgia refrativa contraindicada pelo menos durante a fase de tratamento. Pacientes com depressão e labilidade emocional tendem a se mostrar mais insatisfeitos no pós-operatório e dificultar a relação médico-paciente, bem como aqueles com grau de exigência ou tolerância acima da média, os quais devem ser analisados individualmente e com muita cautela.

Histórico familiar de ectasia corneana

Pacientes que têm familiares com ectasia corneana precisam de um cuidado especial. Na apresentação de qualquer alteração topográfica ou paquimétrica, a cirurgia deve ser contraindicada. Entretanto, o histórico familiar de ectasia não representa necessariamente uma contraindicação para cirurgia refrativa. Em caso de estabilidade refracional, exames pré-operatórios normais (após acompanhamento seriado) e idade superior a 25 anos, pode-se considerar a realização da cirurgia refrativa, preferencialmente com a técnica PRK.

Presença de patologias oculares

Na presença de patologias oculares prévias, é necessário um detalhado acompanhamento pré-operatório a fim de esclarecer a etiologia e o tratamento envolvidos.

Ectasia corneana

O ceratocone clínico ou subclínico é considerado uma contraindicação para a realização da cirurgia refrativa, da mesma forma que outras ectasias corneanas, como degeneração marginal pelúcida e ceratoglobo.

O herpes ocular representa uma contraindicação clássica para a cirurgia refrativa, pois a luz ultravioleta emitida pelo excimer *laser* e a medicação pós-operatória podem gerar uma recidiva do quadro.

Degenerações ou distrofias epiteliais corneanas ou da membrana basal epitelial representam teoricamente uma contraindicação para a LASIK. Nesses casos, deve ser indicada a PRK (com desepitelização mecânica ou automática com excimer *laser* no modo PTK), pois a realização de LASIK resulta em defeitos epiteliais no *flap* que interferem na cicatrização.

Olho seco leve não representa contraindicação para a cirurgia refrativa, desde que seja controlado adequadamente no pré-operatório. Nesse caso, é preferível a PRK, pois causa menor lesão das fibras nervosas, pelo fato de a ablação ser mais superficial. O processo reparativo após a cirurgia refrativa requer lágrimas em quantidade e qualidade para a cicatrização adequada. Na avaliação pré-operatória, deve-se dar especial atenção à avaliação do filme lacrimal. O olho seco previamente à cirurgia deve ser tratado com lubrificantes artificiais, suplemento alimentar, inserção de *plug* lacrimal para retenção de lágrimas e, em casos especiais, não prescindir do uso tópico de ciclosporina a 0,05%. Enquanto o controle clínico adequado do olho seco não for obtido, o procedimento refrativo não deve ser realizado. Olho seco moderado e grave deve ser considerado uma contraindicação para cirurgia refrativa, mesmo com a PRK.

O glaucoma é considerado uma contraindicação para a cirurgia refrativa, pois interferirá na medida da pressão intraocular no pós-operatório, dificultando o controle da mesma.

Patologias retinianas

Patologias retinianas não representam contraindicação para cirurgia refrativa a *laser*. Preferencialmente, a PRK deve ser utilizada para minimizar a tração na base vítrea.

Razões relacionadas às doenças sistêmicas

Devemos conhecer as condições de saúde do candidato, uma vez que certas doenças sistêmicas constituem contraindicações relativas ou absolutas.

Doenças autoimunes

O lúpus eritematoso sistêmico, a artrite reumatoide e a fibromialgia, entre outras doenças, podem comprometer o sistema imune. Pessoas com o sistema imune comprometido podem apresentar cicatrização pós-cirúrgica anormal. Por essa razão, toda doença sistêmica autoimune deve estar adequadamente controlada antes de se realizar o procedimento refrativo.

Diabetes

A cirurgia refrativa pode estar contraindicada para pacientes que sofrem de diabetes. É necessário obter a estabilização da glicemia para mensurar com exatidão o erro refrativo a ser corrigido. A presença de retinopatia diabética pode comprometer o ganho de visão por alterações retinianas.

Queloide

Um estudo recente avaliou se as doenças autoimunes do tecido conjuntivo-vascular, a doença intestinal inflamatória, o diabetes e a formação de queloide constituíam contraindicações relativas ou absolutas para a cirurgia refrativa. De acordo com este estudo, as técnicas LASIK e PRK podem ser realizadas com segurança se esses problemas estiverem adequadamente controlados nos pacientes.

O sucesso da cirurgia refrativa depende, principalmente, de um correto preparo pré-operatório. A avaliação pré-operatória deve ser considerada em três níveis: médico, em que se selecionam os candidatos de menor risco médico-cirúrgico; psicológico, em que se procuram adequar as expectativas do paciente à realidade de uma cirurgia eletiva, não isenta de complicações, em um olho normal; jurídico, em que se cumprem formalidades éticas e legais com o intuito de agregar segurança à relação médico-paciente e à atividade profissional do cirurgião refrativo.

Acomodação

É a capacidade do olho de focalizar na retina imagens de objetos situados a diferentes distâncias.

Conforme o objeto é aproximado do olho, o cristalino altera sua morfologia, conseguindo, assim, manter a imagem focalizada na retina – olho acomodado (Figura 3.18).

Figura 3.18. Acomodação em olho emétrope: conforme o objeto se aproxima, o cristalino se altera e consegue manter a imagem focalizada na retina (olho acomodado).

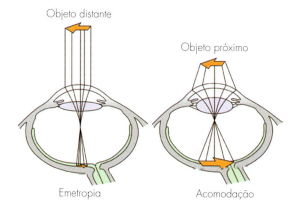

Fonte: Desenvolvida pela autoria do capítulo.

O estímulo que desencadeia o mecanismo de acomodação é uma leve turvação da imagem. As principais estruturas envolvidas no mecanismo de acomodação são: cristalino; zônula; e musculatura ciliar.

Esse processo dinâmico ocorre de maneira fisiológica, pela mudança do formato do cristalino (Figura 3.19).

Figura 3.19. Comparação na posição das estruturas oculares envolvidas na acomodação. (A) Olho não acomodado: musculatura ciliar relaxada; zônula tensa; e cristalino com curvatura menor. (B) Olho acomodado: musculatura ciliar contraída; zônula relaxada; e cristalino com curvatura maior.

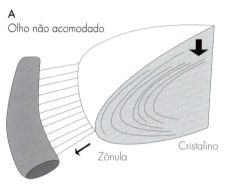
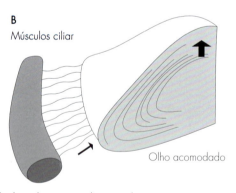

Fonte: Desenvolvida pela autoria do capítulo.

Acomodação – outros conceitos

Espasmo de acomodação

Condição em que há acomodação excessiva, impedindo que a imagem formada na retina seja nítida.

Ocorre principalmente em jovens (idade inferior a 30 anos), que utilizam a visão de perto por grandes períodos. Os principais sintomas são: flutuação da visão; cefaleia; desconforto visual; e fotofobia.

Ao exame notam-se ponto próximo de acomodação reduzido e grande facilidade de aceitação de lentes negativas, sendo geralmente hipermétropes utilizando lentes negativas.

O diagnóstico é feito pela refração sob cicloplegia, excluindo-se, dessa maneira, a ação excessiva da acomodação.

Como tratamento, recomenda-se:
» Evitar o uso da visão para perto por longo tempo.
» "Relaxar" a acomodação, olhando-se para longe.
» Uso das lentes as mais positivas que o paciente tolerar.

Presbiopia

Corresponde à perda gradual e fisiológica da capacidade de acomodação do olho com o decorrer da idade.

Tem início ao redor dos 40 anos e resultada da diminuição da elasticidade do cristalino (Figura 3.20).

Figura 3.20. Olho présbita: redução na capacidade de acomodação.

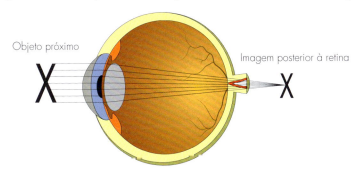

Fonte: Desenvolvida pela autoria do capítulo

A principal queixa é a dificuldade de ver claramente objetos próximos.

Outros sintomas podem ser fadiga aos esforços visuais e dificuldade de leitura em ambientes menos iluminados (Figura 3.21).

Figura 3.21. Visão de paciente présbita: falta de nitidez para objetos próximos.

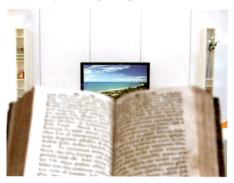

Fonte: Desenvolvida pela autoria do capítulo.

Para a correção da presbiopia, utilizam-se lentes positivas (convergentes), cujo poder dióptrico deverá ser aumentado conforme a idade do paciente avança ("piora" fisiológica do quadro clínico; normalmente até +2,50 D) (Figura 3.22).

Figura 3.22. Lente positiva focalizando a imagem em olho présbita.

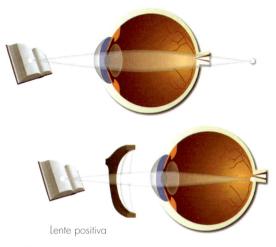

Lente positiva

Fonte: Desenvolvida pela autoria do capítulo.

Presbiopia – como prescrever óculos para perto

Quando um paciente présbita se queixa de dificuldade visual para perto, é necessário prescrever óculos para leitura e visão de objetos próximos (paciente emétrope para longe).

Se ele já utilizar correção para erro refracional de longe, indica-se o uso de óculos bifocais ou multifocais (óculos que permitem correção para longe e perto). Neste caso, lentes positivas são adicionadas ao grau já utilizado para longe.

O valor exato a ser adicionado para perto é individual, devendo-se considerar a idade do paciente (tabela a seguir) e as atividades habituais.

A adição, idealmente, deve ser igual em ambos os olhos, pois se busca igualar a distância focal bilateral.

Seguem-se os passos para se obter a adição correta para perto:

» Determinar a "refração para longe".
» Conforme a idade do paciente, orientar o valor aproximado da correção:

40 anos	Adição de 0,50 D
45 anos	Adição de 1,00 D
50 anos	Adição de 1,50 D
55 anos	Adição de 2,00 D
60 anos e mais	Adição de 2,50 D

» Testa-se a adição para perto, considerando-se as necessidades visuais de perto do paciente e refina-se, caso preciso.

Observação

Sempre perguntar a distância de visão próxima de que o paciente necessita (p. ex., costureira, músico, usuário de computador etc.).

» Prescrever o valor mínimo necessário de adição para perto.

Cicloplegia

Corresponde à paralisação temporária da acomodação, ou seja, da ação dos músculos ciliares. Está indicada em exames de refração, principalmente em crianças, adolescentes e adultos jovens, uma vez que o resultado do exame assim feito poderá ser mais acurado.

É realizada de maneira farmacológica, com o uso de colírios parassimpatolíticos.

É importante diferenciá-la de "midríase", que é a simples dilatação da pupila, sem mudança da acomodação, utilizada, por exemplo, para exame de fundo de olho.

As principais drogas para cicloplegia e suas características estão descritas na Tabela 3.1 a seguir:

Tabela 3.1. Drogas utilizadas para obter-se cicloplegia ocular.

		Tropicamida 1%	Ciclopentolato 1%
Classe		Cicloplégio	Fenil-hidroxicicloacetildemetil--aminoetanol
Efeito	Máximo	20 a 30 minutos	20 a 40 minutos
	Total	4 a 10 horas	12 a 24 horas
Ação	Midríase	Curta duração	menos intensa
	Cicloplegia	Curta duração	média duração
Dose		1 gota 5 em 5 minutos por 2 vezes	1 gota 10 em 10 minutos por 2 vezes
Efeitos colaterais (frequentes)		• aumento da PIO • distúrbio de comportamento • boca seca	Sonolência Efeitos colaterais raros: • agitação • alucinações • ataxia • convulsões • psicose

PIO: pressão intraocular.

Fonte: Desenvolvida pela autoria do capítulo.

Exame de refração ocular

Para prescrever óculos, é preciso inicialmente fazer a refratometria, ou seja, medir o poder dióptrico necessário da lente que corrija a alteração refracional do paciente.

Pode ser feita de duas formas: subjetiva; e objetiva.

Na refratometria subjetiva, há participação ativa do paciente para definir o poder dióptrico da correção. Ele próprio, durante o exame, informa qual a melhor opção de lente.

Pode ser utilizado o refrator manual ou a caixa de lentes de prova (Figuras 3.23 e 3.24).

Figura 3.23. Refrator manual.

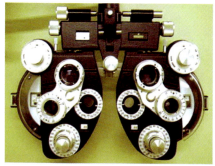

Fonte: Desenvolvida pela autoria do capítulo.

Figura 3.24. Caixa de lentes de prova e armação de prova.

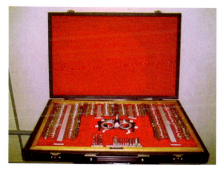

Fonte: Desenvolvida pela autoria do capítulo.

Na refratometria objetiva, utilizam-se os seguintes equipamentos: retinoscópio; e refrator computadorizado (Figuras 3.25 e 3.26).

Figura 3.25. Retinoscópio.

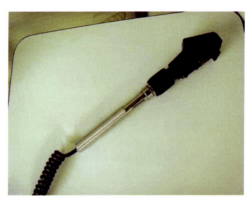

Fonte: Desenvolvida pela autoria do capítulo.

Figura 3.26. Refrator computadorizado.

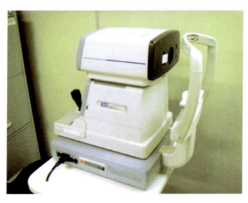

Fonte: Desenvolvida pela autoria do capítulo.

Não há participação ativa do paciente na determinação do erro refrativo, que é mensurado pelo examinador ou pelo refrator computadorizado. Após o resutado do exame objetivo, é recomendável realizar-se o exame subjetivo, com o intuito de refinar o resultado final para prescrever lentes que proporcionem melhor visão associada a maior conforto visual.

Retinoscopia ou esquiascopia

É um exame objetivo com o intuito de obter o grau refracional do paciente. É de extrema importância na prática clínica.

Para realizá-lo, é necessário utilizar o retinoscópio em conjunto com o refrator manual ou a caixa de lentes de prova.

O exame consiste em projetar uma faixa de luz do retinoscópio no olho do paciente e observar as características da imagem formada na pupila.

Dessa maneira, é possível guiar a adição ou a subtração de lentes corretivas e também identificar e corrigir possíveis astigmatismos.

Miopização (*Fogging*)

Esta técnica de exame é utilizada com o intuito de excluir o componente acomodativo em exame refracional dinâmico, ou seja, sem o uso de cicloplégico.

É baseada no conhecimento de que a acomodação é estimulada por pequena turvação na formação da imagem retiniana. Uma grande turvação da imagem suprime o estímulo acomodativo.

De maneira prática, o paciente é colocado em situação em que se adiciona lente de +3,00D à frente de um de seus olhos, que já estaria em situação de emetropia (natural ou com uso de correção).

Uma vez suprimido o estímulo acomodativo, realiza-se o exame refratométrico do olho contralateral.

Na etapa seguinte, trocar a adição de lado e refratar o outro olho.

Lensômetro

Este aparelho mede poder dióptrico de lentes corretivas. Caso o paciente já faça uso de óculos, é interessante começar o exame refracional por essa etapa. Sabendo-se o valor da correção em uso, pode-se utilizá-lo como referência para verificar se houve alteração. Pode ser feito com lensômetro manual ou automático.

Refrator computadorizado

É um equipamento que apresenta muita praticidade no dia a dia ambulatorial. Tem o intuito de fornecer um resultado aproximado do erro refracional do paciente por meio de exame objetivo. Existem modelos que permitem realizar refinamento subjetivo (com participação ativa do paciente) para um resultado mais apurado.

Mesmo após o resultado do exame objetivo, é necessário realizar-se o exame subjetivo, com o intuito de refinar o resultado final para prescrever lentes que proporcionem maior conforto visual.

Prescrição

A prescrição de óculos deve conter os seguintes itens (Figura 3.27):

Figura 3.27. Modelo de prescrição.

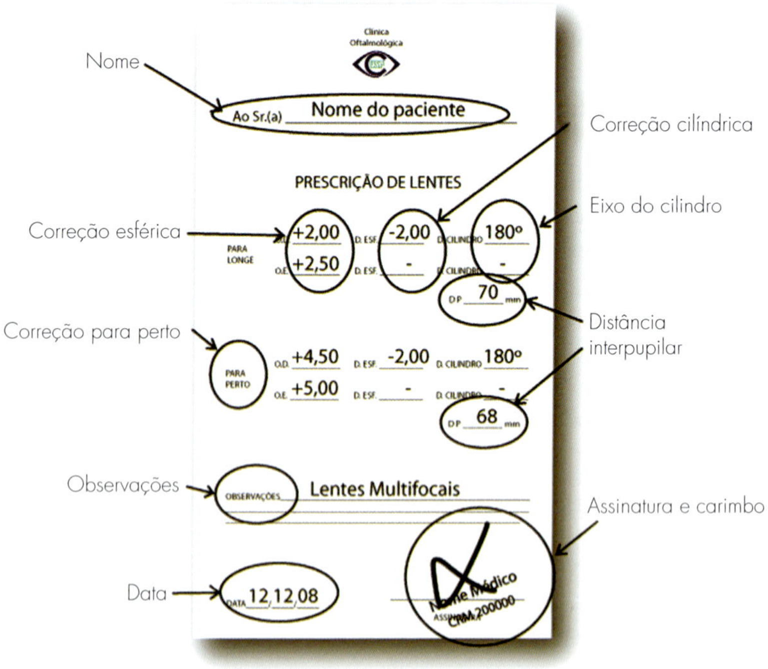

Fonte: Desenvolvida pela autoria do capítulo.

Autoavaliação

1. Assinale a alternativa correta:

a) Na miopia a imagem se forma atrás da retina e necessita, para sua correção, de lentes negativas.

b) Na hipermetropia, a imagem se forma antes da retina e para sua correção utilizam-se lentes cilíndricas.

c) Na miopia, a imagem forma-se antes da retina e utilizam-se para sua correção lentes divergentes.

d) Na hipermetropia, a imagem se forma antes da retina e para sua correção utilizam-se lentes divergentes.

2. Assinale a alternativa correta:

a) A midríase é a ausência de acomodação e realiza-se por meios farmacológicos.

b) A cicloplegia consiste simplesmente na dilatação da pupila.

c) A cicloplegia está indicada na realização de exames de refração em jovens.

d) A midríase representa o fechamento iriano e está relacionada a patologias de sistema nervoso central.

3. Quanto à presbiopia, podemos afirmar que:

a) Para sua correção, é necessário prescrever lentes com poder divergente.

b) Trata-se do ganho fisiológico da capacidade acomodativa com o envelhecimento.

c) Sua apresentação clínica se traduz pela dificuldade de ver objetos a longas distâncias.

d) Corresponde opticamente à perda da capacidade convergente do cristalino; deve-se prescrever nesses casos lentes positivas.

4. Quanto à refração, qual alternativa abaixo está correta?

a) A refração subjetiva consiste no exame realizado sem a cooperação do paciente.

b) A refração objetiva consiste no exame realizado com a participação do paciente de maneira ativa.

c) Os principais equipamentos utilizados para realizar uma refração subjetiva são p refrator manual e a caixa de lentes de prova.

d) A refração objetiva resulta na melhor correção, não havendo a necessidade de retestá-la.3

5. Assinale a correta:

a) Na presbiopia, o paciente perde a capacidade de dilatação pupilar.

b) A presbiopia acontece pela perda gradual da acomodação e as lentes negativas são as indicadas para sua correção.

c) O paciente présbita sem outros erros geracionais consegue visualizar imagens próximas com maior nitidez.

d) Lentes convergentes são adicionadas à correção refracional do paciente para melhorar a visão de perto de présbitas.

6. Sobre a cicloplegia, assinale a afirmação correta.

a) Colírio cicloplégico não dilata a pupila.

b) Ciclopentolato é usado em crianças em virtude do efeito mais rápido.

c) Tropicamida é usada para midríase, mas não tem efeito de cicloplegia.

d) Ciclopentolato pode causar alucinações.

7. Assinale a alternativa correta.

a) Pacientes afácicos usualmente necessitam de lentes negativas.

b) Lentes de contato têm adaptação pior em anisometropias do que os óculos.

c) Pacientes afácicos usualmente necessitam de lentes positivas.

d) Sempre se prescreve o máximo de adição para o présbita.

8. A refração na criança:

a) sempre que possível, deve ser feita de maneira objetiva e subjetiva.

b) ciclopentolato é o colírio de escolha por sua segurança no uso pediátrico.

c) o uso de correção adequada ajuda a prevenir e/ou tratar a ambliopia.

d) há duas respostas corretas.

Referências bibliográficas

Basic and Clinical Science Course of the American Academy of Ophthalmology. San Francisco. USA. 2009.

Kanski, J. J. Clinical Ophthalmology: A systematic approach. 6th edition. Butterworth Heinemann Elsevier. Philadelphia. USA. 2007.

Série Oftalmologia Brasileira do Conselho Brasileiro de Oftalmologia. Cultura Médica: Guanabara Koogan. Rio de Janeiro. 2008.

Yanoff, M., Duker, J.S. Ophthalmology. 3rd edition. Mosby Elsevier. 2009.

Respostas da autoavaliação

1. c; 2. c; 3. d; 4. c; 5. d; 6. d; 7. c; 8. d

Capítulo 4

Exame de Fundo de Olho

Beatriz S. Takahashi
Leandro C. Zacharias
Mariana Lie Yamaguishi

Fundo de olho normal

A retina é a estrutura responsável por transformar estímulos luminosos em impulsos nervosos para serem interpretados no cérebro. Na embriologia, a retina é uma camada derivada do tubo neural e uma extensão do sistema nervoso central (SNC). As camadas retinianas estão demonstradas na Figura 4.1.

Técnica do exame

O exame de fundo de olho pode ser feito com oftalmoscópio direto, com oftalmoscópio indireto ou com biomicroscopia de fundo de olho, de acordo com a necessidade de cada caso. Para o exame adequado da periferia da retina, o paciente deve estar com as pupilas dilatadas. Na oftalmoscopia direta, observa-se principalmente o nervo óptico para estudo de sua coloração, bordas e tamanho. O aumento do tamanho da imagem é grande, impossibilitando o exame da periferia retiniana com esse método. Na oftalmoscopia indireta, usa-se o oftalmoscópio indireto

Figura 4.1. Esquema das camadas da retina.

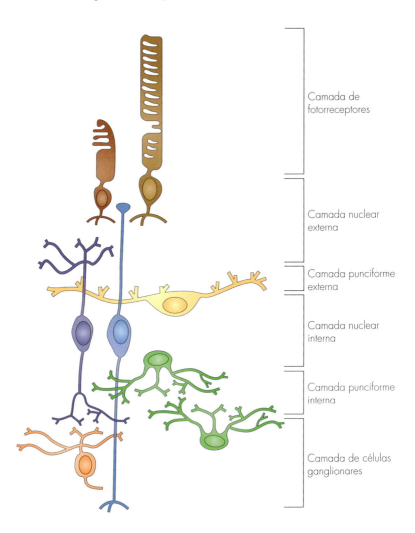

Fonte: Desenvolvida pela autoria do capítulo.

ou Schepens e lentes para observação do polo posterior e da periferia da retina. A lente mais utilizada nesse exame é a de 20 dioptrias. Quando o paciente olha diretamente para o examinador, este pode ver o nervo óptico, a mácula e as arcadas vasculares. Ao solicitar que o paciente olhe para cima, para baixo, para os lados e para posições diagonais, é possível examinar até o equador da retina. Para o exame da extrema periferia, o examinador usa o depressor escleral. Na biomicroscopia de fundo de olho, usam-se lentes para aumentar o tamanho da imagem e para estudo detalhado de cada estrutura. Existem lentes para visão detalhada da mácula e do nervo como as de 78 ou 90 dioptrias; existem lentes para estudo da periferia como as lentes de três espelhos que possibilitam até a observação da *ora serrata*.

Ao examinar a retina, deve-se observar alterações de coloração, áreas elevadas, áreas deprimidas ou atróficas, tortuosidade e calibre de vasos, presença de hemorragias, além de alterações na cavidade vítrea. A visibilidade da retina depende também da transparência dos meios, da córnea, do cristalino e da cavidade vítrea.

Exame de fundo de olho normal (Figura 4.2)

» **Nervo óptico:** coloração róseo-amarelada, limites nítidos. Pela escavação do nervo óptico, emergem os vasos que nutrem as camadas internas da retina.
» **Vasos:** relação normal entre artéria e veia é de 2/3.
» **Mácula:** região central da retina, localizada temporal e discretamente inferior ao nervo óptico. Apresenta cerca de 5 mm de diâmetro e é anatomicamente delimitada pelas arcadas temporais. O centro da mácula é denominado "fóvea" e apresenta coloração mais escura pela presença de pigmentos visuais. A fóvea apresenta 1.500 µm de diâmetro, é desprovida de bastonetes e é mais fina do que o restante da retina em virtude da inclinação das camadas internas. No centro da fóvea, encontra-se a fovéola, estrutura com 250 µm de diâmetro, responsável pela visão de detalhes e onde acontece a fixação do olhar.
» **Periferia retiniana:** a extrema periferia retiniana é delimitada pela *ora serrata*, localizada a aproximadamente 4 mm do limbo. A *ora serrata* tem coloração acinzentada, é desprovida de fotorreceptores e faz a transição entre retina e corpo ciliar. As veias vorticosas podem ser observadas por transparência na região do equador da retina.

Figura 4.2. Fundo de olho normal.

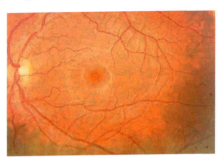

Fonte: Desenvolvida pela autoria do capítulo.

Exames complementares mais frequentes

Angiofluoresceinografia

O exame de angiofluoresceinografia é realizado injetando-se 3 mL de fluoresceína sódica 20% na veia antecubital. São realizadas 20 a 30 fotografias seriadas com filtro azul logo após a administração endovenosa do corante, por cerca de 10 a 15 minutos.

A fluoresceína sódica ($C_{20}H_{12}O_5Na$) tem baixo peso molecular, o que proporciona rápida difusão intra e extravascular. Oitenta por cento se ligam a proteínas plasmáticas e 20% ficam na forma livre. Sua excreção é renal em 24 horas. Com esse exame, observam-se a circulação da retina e patologias da retina.

As fases da angiofluoresceinografia são:
- » **Pré-retiniana:** ou coroidiana (clarão do fundo = vasos hipofluorescentes). Inicia-se 10 a 20 segundos após injeção e dura 1 a 2 segundos. A intensidade da fluorescência da coroide depende da capacidade de absorção da luz pelo epitélio pigmentar da retina.
- » **Fase arterial:** dura 1 a 2 segundos. Mostra o enchimento arterial da retina.
- » **Fase arteriovenosa:** preenchimento do leito capilar retiniano e progressivo enchimento venoso (fluxo laminar venoso). Dura 5 a 10 segundos.
- » **Fase venosa:** fluorescência arterial fica praticamente igual à venosa.
- » **Fase de recirculação:** contraste fica no compartimento intravascular (em 10 minutos os vasos retinianos estão quase sem corante).

As principais indicações são retinopatia diabética, retinopatia hipertensiva, oclusão vascular retiniana, edema de mácula, maculopatia serosa central, distrofias de retina, traumatismo de retina, degenerações maculares relacionadas à idade, maculopatias diversas, obstrução venosa ou arterial da retina, tumores intraoculares primários ou metastáticos, infecções inflamatórias oculares (uveítes).

Os principais efeitos colaterais da fluoresceína são:

» **Reações leves:** não requerem tratamento em 1 a 10% dos casos. Coloração amarelada à pele e urina muito amarela por 24 a 48 horas, visão embaçada pelo resto do dia, náuseas durante a injeção, vômitos, dor na injeção do contraste por extravasamento, coceira (ocorre em torno de 30 minutos após a injeção). Ainda pode interferir na medida de glicemia em pacientes diabéticos.

» **Reações moderadas:** não são permanentes, mas requerem tratamento. Urticária – de face, cabeça e tronco, reflexo vasovagal, tromboflebite, hipertermia, necrose tecidual local, paralisia local.

» **Reações graves:** infarto, acidente vascular cerebral (AVC), reações alérgicas graves, morte (1:200.000).

Na Figura 4.3, podemos analisar um exame de angiofluoresceinografia normal.

Figura 4.3. Exame de angiofluoresceinografia normal.

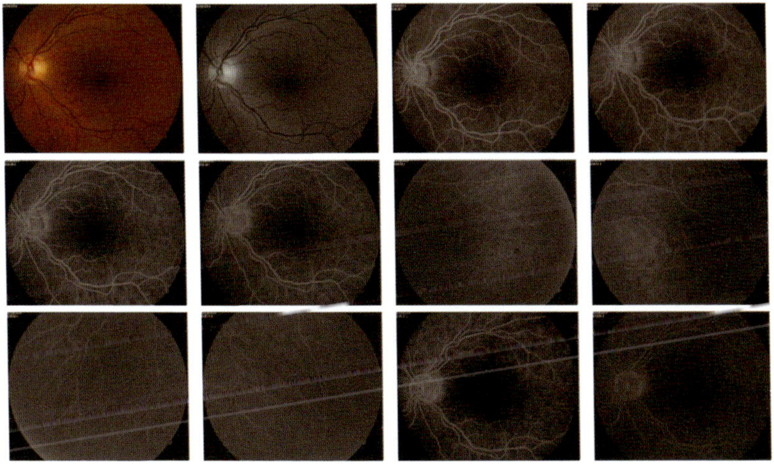

Fonte: Desenvolvida pela autoria do capítulo.

Tomografia de coerência óptica

Exame não invasivo, que utiliza ondas de luz para gerar imagens em cortes que permitem avaliar todas as camadas da retina com alta definição. Não utiliza contraste, e muitos aparelhos atuais dispensam a dilatação da pupila. Ainda podemos avaliar o nervo óptico e a camada de fibras nervosas. A comparação com um corte histológico da retina tem sido cada vez mais fiel.

Podemos observar detalhes da cavidade vítrea, a interface vitreorretiniana, a camada neurossensorial da retina, a camada epitélio pigmentar da retina e a coriocapilar. Observamos lesões como drusas de coroide, edema de mácula, exsudatos duros, atrofias de retina, alterações de epitélio pigmentar da retina e de fotorreceptores.

Na Figura 4.4A, observamos um exame de tomografia de coerência óptica (OCT) normal da retina e, na Figura 4.4B, o comparativo com um corte histológico e as 10 camadas da retina.

Figura 4.4. (A) Tomografia de coerência óptica normal da retina. (B) Comparativo do corte do exame de OCT com um corte histológico.

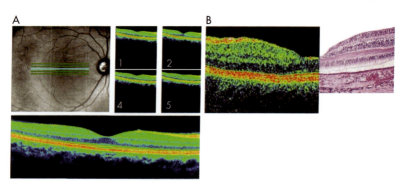

Fonte: Desenvolvida pela autoria do capítulo.

Periferia da retina: rasgaduras de retina e descolamento de retina

O exame da periferia retiniana torna-se imprescindível em alguns casos, como doenças que podem se manifestar primeiro na periferia ou na suspeita de buracos/roturas retinianas.

A cavidade posterior do olho é preenchida pelo vítreo, que corresponde a 80% do volume ocular. É um gel composto de colágeno, ácido hialurônico e água. O vítreo é mais aderido no nervo óptico, na mácula, nos vasos retinianos e na *ora serrata*. Com a idade, acontece a liquefação do vítreo e este pode se soltar da retina, ficando apenas preso à periferia. Quando esse processo ocorre, muitos pacientes referem o fenômeno de "moscas volantes": o paciente percebe pontos pretos móveis no campo visual principalmente quando olha para um fundo branco. A maior preocupação no descolamento de vítreo posterior é a formação de roturas retinianas nas regiões de maior aderência vítrea quando acontece a separação entre vítreo e retina. Pela estimulação mecânica do vítreo à retina, esses pacientes podem ter queixas de *flashes* luminosos (fotopsias). Em casos de fotopsias ou moscas volantes, é mandatório o exame de mapeamento a fim de se procurar possíveis rasgaduras, que se não tratadas a tempo com fotocoagulação a *laser*, podem desencadear descolamento regmatogênico de retina, como o visto na Figura 4.5.

Figura 4.5. Descolamento regmatogênico temporal de retina, poupando a área macular.

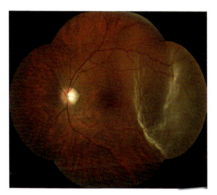

Fonte: Desenvolvida pela autoria do capítulo.

No caso de ocorrer o descolamento da retina, o paciente tem queixa de perda de campo, de escurecimento de um setor da visão (sensação de "cortina") ou de perda da acuidade visual. O descolamento pode estar relacionado com trauma (10%), mas a maioria dos casos surge espontaneamente. Quarenta por cento dos casos ocorrem em míopes. O tratamento varia de acordo com o caso: injeção de gás (retinopexia pneumática), introflexão escleral ou vitrectomia.

Alterações fundoscópicas relacionadas a patologias sistêmicas

Diversas doenças, desde degenerativas, metabólicas, genéticas, inflamatórias e infecciosas sistêmicas, podem atingir a retina. Na retina doente, existem alterações mais características de algumas doenças:

- » **Exsudatos duros:** lesões amarelo-esbranquiçadas, intrarretinianas, resultado do extravasamento de lipídeos; acumulam-se nas camadas mais profundas da retina (Figura 4.6).
- » **Exsudatos algodonosos:** resultam de pequenos infartos na camada de fibras nervosas. Esbranquiçados, bordos mal definidos, geralmente são superficiais.
- » **Microaneurismas:** pontos avermelhados presentes de maneira esparsa no fundo do olho. Frequentes na retinopatia diabética.
- » **Hemorragias em chama da vela:** são superficiais e apresentam esse formato porque o sangue se acumula sobre a camada de fibras nervosas.
- » **Hemorragias profundas:** os pontos arredondados, situados nas camadas mais profundas da retina.

Figura 4.6. Exsudatos duros (formando estrela macular), exsudatos algodonosos e hemorragias em chama de vela em caso de retinopatia hipertensiva.

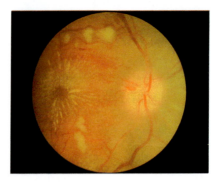

Fonte: Desenvolvida pela autoria do capítulo.

Retinopatia diabética (RD)

Principal causa de cegueira na população economicamente ativa nos países desenvolvidos.

Prevalência e gravidade relacionadas com a duração do diabetes e com o controle sistêmico

Controle glicêmico rigoroso retarda o aparecimento de lesões em órgãos-alvo como retinopatia, nefropatia e neuropatia.

» **Tipo I:** aumento progressivo da incidência da retinopatia a partir de 5 anos do diabetes; quase todos os pacientes apresentam RD após 20 anos.
» **Tipo II:** retinopatia presente em 20% dos indivíduos no momento do diagnóstico.

Fisiopatologia

Com a hiperglicemia crônica, ocorrem perda de pericitos e espessamento da membrana basal capilar (Figura 4.7). A microangiopatia resultante aumenta a permeabilidade vascular e a hipóxia retiniana.

Figura 4.7. Corte histológico da retina. Vasos saudáveis à esquerda. Microangiopatia diabética à direita. Notar espessamento da membrana basal capilar à direita.

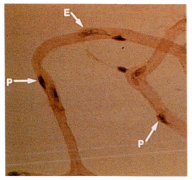
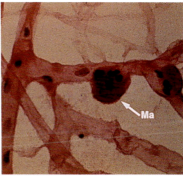

P: pericitos; E: endotélio capilar; Ma: microaneurisma.
Fonte: Desenvolvida pela autoria do capítulo.

Classificação
Classificada em não proliferativa ou proliferativa

» **Retinopatia diabética não proliferativa:** presença de exsudatos duros, algodonosos, micro-hemorragias, microaneurismas, alterações vasculares (ensalsichamento venoso ou anormalidades intravasculares retinianas – IRMAS) (Quadro 4.1).

Quadro 4.1. Classificação da retinopatia diabética não proliferativa.

Muito leve	Poucos microaneurismas.
Leve	Microaneurismas e/ou hemorragias intrarretinianas leves em menos de quatro quadrantes.
Moderada	Achados intermediários entre a forma leve e grave.
Grave	"Regra 4:2:1": presença de microaneurismas e/ou hemorragias intrarretinianas graves em quatro quadrantes ou ingurgitamentos venosos em pelo menos dois quadrantes ou IRMA moderada em um quadrante.
Muito grave	Presença de pelo menos duas características da RDNP grave.

Fonte: Desenvolvida pela autoria do capítulo.

Nos pacientes em fase não proliferativa, a principal causa de baixa de acuidade visual é o edema de mácula (Figuras 4.8 e 4.9).

Figura 4.8. Retinopatia diabética não proliferativa com edema macular clinicamente significativo. Presença de exsudatos duros e hemorragias.

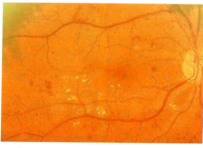

Fonte: Desenvolvida pela autoria do capítulo.

Figura 4.9. Grande quantidade de exsudatos duros, micro-hemorragias e presença de edema macular em caso de retinopatia diabética.

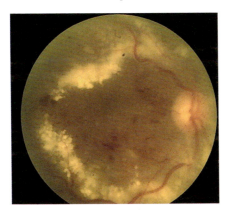

Fonte: Desenvolvida pela autoria do capítulo.

O edema macular surge por um aumento da permeabilidade vascular, com extravasamento de fluido e de plasma para a retina, e que pode ser mais bem observado no exame de angiofluoresceinografia (Figura 4.10).

Figura 4.10. Angiofluoresceinografia mostra extravasamento tardio do contraste temporal à fóvea (demonstrando edema), além de bloqueio causado pelas hemorragias.

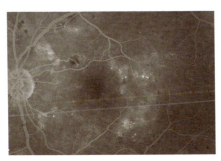

Fonte: Desenvolvida pela autoria do capítulo.

Critérios – Edema macular clinicamente significativo

a) Espessamento da retina a menos de 500 µm do centro da mácula;
b) Exsudatos duros a até 500 µm do centro da mácula se associados a espessamento da retina;
c) Edema retiniano com 1 diâmetro de disco ou mais, se estiver a menos de 1 diâmetro de disco do centro da mácula.

Retinopatia diabética proliferativa

Neovasos crescem do nervo óptico (NVD, do inglês *neovascularization of the disc*) ou da retina (NVE, do inglês *neovascularization elsewhere*) em direção à cavidade vítrea (Figuras 4.11 a 4.14).

Figura 4.11. Retinopatia diabética proliferativa.

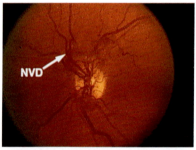
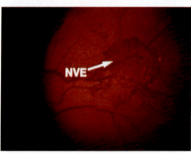

NVD: *neovasos de disco*; NVE: *neovasos* elsewhere.
Fonte: Desenvolvida pela autoria do capítulo.

Figura 4.12. Hemorragia pré-retiniana em paciente gestante com retinopatia diabética proliferativa.

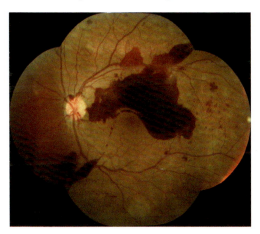

Fonte: Desenvolvida pela autoria do capítulo.

Figura 4.13. Proliferação fibrovascular em paciente com retinopatia diabética proliferativa, causando descolamento tracional da retina.

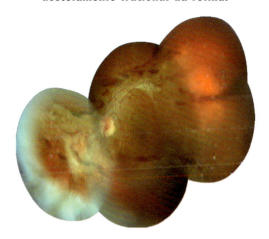

Fonte: Desenvolvida pela autoria do capítulo.

Figura 4.14. Aspecto pré- e pós-operatório de paciente diabético com descolamento tracional da retina envolvendo o polo posterior.

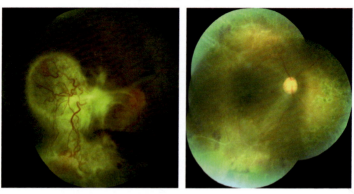

Fonte: Desenvolvida pela autoria do capítulo.

Os neovasos de retina são muito aderidos ao vítreo posterior, e a sua contração pode resultar em hemorragia vítrea e/ou pré-retiniana ou em descolamento de retina tracional, acarretando perda visual severa, muitas vezes irreversível.

Prevenção

Mapeamento anual para todos os diabéticos.
» **Diabéticos tipo 1:** primeiro exame 5 anos após diagnóstico do diabetes.
» **Diabéticos tipo 2:** examinar fundo do olho no momento do diagnóstico sistêmico (20% já apresentam retinopatia quando do momento do diagnóstico do diabetes).

Intervalo dos exames diminui no caso de retinopatia estar presente.

Tratamento

A) Controle rigoroso da glicemia:
» Diminui risco de desenvolver RD em 76% dos casos.

» Reduz a progressão em 54% dos casos de RD.
» Elimina em 56% dos casos a necessidade do tratamento com *laser*.

B) Fotocoagulação com raios *laser*:
» Impede perda visual em 90% dos casos se iniciada precocemente.
» Realizada localmente ou por toda retina.
» Mais efetivo se realizada antes que a perda visual ocorra;
» Indicações:
  - **Focal:** no caso de edema macular, direcionando a micro-aneurismas que estejam causando extravasamento macular.
  - **Panfotocoagulação:** no caso de retinopatia proliferativa ou retinopatia não proliferativa muito severa. Tem o intuito de ablar a retina isquêmica, reduzindo a síntese de VEGF e, consequentemente, causando regressão dos neovasos.
  - Pacientes monoculares, grávidas, ou que serão submetidos à cirurgia de catarata devem ser tratados com *laser* precocemente em virtude do maior risco de progressão da doença.

C) Vitrectomia:

Há indicação de vitrectomia em casos de retinopatia diabética proliferativa com descolamento de retina tracional ameaçando ou envolvendo a mácula. A cirurgia requer experiência; o tecido tem componentes fibrosos e vasculares muito aderidos à retina, que é muito friável. Outra indicação de vitrectomia é a hemorragia vítrea que não clareia espontaneamente.

Hipertensão Arterial Sistêmica (HAS)

» Epidemiologia HAS:
  - 20 a 30% da população negra adulta;
  - 10% caucasianos;
  - 2/3 população acima dos 65 anos;
  - EUA: 50 milhões.
» Mais frequente patologia conhecida
  - Responsável por 6% de todas as causas de morte.

A HAS afeta principalmente cérebro, coração, rins e olhos. É fator de risco para o aparecimento de oclusões vasculares da retina, para macroaneurismas, além de piorar uma retinopatia diabética preexistente.

Fisiopatologia

» **HAS crônica:** causa esclerose arteriolar e degeneração hialina da parede do vaso, com consequente estreitamento do lúmen e cruzamentos artéria-veia (AV) – patológicos. Eventualmente, sem o controle pressórico adequado, os vasos adquirem aspecto de fio de cobre e, em um estágio mais avançado, ficam com aspecto de fio de prata (Figura 4.15).

Figura 4.15. Estreitamento arteriolar localizado, em caso de HAS crônica.

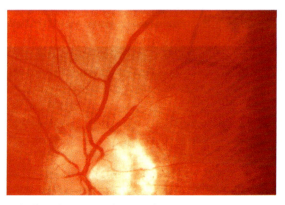

Fonte: Desenvolvida pela autoria do capítulo.

» **HAS aguda:** com o aumento súbito da pressão arterial (PA), ocorre necrose fibrinoide da parede do vaso, gerando:
- aumento da permeabilidade;
- hemorragias em chama de vela;
- exsudatos duros;
- áreas de infarto (exsudatos algodonosos) e edema retiniano (Figura 4.16).

A HAS também pode afetar de maneira aguda a coroide e o nervo óptico. As artérias da coroide sofrem vasoconstrição com o aumento da pressão, causando necrose fibrinoide da coriocapilar e epitélio pigmentado da retina (EPR). Áreas de EPR sobre a coriocapilar isquêmica ficam amareladas e são denominadas "manchas de Elschnig".

Figura 4.16. Necrose fibrinoide da parede do vaso por hipertensão arterial sistêmica (HAS) aguda.

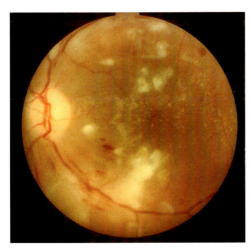

Fonte: Desenvolvida pela autoria do capítulo.

Com a disfunção do EPR, descolamentos neurossensoriais podem acontecer. A hipertensão severa também pode causar edema de papila (HAS maligna).

Oclusões vasculares

Oclusão da artéria central da retina e oclusão de ramo da artéria central da retina

Baixa profunda da acuidade visual (percepção luminosa a contagem de dedos), súbita e indolor. Ao exame ocular, o paciente apresenta defeito pupilar aferente. A retina é pálida na fase aguda, com exceção da fóvea, que se demonstra avermelhada por transmissão da coroide (mácula em cereja) (Figura 4.17) e apresenta danos irreversíveis 1h30 após o início da oclusão.

Figura 4.17. Oclusão da artéria central da retina, com padrão característico de "mácula em cereja".

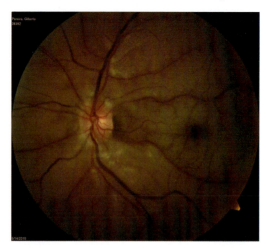

Fonte: Desenvolvida pela autoria do capítulo.

Ocasionalmente, um êmbolo pode ser visualizado na artéria.

Essa opacificação retiniana pode se resolver em 4 a 6 semanas, resultando em vasos retinianos estreitados, em nervo óptico pálido e em alteração do reflexo do fundo de olho (Figura 4.18). Êmbolos de cálcio provenientes das carótidas ou das válvulas cardíacas são as principais causas de oclusão e, portanto, o paciente deve ser investigado sistemicamente.

Quando o ramo da artéria central da retina está ocluído, observa-se branqueamento da região irrigada por esta. Na grande maioria das vezes, o ramo obstruído é o temporal. Apesar de haver um defeito de campo residual, frequentemente, nestes casos, os pacientes preservam a visão central.

Oclusão de veia central da retina e oclusão de ramo da veia central de retina

A oclusão de veia central da retina atinge geralmente pacientes com mais de 65 anos, mas pode acometer pacientes mais jovens com

Figura 4.18. Mesmo paciente da Figura 4.17, após 6 meses de acompanhamento. Observar nervo óptico pálido e estreitamento arteriolar generalizado.

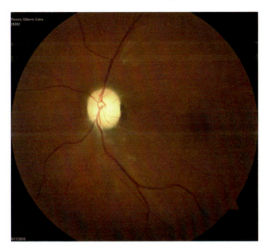

Fonte: Desenvolvida pela autoria do capítulo.

estados de hipercoagulabilidade. É caracterizada por perda súbita da visão, indolor, e de intensidade muito variável de acordo com o grau de isquemia. A acuidade visual na apresentação é importante fator prognóstico. Pacientes que têm visão melhor do que 20/40 na apresentação geralmente mantêm boa visão (formas não isquêmicas). Pelo aumento da pressão hidrostática capilar, o fundo de olho apresenta hemorragias superficiais e profundas nos quatro quadrantes, além de tortuosidade vascular aumentada (Figura 4.19). Com a evolução, as hemorragias diminuem, mas muitas vezes persiste o edema macular, que pode ser tratado com injeções intravítreas de antiangiogênicos. Alguns pacientes, após aproximadamente 100 dias da oclusão, podem desenvolver glaucoma neovascular (resultante do aumento da síntese do fator de crescimento endotelial vascular (VEGF, do inglês *vascular endothelial growth factor*) pela retina isquêmica e consequente proliferação de neovasos no ângulo da câmara anterior), de difícil controle pressórico, além de complicações relacionadas à retinopatia proliferativa. Olhos que desenvolvem neovascularização de íris ou de retina são tratados com panfotocoagulação.

Figura 4.19. Oclusão de veia central da retina. Observar hemorragias em chama de vela nos quatro quadrantes.

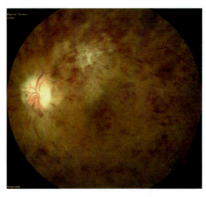

Fonte: Desenvolvida pela autoria do capítulo.

A oclusão de ramo venoso geralmente acontece nos cruzamentos arteriovenosos patológicos, de modo que a quase totalidade desses pacientes apresenta HAS crônica mal controlada. No fundo de olho, observam-se hemorragias na área do ramo ocluído (Figura 4.20). No seguimento, podem surgir áreas de isquemia, dilatação de capilares, microaneurismas e vasos colaterais formando alças vasculares.

Figura 4.20. Oclusão de ramo venoso temporal superior envolvendo a região macular. Notar hemorragias em chama de vela no território ocluído.

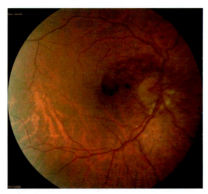

Fonte: Desenvolvida pela autoria do capítulo.

As complicações da oclusão de ramo incluem neovascularização de retina e edema macular, tratados por fotocoagulação ou injeções intravítreas de antiangiogênicos.

Macroaneurismas

Macroaneurismas são dilatações arredondadas das arteríolas retinianas, mais frequentes em mulheres e em hipertensos. Podem evoluir com hemorragias pré, intra, ou sub-retinianas, além de exsudação que pode envolver a mácula.

O tratamento com *laser* é realizado naqueles casos em que há comprometimento ou ameaça da mácula e, consequentemente, da visão.

Buraco de mácula

Causado por trauma ou idiopático, o buraco de mácula idiopático acomete mais o sexo feminino, a partir da 6ª década de vida, e é causado por uma adesão anômala do vítreo posterior à fóvea, que, quando se solta da periferia, ocasiona tração tangencial e anteroposterior à retina central. A acuidade visual está diminuída, geralmente menor que 20/100. O tratamento é cirúrgico (Figura 4.21).

Figura 4.21. Retinografia demonstra buraco macular. Observar tomografia de coerência óptica, com aspecto caraterístico de descontinuidade das camadas retinianas. A indicação nesses casos é cirúrgica.

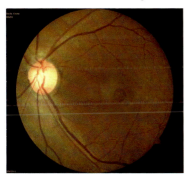
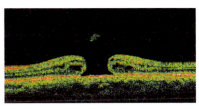

Fonte: Desenvolvida pela autoria do capítulo.

Anemia falciforme

Na anemia falciforme, os pacientes sofrem de eventos vaso-oclusivos em todos os órgãos, principalmente em pulmão, rins, ossos, fígado e pele. A doença acomete mais frequentemente a população pigmentada (principalmente a raça negra). Na retina, desenvolvem-se alterações periféricas típicas na fase não proliferativa, como hemorragia em *salmon patch* (hemorragia pré-retiniana de coloração rosa) ou o *black sunburst* (hiperplasia de epitélio pigmentado, após hemorragia mais profunda). Em decorrência das complicações isquêmicas da anemia falciforme, os pacientes podem desenvolver neovascularizações periféricas denominadas *seafan* (recebem esse nome por sua semelhança física com algas do mar).

Coriorretinopatia central serosa

Atinge principalmente indivíduos do sexo masculino, com idade entre 30 e 50 anos. São pessoas com personalidade do tipo A (ou seja, acredita-se que o estresse crônico, pelo nível elevado de catecolaminas, esteja relacionado aos achados) ou com história de uso de corticosteroide sistêmico ou ainda em gestantes. A acuidade visual está diminuída e a visão é distorcida. Ocorre um acúmulo de líquido no espaço sub-retiniano subfoveal. É uma doença com resolução espontânea e bom prognóstico na maioria dos casos, de modo que o tratamento inicial é expectante.

Edema cistoide de mácula

O edema cistoide de mácula pode estar associado a outras doenças já descritas como a retinopatia diabética e oclusões venosas. Pode ser complicação de cirurgia de catarata, aparecendo 4 a 16 semanas após o procedimento, mesmo em cirurgias sem intercorrências intraoperatórias. A mácula apresenta espessura aumentada e cistos intrarretinianos. O tratamento depende da causa de base: se após cirurgia de catarata, trata-se com anti-inflamatórios tópicos.

Autoavaliação

1. O uso prolongado de difostafo de cloroquina, muito comum no tratamento de artrite reumatoide, pode causar depósitos subepiteliais, bilaterais e, em geral, simétricos, na córnea que chamamos de "ceratopatia verticilata". Podemos observar depósitos de características semelhantes com o uso de outras medicações. Assinale a alternativa que contenha outra medicação que cause a alteração descrita.

   a) Amiloides.
   b) Clorpromazina.
   c) Cálcio.
   d) Amiodarona.
   e) Corticosteroide.

2. Assinale a alternativa que completa as lacunas corretamente: "Nódulos de Dalen Fuchs são _____, que podem ocorrer em doenças como _____."

   a) Nódulos inflamatórios de coroide, oftalmia simpática e toxoplasmose.
   b) Nódulos inflamatórios de retina, oftalmia simpática e sarcoidose.
   c) Nódulos inflamatórios de coroide, oftalmia simpática e sarcoidose.
   d) Nódulos inflamatórios de retina, sífilis e tuberculose.
   e) Nódulos inflamatórios de coroide, sífilis e tuberculose.

3. Algumas doenças de retina são mais frequentes em crianças. Entre elas, uma é caracterizada pela presença de exsudação e teleangiectasias, podendo também ocorrer o descolamento da retina. Assinale em qual patologia isso ocorre.

   a) Doenças de Coats.
   b) Retinoblastoma.
   c) Doença de Eales.
   d) Facomatose infanto-juvenil.
   e) Hemangioma racemoso de retina.

4. Paciente chega ao pronto-socorro com história de perda súbita de visão há 2 dias. Indolor, aguda e sem hiperemia. Ao exame de fundo de olho, apresentava maculopatia em cereja. Qual o diagnóstico mais provável e a conduta? Assinale a alternativa correta.

a) Oclusão de veia central da retina, paracentese de câmara anterior imediata.

b) Oclusão de veia central da retina, investigar comorbidades clínicas.

c) Oclusão de ramo de artéria central da retina, paracentese imediata.

d) Oclusão de artéria central da retina, paracentese imediata.

e) Oclusão de artéria central da retina, investigar comorbidades clínicas.

5. A retinopatia diabética não proliferativa muito grave, apresenta alterações na retina e pode causar baixa acuidade visual. Quais os sinais mais comuns achados nesse estágio da retinopatia diabética? Assinale a alternativa correta.

a) Microaneurismas, arteríolas em fio de prata, neovasos de disco.

b) Hemorragias intrarretinianas, microaneurismas, neovasos de disco.

c) Exsudatos duros, exsudatos algodonosos, hemorragias intrarretinianas.

d) Microaneurismas, exsudatos algodonosos, neovasos de disco.

e) Microaneurismas, arteríolas em fio de prata, neovasos de disco.

Referências bibliográficas

Oftalmologia Clínica. Jack J. Kanski, Brad Bowling.

Manual de Exame do Fundo de Olho. Theo Dorion. Ed. Manole.

Doenças Prevalentes da Retina e Vítreo. Lavinsky SBRV.

Manual de Doenças Oculares do Wills Eye Hospital.

Respostas da autoavaliação

1. d; 2. c; 3. a; 4. e; 5. c

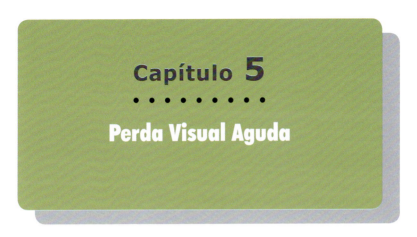

Capítulo 5

Perda Visual Aguda

Mário Luiz Ribeiro Monteiro
Ricardo Suzuki

Introdução

Entende-se como perda aguda da visão a redução rápida e significativa da acuidade visual em um curto espaço de tempo. Não existe na literatura uma classificação exata do tempo e da intensidade da redução da visão com base nos métodos clássicos (p. ex., a tabela de Snellen), caracterizando a perda aguda. Dessa forma, a anamnese é fundamental, pois por meio dela caracteriza-se o quadro clínico. Sempre é importante verificar se o episódio é uni ou bilateral; se é transitório ou não; se ocorreu subitamente ou manifestou-se em horas, dias ou semanas; se acometeu o centro da visão ou parte dela na periferia; se foi acompanhado de algum fator desencadeante, como traumas; se existe alguma doença sistêmica associada em descontrole, como hipertensão arterial sistêmica (HAS), diabetes; se acompanha dor ocular ou não. É interessante questionar o paciente se recentemente realizou algum exame oftalmológico, porque não são raras as situações em que o paciente descobre a baixa acuidade visual antiga somente na ocasião da avaliação, ao ocluir o melhor olho (diferenciar de ambliopia).

De modo geral, trata-se de uma situação de urgência e, em alguns casos, de emergência clínica, devendo, sempre que possível, ser iniciado o tratamento o quanto antes, visando a total recuperação da acuidade visual.

Podemos classificar as causas mais frequentes para a perda aguda de visão da seguinte forma:

1. opacidade de meio;

2. doenças da retina;

3. traumas;

4. doenças de causa neuroftálmica.

Opacidade de meio

Qualquer opacidade de meio que surge de uma forma repentina pode levar à redução rápida da visão. Iniciando-se pelo segmento anterior, o edema de córnea, independentemente de sua causa, deve sempre ser considerado. A depender da intensidade e da posição anatômica do edema, a perda visual será maior ou menor. Em geral, a queda da visão ocorre em algumas horas, de maneira progressiva (durante a formação do edema), afetando a visão em toda sua extensão. Descartando-se as causas traumáticas, deve-se lembrar das hipóxias, das infecções, das inflamações e dos aumentos súbitos da pressão intraocular (PIO) como causas do edema corneano. O tratamento na maioria das vezes é clínico (colírios), dependendo de sua causa primária. Alguns colírios hiperosmolares ajudam a reduzir o edema corneano por simples difusão, melhorando, assim, sua transparência.

Edema corneano

Uma das causas mais comuns de edema corneano é o aumento súbito da PIO, principalmente nos casos de glaucoma agudo. A elevação abrupta da PIO leva à transudação de líquido através do endotélio corneano, refletindo por todas as camadas até atingir o epitélio, formando o chamado edema microbolhoso. Esse edema é reversível quando se reduz a PIO aos níveis normais.

O uso inadequado das lentes de contato também pode levar ao edema corneano, seja por isquemia (quando as lentes rígidas são erroneamente adaptadas de uma forma muito apertada) ou por algum processo infeccioso, como a úlcera corneana. Seja qual for o caso, é fundamental descontinuar o uso das lentes de contato, associando ou não o uso de antibióticos tópicos quando necessário.

Qualquer infecção corneana, seja viral, bacteriana ou fúngica, que evolua para úlcera, pode mimetizar o edema corneano. O aspecto clínico, além dos exames laboratoriais, pode elucidar o agente etiológico e direcionar o tratamento.

Sangramentos extensos também provocam redução abrupta da visão. Tanto no segmento anterior (hifemas) como no posterior (hemorragias vítreas), de etiologias variadas, o resultado é sempre a perda súbita da visão. Nesses casos, a redução abrupta da visão também ocorre de alguns minutos a horas. No caso dos hifemas, caracteriza-se como uma perda no setor inferior, podendo progredir superiormente; já nas hemorragias vítreas, nota-se uma perda difusa em todos os setores. Na grande maioria das vezes, a melhora da visão ocorre de forma espontânea com a absorção da hemorragia. Essa absorção ocorre mais rapidamente quando o sangramento é no segmento anterior, se comparado com os sangramentos na cavidade vítrea. Assim, a acuidade visual tende a melhorar de forma mais precoce nos casos dos hifemas. Pode-se optar pela remoção cirúrgica da hemorragia quando for conveniente (impregnação corneana, descolamentos da retina associados etc.).

Os hifemas podem ser originados de forma espontânea após uma cirurgia intraocular, após um trauma contuso e em olhos com neovascularização de íris (tumores, diabetes, oclusões venosas retinianas, doenças crônicas). Esse sangramento pode preencher toda a câmara anterior (hifemas totais ou "bola oito") ou de forma parcial. Evidentemente, os hifemas totais provocarão redução da acuidade visual mais significativa do que os hifemas parciais. De qualquer forma, a perda visual inicia-se na região inferior, progredindo superiormente em virtude de sua própria ação gravitacional do sangue depositado. A grande complicação dos hifemas é sua associação com a elevação da PIO, culminando em ao glaucoma principalmente nos hifemas totais.

O tratamento deve ser inicialmente de preferência clínico, podendo ser necessário cirurgia.

Clinicamente, a administração de esteroides tópicos promove mais conforto e diminui qualquer processo inflamatório associado. Atropina tópica também é recomendada para diminuir a dor e facilitar o exame fundoscópico quando necessário. Alguns sugerem o uso de ácido aminocaproico com a finalidade de se evitar o ressangramento. O ácido aminocaproico previne a retração do coágulo de forma rápida, permitindo o reparo do vaso sanguíneo lesado. É importante evitar qualquer medicação com ação antiplaquetária como o ácido acetilsalicílico (AAS) e anti-inflamatórios não hormonais (AINH). Em casos de hifema pós-trauma, frequentemente o ressangramento pode ocorrer em 1 a 2 dias após o trauma. Se ocorrer aumento da PIO associado, drogas hipotensoras devem ser iniciadas. Lembrar que em casos de hifemas em portadores de anemia falciforme, as drogas hipotensoras com ação inibidora da anidrase carbônica devem ser evitadas por provocarem ou piorarem a crise de falcização.

Cirurgicamente, devemos realizar a remoção do sangue da câmara anterior nas seguintes situações: casos em que esteja ocorrendo impregnação corneana; hifemas totais por mais de 2 dias ou parciais com grandes coágulos por 5 a 6 dias; e PIO descontrolada. Nesse último caso, além de realizar a lavagem da câmara anterior com solução salina balanceada, deve-se realizar também algum tipo de cirurgia filtrante. Uma alternativa cirúrgica menos invasiva é a injeção de TPA (fator ativador do plasminogênio tecidual) intracameral. O TPA é uma droga fibrinolítica de ação rápida que apresenta benefícios significativos em casos de hifemas parciais. Entretanto, deve ser usado com cautela por poder causar ressangramentos.

As hemorragias vítreas também podem ser causadas por trauma contuso, mas frequentemente estão associadas às complicações de patologias retinianas. Qualquer retinopatia vascular pode causar sangramento para a cavidade vítrea. Como o sangramento geralmente é difuso, a perda visual também o será. Dependendo do grau do sangramento, a visão pode diminuir desde algumas linhas na tabela de Snellen até a percepção luminosa. Nesses casos de sangramentos abundantes, a ultrassonografia ocular é necessária para se avaliar a integridade das estruturas do polo posterior. Desde que haja integridade das estruturas do polo posterior, o tratamento pode ser conservador. Pode-se aguardar a absorção dessa hemorragia naturalmente. Se houver comprometimento retiniano (descolamentos), a cirurgia deve ser prontamente considerada; ou em casos de olho único (quando o olho adelfo é cego), mesmo com integridade retiniana. Entretanto, alguns indicam a cirurgia em todos os casos, pois acreditam evitar futuras complicações que o próprio sangramento eventualmente possa provocar.

A absorção do sangramento de forma natural ocorre mais rapidamente se o sangramento é no segmento anterior quando comparado com os sangramentos na cavidade vítrea. Dessa forma, a acuidade visual tende a melhorar de maneira mais precoce nos casos dos hifemas.

Doenças da retina

A retina é uma das estruturas mais complexas e delicadas do aparelho ocular. É responsável pela captação da imagem e sua transformação em sinal elétrico, o qual será enviado pelo nervo óptico ao sistema nervoso central (SNC), onde será interpretado na forma de imagem. Portanto, qualquer alteração estrutural e/ou funcional da retina provoca perda visual, podendo ou não ser reversível.

Descolamento da retina

O descolamento da retina reduz abruptamente a visão. A queda da visão depende do setor da retina em que ocorreu o descolamento (central e/ou periférico). Quando a retina desloca-se da sua posição natural, ou seja, quando perde o contato com a coroide, imediatamente perde sua função. Quanto maior o tempo que ela fica descolada, maior será sua lesão, comprometendo de maneira irreversível sua função, mesmo depois de tratada. Portanto, trata-se de uma situação de urgência, e o tratamento deve ser realizado o mais rápido possível.

O descolamento pode ser classificado quanto a sua fisiopatologia (Figura 5.1):

1. **Regmatogênico:** ocorre quando se forma espontaneamente um buraco na espessura da retina em sua totalidade, e por esse orifício um líquido penetra no espaço entre a coroide e a retina, provocando o descolamento desta.

2. **Exsudativo:** ocorre quando existe um processo inflamatório entre a coroide e a retina, o qual causa acúmulo de líquido resultante da inflamação (exsudação), o que leva ao descolamento da retina.

3. **Tracional:** ocorre quando existe uma proliferação fibroelástica no vítreo, tracionando a retina, provocando a formação de buracos nesta e o descolamento.

Figura 5.1. Tipos de descolamento de retina.

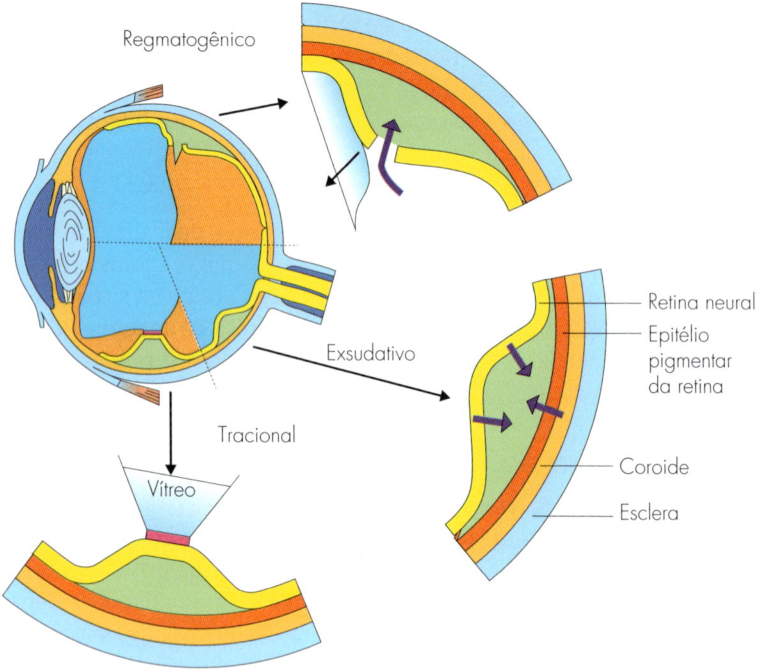

Fonte: Desenvolvida pela autoria do capítulo.

O tratamento sempre é cirúrgico nos casos regmatogênicos e tracionais, existindo diferentes técnicas a depender da natureza do descolamento.

Nos casos de descolamentos exsudativos (p. ex., doença de Vogt-Koyanagi-Harada), ao se diminuir o processo inflamatório, o descolamento tende a melhorar, não necessitando de intervenção cirúrgica.

Nos casos de descolamentos regmatogênicos, sem a associação de trações vitreorretinianas, é fundamental o exame detalhado da retina. O mapeamento da retina até o limite máximo possível da periferia é extremamente importante e tem como objetivo identificar a(s) rotura(s) existente(s) para um bom planejamento cirúrgico. Ao se identificar a rotura, planeja-se a cirurgia. Se a rotura estiver localizada superiormente, a injeção de gás expansivo (SF6 ou C3F8) pode ser uma alternativa, minimizando o trauma cirúrgico. Como o gás é menos denso do que o vítreo, tende a se localizar na região superior, bloqueando a rotura pela própria tensão superficial. Assim, o líquido sub-retiniano naturalmente será absorvido, colocando a retina em sua posição original. Posteriormente, é necessário fotocoagular as bordas da rotura com *laser* de argônio ou diodo, causando a reação inflamatória, selando a rotura. Em casos de roturas inferiores ou mais extensas, é necessária a intervenção cirúrgica mais invasiva. Realiza-se a introflexão escleral, ou seja, uma identação escleral em direção à cavidade vítrea com um anel de silicone no exato local da rotura retiniana. Dessa forma, promove-se o bloqueio da rotura de forma mecânica. Concomitantemente ao posicionamento do anel escleral, deve-se drenar o líquido sub-retiniano através da coroide e da esclera para fora do globo ocular. A indução da inflamação nas bordas da rotura deve ser realizada pela criocoagulação para selar. Finalmente, nos casos de descolamentos tracionais, utiliza-se a técnica de vitrectomia. Basicamente, trata-se de uma "minilaparoscopia" com microinstrumentos cirúrgicos, com a finalidade de se removerem todo o vítreo e as proliferações fibroelásticas que provocaram o descolamento. Em todos os casos, a recuperação visual dependerá da gravidade da lesão e, principalmente, do tempo em que foi iniciado o tratamento.

Doença macular relacionada à idade (DMRI)

A doença macular relacionada à idade, ou DMRI, é caracterizada pela formação de vasos sanguíneos anômalos no espaço sub-retiniano. Ocorre exsudação de substâncias que se localizarão entre as camadas da retina e assim diminuir a visão. Trata-se de uma situação em que a perda visual não é aguda, porém progressiva. Em alguns casos, pode haver um sangramento e, com isso, piora abrupta da visão. Pela sua localização anatômica, a redução da visão é na maior parte dos casos central.

O tratamento atualmente ainda não é satisfatório, e a recuperação visual, quando ocorre, é bastante reservada.

Este assunto será abordado detalhadamente no tema "doença macular relacionada à idade" no Capítulo 6 – Perda Visual Crônica.

Oclusões vasculares

As oclusões vasculares podem ser divididas em:

a) oclusão total ou parcial da artéria central da retina;

b) oclusão total ou parcial da veia central da retina.

As oclusões parciais apresentam um prognóstico melhor por afetarem áreas menores da retina.

Os casos de oclusão arterial são mais graves por resultarem em isquemia total ou parcial da retina, culminando na perda da função do local acometido. Dessa forma, pode-se notar a perda visual na região central ou em setores periféricos sempre de uma forma abrupta. A oclusão arterial pode ser causada pela migração de um trombo ou de um êmbolo, o que interrompe o fluxo sanguíneo para o tecido retiniano. Pode ocorrer também oclusão da artéria central por espasmo, em virtude do aumento súbito e extremamente elevado da PIO, ou por compressão externa, decorrente de uma hemorragia retrobulbar.

> O achado fundoscópico típico é o aspecto esbranquiçado da retina acometida decorrente de edema resultante da falta da irrigação sanguínea. Muitas vezes, a fóvea é preservada por ser irrigada por ramos independentes. Dessa forma, a coloração alaranjada é preservada, destacando-se em contraste com a região acometida (esbranquiçada) ensejando o aspecto "em cereja". Quando as artérias ciliorretinianas não são acometidas, a visão central pode ser preservada.

O tratamento nem sempre é satisfatório e depende da causa da oclusão. Se for por trombos, alguns sugerem o tratamento com massagem ocular na expectativa de estimular a migração do trombo e assim restabelecer a circulação sanguínea. Paracentese da câmara anterior pode ser efetuada para reduzir a PIO, facilitando a reperfusão. Algumas horas podem fazer muita diferença em termos de prognóstico visual.

> O uso de acetazolamida via oral e a paracentese da câmara anterior podem ser medidas para se reduzir a PIO facilitando, assim, a reperfusão.

As oclusões venosas resultam na perda da visão por um mecanismo diferente das arteriais. Nesses casos, ocorre um sangramento retiniano impedindo a captação da imagem. Entretanto, da mesma forma que nas oclusões arteriais, as perdas visuais dependerão do setor da retina que foi acometido. Em geral, os sintomas também são percebidos de maneira bastante rápida. Em uma porcentagem menor, podem ocorrer, além do sangramento, episódios isquêmicos associados (esses casos têm um prognóstico mais reservado).

> O achado fundoscópico característico é a presença de hemorragias "em chama de vela", associadas às tortuosidades vasculares, exsudatos duros e algodonosos na região anterior à oclusão.

O tratamento é mais conservador, devendo-se aguardar a absorção da hemorragia. Em casos de isquemia associada, é importante verificar periodicamente a estrutura retiniana, pois pode haver indução da formação de vasos anômalos, proliferação vitreorretiniana e descolamento da retina.

> As complicações mais importantes que uma oclusão de ramo venoso pode ocasionar são o edema macular crônico e a neovascularização secundária na retina.

Traumas

Traumas em geral podem ser divididos em penetrantes e não penetrantes.

Os traumas não penetrantes podem causar redução da acuidade visual por sangramentos (hifemas ou hemorragias vítreas), edema corneano, descolamentos de retina, lesão do nervo óptico, das vias ópticas e do SNC. Quando ocorre perfuração, toda a estrutura lesada pode perder total ou parcialmente sua função, e a reconstrução cirúrgica do globo ocular é fundamental para se tentar restabelecer a acuidade visual. Todas as penetrações (corneanas, esclerais, cristalinianas, retinianas) devem ser tratadas e afastada a possibilidade de haver corpos estranhos intraoculares. Dependendo da sua natureza, o simples contato do corpo estranho com as estruturas oculares pode causar prejuízos funcionais, devendo sempre ser retirados nessas ocasiões. O prognóstico dependerá da intensidade e da gravidade das lesões, considerando o imediato pronto-atendimento.

Este tema será abordado com mais detalhes no capítulo 8 – Pronto-Socorro em Oftalmologia.

Perda súbita da visão de causa neuroftalmológica

Introdução

Perda súbita da visão é um quadro sindrômico extremamente importante de ser reconhecido. O seu diagnóstico diferencial é importante pela gravidade das afecções causadoras e pela necessidade de diagnóstico e tratamento precoces.

A perda súbita e permanente da visão deve ser diferenciada de perda transitória da visão (amaurose fugaz), seja ela de um ou de ambos os olhos, e exige um diagnóstico diferencial diverso daquele que aqui discutiremos.

Quando estamos diante de um quadro de perda súbita da visão devemos, de maneira geral, considerar a perda súbita envolvendo um dos olhos e aquela que acomete os dois, sendo o diagnóstico diferencial distinto nos dois casos.

Perda súbita monocular da visão

As causas de perda súbita e monocular da visão incluem afecções oculares como a oclusão da artéria central da retina, o descolamento de retina, a oclusão de veia central e outras doenças oculares. Do ponto de vista neuroftalmológico devem ser lembradas duas condições extremamente importantes, que são a neuropatia óptica isquêmica e a neurite óptica.

Neuropatia óptica isquêmica

A neuropatia óptica isquêmica representa o infarto do nervo óptico e acomete indivíduos idosos. A afecção acomete mais comumente a porção anterior do nervo óptico, visível à oftalmoscopia, sendo denominada "neuropatia óptica isquêmica anterior" (NOIA). Essa forma representa 90% dos casos de neuropatia óptica isquêmica. Menos comumente, lesões isquêmicas acometem as porções posteriores do nervo óptico, sendo tal afecção denominada "neuropatia óptica isquêmica posterior" (NOIP).

A NOIA pode ser classificada em: NOIA arterítica (NOIA-A), geralmente causada por arterite temporal (mas também podendo ser manifestação de outras vasculites), que representa 10 a 20% dos casos; e NOIA não arterítica (NOIA-NA), que constitui a maioria dos casos. Tais pacientes geralmente apresentam fatores de risco para arteriosclerose como hipertensão arterial, diabetes, hipercolesterolemia etc., mas a afecção também pode ocorrer em indivíduos idosos ou de meia-idade, sem tais condições. Acredita-se que fatores anatômicos predisponentes do disco óptico (discos pequenos) sejam importantes na sua gênese. Muitos desenvolvem a perda visual ao acordar e acredita-se que um dos fatores desencadeantes possa ser a hipotensão noturna. Outras causas menos comuns de NOIA-NA são distúrbios hemodinâmicos e hematológicos como choque, hipertensão maligna, enxaqueca e vasculopatia por irradiação.

Tipicamente ocorre em pacientes acima de 50 anos que referem perda visual súbita e indolor acometendo a visão central ou partes do campo visual, em especial o campo visual inferior. Na maioria dos casos, não há sintomas precedendo a perda visual, mas naqueles com arterite temporal pode haver obscurecimentos transitórios da visão alguns dias antes da perda. A maioria dos pacientes tem perda súbita (geralmente ao acordar), embora em alguns possa haver progressão do déficit visual nas primeiras 6 semanas.

Geralmente, na forma arterítica, a perda visual é mais grave do que na NOIA-NA.

O exame do campo visual mostra defeito que geralmente é do tipo altitudinal (defeito que respeita o meridiano horizontal, mais comumente acometendo o campo visual inferior). Outras alterações campimétricas também são possíveis. Ao fundo de olho se observa, na fase aguda, edema de papila usualmente associado a hemorragias peripapilares (Figura 5.2).

Figura 5.2. Edema de papila com hemorragias peripapilares.

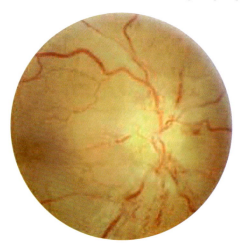

Fonte: Desenvolvida pela autoria do capítulo.

O edema de papila geralmente cede após algumas semanas, sendo substituído por atrofia óptica em graus variáveis, dependendo da gravidade do quadro isquêmico. A perda visual geralmente é permanente e a maior ênfase deve ser na detecção da arterite temporal e de fatores de risco para arteriosclerose no sentido de reduzir a chance de acometimento do olho contralateral. Quanto à fisiopatogenia, poucos são os estudos anatomopatológicos em pacientes com NOIA, os quais geralmente foram realizados em casos de arterite temporal. Vários autores demonstraram a presença de infarto do nervo óptico na região da lâmina cribriforme e retrolaminar e documentaram o envolvimento inflamatório das artérias ciliares posteriores curtas, além de outras artérias orbitárias em pacientes com arterite temporal. Acredita-se, portanto, que a NOIA-A seja causada pela oclusão das artérias ciliares posteriores curtas. Por outro lado, a fisiopatogenia da NOIA-NA não é conhecida na sua totalidade. Embora a oclusão das artérias ciliares posteriores curtas por trombo ou êmbolo seja possível, acredita-se que a hipoperfusão temporária dos vasos nutrientes das porções anteriores do nervo óptico e coroide peripapilar seja o mecanismo fisiopatogênico mais comum e que resulte em hipoperfusão e isquemia da cabeça do nervo óptico.

A doença parece multifatorial com fatores predisponentes sistêmicos e locais e fatores desencadeantes da afecção. Acredita-se que a doença possa ser desencadeada por episódios de hipotensão noturna e poderia também ser precipitada por episódios de apneia obstrutiva. Os fatores predisponentes sistêmicos nessa afecção incluem: suprimento sanguíneo reduzido; defeito na autorregulação do fluxo sanguíneo na cabeça do nervo óptico; alterações vasoespásticas; presença de arteriosclerose sistêmica; e diabetes *mellitus*. Acredita-se que exista também uma predisposição anatômica, geralmente discos ópticos pequenos.

O tratamento da NOIA-A deve ser considerado uma emergência médica. A boa resposta ao corticosteroide e a melhora da evolução com o tratamento precoce tornam o início imediato e agressivo do tratamento como o objetivo a ser atingido após a realização do diagnóstico. A história natural da doença mostra que o acometimento do olho contralateral ocorre em 25 a 50% dos pacientes alguns dias ou semanas após o envolvimento do primeiro olho, se o tratamento adequado não for iniciado ou se for suspenso enquanto a doença ainda estiver em atividade.

Corticosteroides por via oral, habitualmente a prednisona na dosagem de 60 a 120 mg por dia (1 a 2 mg/kg/dia), devem ser iniciados de imediato assim que houver suspeita do diagnóstico e logo após a colheita dos exames laboratoriais (principalmente o de velocidade de hemossedimentação (VHS) e a proteína C-reativa). A confirmação por meio da biópsia da artéria temporal (Figura 5.3) deve ser realizada assim que possível, mas não deve retardar a introdução do corticosteroide.

Figura 5.3. Exposição da artéria temporal durante biópsia.

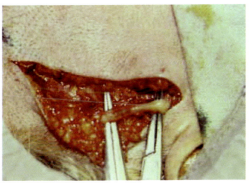

Fonte: Desenvolvida pela autoria do capítulo.

O tratamento é feito na tentativa de se evitar a perda visual no olho contralateral e deve se prolongar por vários meses, por vezes anos, devendo ser feito conjuntamente com o médico clínico. O tratamento pode também ser feito na forma de pulsoterapia com corticosteroide endovenoso (metilprednisolona 1.000 mg/dia) por 3 dias, seguido de prednisona por via oral (VO), especialmente nos casos de perda visual recente. Alguns autores observaram reversão do déficit visual após esse tipo de tratamento. Essa melhora, no entanto, é a exceção, e na grande maioria das vezes o tratamento visa apenas prevenir a perda visual contralateral.

A terapia de manutenção deve ser mantida em doses de 1 a 2 mg/kg/dia por pelo menos 4 a 6 semanas até a normalização dos sintomas sistêmicos e dos marcadores laboratoriais, e seguido de uma redução gradual ao longo de 12 a 18 meses, de início reduzindo aproximadamente 10 mg por mês e, depois, 5 mg por mês até atingir a dose de 10 a 15 mg por dia. Posteriormente, a redução deve ser muito lenta, sempre monitorada pelos exames laboratoriais VHS e proteína C-reativa.

Quanto ao tratamento da NOIA não arterítica, poucas são as evidências de que o tratamento clínico seja eficaz. Apesar disso, a maioria dos autores utiliza prednisona por VO na fase aguda. O maior esforço diz respeito à tentativa de prevenção do acometimento do olho contralateral em indivíduos com NOIA-NA. Alguns estudos sugerem que a aspirina possa reduzir o risco de acometimento do olho contralateral. Habitualmente os pacientes devem ser avaliados quanto a fatores de risco para arteriosclerose, incluindo diabetes, hipertensão arterial, hipercolesterolemia etc. É importante tratar tais condições, mas deve-se orientar o clínico para evitar tratamento agressivo da hipertensão arterial, especialmente com medicações que possam provocar hipotensão noturna, uma vez que vários autores acreditam que este possa ser um dos eventos desencadeantes da NOIA-NA. Deve-se também pesquisar a presença de apneia obstrutiva do sono, já que esta condição tem sido considerada um dos possíveis desencadeantes da NOIA-NA.

Neurite óptica

Utiliza-se o termo "neurite óptica" para designar doenças causadas por inflamação, infecção ou desmielinização do nervo óptico e suas bainhas. A designação, portanto, engloba condições desmielinizantes, imunomediadas, infecciosas, idiopáticas, decorrentes de inflamações de tecidos vizinhos (seios paranasais, cérebro, meninges e órbita), inflamações granulomatosas e infecções por extensão da retina. "Papilite" é o termo usado para a forma de neurite óptica que cursa com edema de papila. Quando o exame clínico indica neurite óptica e o fundo de olho é normal, o termo "neurite óptica retrobulbar" é utilizado.

A neurite óptica pode ser o resultado de processos infecciosos e inflamatórios como sífilis e sarcoidose, mas geralmente é de causa idiopática resultante de evento desmielinizante do nervo óptico. A forma idiopática da neurite óptica é um fator de risco bem conhecido para esclerose múltipla. Mais de 50% desses casos evoluirão para esclerose múltipla, e a ressonância magnética pode ter um papel importante na identificação dos pacientes mais suscetíveis.

A neurite óptica é mais comum em mulheres com idade entre 18 e 40 anos. Os pacientes referem perda visual que evolui ao longo de alguns dias. Em torno de 90% dos casos há dor periocular ou retro-ocular que precede ou acompanha a perda visual, muitas vezes piorando com a movimentação ocular. A perda visual pode ser discreta ou grave. O campo visual mostra vários tipos de defeitos, sendo o mais característico o escotoma central ou cecocentral. Ao fundo de olho, observa-se edema de papila (Figura 5.4) ou aspecto normal dependendo de acometimento do nervo óptico ser anterior, próximo à esclera (papilite) ou envolver as porções mais posteriores do nervo (neurite retrobulbar).

Figura 5.4. Edema de papila.

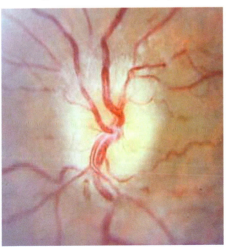

Fonte: Desenvolvida pela autoria do capítulo.

Neurorretinite é uma variante de neurite óptica que pode resultar em perda visual semelhante à papilite e à neurite retrobulbar, mas o fundo de olho revela edema de papila com exsudatos maculares ou peripapilares (Figura 5.5). Muitos casos podem ser resultantes de processos infecciosos, tais como infecções virais, sífilis e doença da arranhadura do gato. O prognóstico visual geralmente é bom e o diagnóstico é importante, uma vez que não há relação com doença desmielinizante.

Figura 5.5. Neurorretinite.

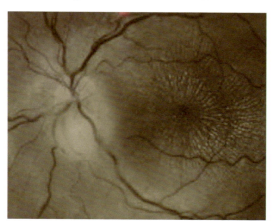

Fonte: Desenvolvida pela autoria do capítulo.

O diagnóstico da neurite óptica é feito com base na história e nos achados clínicos. Os pacientes referem uma perda aguda ou subaguda da visão, com dificuldade na percepção de cores (especialmente objetos vermelhos). Dor à movimentação ocular é muito frequente e, em geral, precede a perda visual por alguns dias, mas pode se iniciar junto à perda da visão. A perda visual é geralmente unilateral, mas pode ser bilateral, sobretudo em crianças e tipicamente progride até atingir um máximo após alguns dias. A acuidade visual pode ser normal (20/20), discretamente reduzida ou até haver ausência de percepção luminosa. A perda visual pode ser de evolução muito rápida (em poucas horas), em 1 a 2 dias, em 3 a 7 dias ou ainda evoluir um pouco mais lentamente, até 1 a 2 semanas. O exame revela redução da acuidade visual, alteração na visão de cores, defeito de campo visual e um defeito pupilar aferente relativo. A perda do senso cromático, com diminuição da intensidade das cores saturadas, está quase sempre presente. O exame das pupilas revela um defeito pupilar aferente.

O campo visual mostra defeitos característicos, principalmente os escotomas centrais ou cecocentrais. Outros tipos de defeito, no entanto, também podem estar presentes. Não é incomum observarmos defeitos difusos (depressão generalizada dos 30 graus centrais) e defeitos focais.

O fundo de olho pode ser normal em quase dois terços dos pacientes. Nesses casos, o paciente apresenta uma neurite retrobulbar. Quando o edema está presente o paciente apresenta uma papilite. Hemorragias são incomuns, e o edema de papila geralmente não é muito intenso. Exsudatos retinianos podem ocorrer nos pacientes com neurorretinite. Após algumas semanas, o edema de papila tende a resolver, geralmente acompanhado de perda da camada de fibras nervosas e palidez de papila.

Os exames de imagem são importantes no diagnóstico da neurite óptica bem como no seu diagnóstico diferencial com outras neuropatias. A tomografia computadorizada (TC) é utilizada geralmente para afastar lesões compressivas da órbita ou do crânio. A imagem por ressonância magnética (IRM) pode exibir lesão hiperintensa nas sequências enfatizando T2 (Figura 5.6).

Figura 5.6. Presença de lesões hiperintensas evidenciadas em IRM sequência T2.

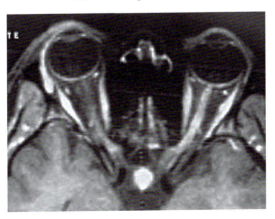

Fonte: Desenvolvida pela autoria do capítulo.

A visualização das alterações é melhor com sequências que suprimem gordura e após a administração de gadolíneo. A obtenção da imagem com técnicas de supressão do sinal da gordura melhora a sensibilidade do exame para detecção das alterações nos nervos ópticos e permite visualizar alterações no nervo na maioria dos pacientes. A IRM é também importante para verificar a associação com esclerose múltipla (EM). Cerca de 50 a 70% dos pacientes com neurite óptica isolada apresentam lesões desmielinizantes multifocais, hiperintensas em T2, no corpo caloso, na substância branca periventricular ou em outras partes do encéfalo, clinicamente assintomáticas. Observa-se que em torno de 56% dos pacientes com lesões à IRM desenvolvem EM após 1 ano, enquanto apenas 16% daqueles sem lesões encefálicas apresentam tal afecção.

Os estudos do líquido cefalorraquidiano (LCR) podem demonstrar aumento de celularidade e do conteúdo proteico, com níveis elevados de gamaglobulina e presença de bandas oligoclonais. Esses achados estão presentes particularmente nos pacientes com neurite óptica associada à doença desmielinizante. O exame do LCR é importante porque pode fornecer informações a respeito da associação com EM e pode também auxiliar na diferenciação com outros diagnósticos. O tratamento da neurite óptica tem sido objeto de muita controvérsia ao longo dos anos. Observa-se, na grande maioria dos casos, uma tendência à melhora espontânea. Corticosteroides, por VO ou endovenosa (EV), têm sido usados, mas discute-se a real eficácia dessa modalidade terapêutica. Um estudo multicêntrico realizado entre julho de 1988 e junho de 1991, nos Estados Unidos, denominado ONTT, comparou três grupos de pacientes: um recebeu prednisona VO (1 mg/kg/dia) por 14 dias; um segundo grupo recebeu metilprednisolona via EV (1 g/dia) por 3 dias, seguido de prednisona VO (1 mg/kg/dia) por 11 dias; e um terceiro recebeu placebo VO por 14 dias.

Esse estudo não mostrou nenhum benefício do tratamento com corticosteroide VO comparado com o grupo tratado com placebo. Além disso, observou-se maior taxa de recidiva de neurite óptica no grupo tratado com corticosteroide VO em relação ao grupo tratado com placebo. Observou-se também que os pacientes tratados com corticosteroide EV apresentaram recuperação visual mais rápida em especial nas primeiras 2 semanas, comparado com o grupo tratado com placebo. Embora a diferença tenha diminuído com o tempo, 6 meses após o tratamento, o grupo tratado via EV ainda apresentava função visual melhor do que o grupo tratado com placebo. No entanto, 1 ano após o tratamento não havia diferença estatística entre qualquer dos três grupos quanto à função visual.

Esse estudo observou também o efeito do tratamento no desenvolvimento posterior de esclerose múltipla nos pacientes dos três grupos. Foi observado que em um seguimento de 2 anos após o tratamento, encontrou-se que 16,7% dos pacientes tratados com placebo e 14,7% dos tratados com corticosteroide VO desenvolveram sinais de esclerose múltipla, ao passo que apenas 7,5% dos pacientes tratados com corticosteroide via EV desenvolveram a doença. Essa diferença de evolução foi observada principalmente naqueles pacientes que apresentaram alterações significativas à imagem por ressonância magnética. Em um seguimento mais tardio, no entanto, essa diferença desapareceu. Três anos após o tratamento, observou-se esclerose múltipla em 17,3% dos indivíduos tratados com corticosteroide EV e 20,7% daqueles que receberam placebo e, após 4 anos, a incidência era de 24,7 e 26,9% respectivamente.

Com base nesse estudo, usamos o corticosteroide via EV nos casos de perda visual grave ou bilateral, e também nos pacientes com neurite óptica e sinais de desmielinização intracraniana. Habitualmente, usa-se metilprednisolona 250 mg via EV a cada 6 horas. Alternativamente, podem ser usadas 500 mg a cada 12 horas. Antiácidos via EV ou VO devem ser prescritos associadamente para proteger a mucosa gástrica. O corticosteroide EV é mantido por 3 dias e depois substituído por prednisona por VO (1 mg/kg/dia) por mais 11 dias, sendo então reduzido gradualmente até a sua remoção completa.

Deve ser lembrado que algumas formas de neurite óptica recidivantes exigem tratamento prolongado com corticosteroides e imunossupressores. Isso ocorre particularmente na neuromielite óptica (doença de Devic) e em algumas formas especiais de neurite óptica, como a neurite óptica autoimune e a neurite óptica recorrente. Além disso, pacientes com diagnóstico estabelecido de esclerose múltipla muitas vezes necessitam de imunomodulação com interferon para reduzir as crises de desmielinização ao longo do tempo.

Perda súbita binocular da visão

Perda súbita binocular da visão, de causa neuroftalmológica, por sua vez, pode ser causada por:

1. neuropatia óptica isquêmica anterior bilateral;
2. neurite óptica bilateral;
3. síndromes quiasmáticas agudas (apoplexia pituitária);
4. lesões isquêmicas da via retroquiasmática, em especial dos lobos occipitais.

O acometimento por neuropatia óptica isquêmica e neurite óptica bilateral é pouco comum e apresenta características que já foram discutidas. A neuropatia óptica isquêmica anterior bilateral simultânea geralmente ocorre em casos de alterações hemodinâmicas do tipo anemia profunda, hipotensão grave, pós-parada cardíaca ou choque etc. Já a neurite óptica bilateral simultânea por vezes ocorre em crianças ou em casos secundários a processos infecciosos. A seguir, discutiremos as perdas visuais bilaterais por lesão quiasmática ou retroquiasmática.

Perda súbita da visão nas síndromes quiasmáticas

A maioria das síndromes quiasmáticas é causada por lesões compressivas, por tumores extrínsecos ao quiasma óptico como o adenoma hipofisário, os meningiomas, craniofaringiomas e aneurismas gigantes. Com raras exceções, tais lesões produzem alteração visual de evolução lenta e progressiva. No entanto, ocasionalmente produzem perda súbita da visão, em especial nos pacientes com apoplexia hipofisária.

A característica principal das alterações quiasmáticas é, portanto, de produzir defeitos de campo bitemporais. As fibras da metade nasal de cada uma das retinas cruzam-se no quiasma óptico de forma que as fibras nos tratos ópticos são aquelas da metade temporal de uma retina e da metade nasal da outra. Lesões compressivas que afetam o quiasma óptico, como os tumores da pituitária, causam predominantemente a lesão de fibras de ambas as hemirretinas nasais e produzem hemianopsia heterônima, bitemporal. Os defeitos podem ser discretos, moderados, do tipo quadrantopsias ou mais graves, como hemianopsias temporais completas em cada olho. Deve ser lembrado ainda que lesões quiasmáticas mais avançadas ou graves podem produzir defeitos também nos campos nasais, que causam a cegueira completa de um ou dos dois olhos, por acometimento também das fibras não cruzadas (provenientes da retina temporal e que correspondem ao campo nasal).

O acometimento quiasmático agudo ocorre particularmente em uma condição denominada "apoplexia hipofisária". Nesse caso, instala-se uma hemorragia aguda na pituitária com aumento rápido do seu volume, comprimindo as estruturas vizinhas. Na maioria dos casos, existe um adenoma hipofisário prévio, e a apoplexia decorre de necrose no seu interior. No entanto, o quadro de apoplexia pode ocorrer sem que exista tumor hipofisário, como na hemorragia pós-parto, que pode se acompanhar de apoplexia hipofisária (síndrome de Sheehan). Além da perda visual, pacientes com apoplexia hipofisária podem apresentar paralisias oculomotoras (comprometimento do seio cavernoso) e alterações do nível de consciência. O diagnóstico e o tratamento devem ser feitos em caráter de urgência, geralmente necessitando de cirurgia.

Perda súbita nas lesões retroquiasmáticas

As lesões retroquiasmáticas se caracterizam por hemianopsias homônimas e podem ser causadas por lesões no trato óptico, no corpo geniculado lateral, nas radiações ópticas ou no lobo occipital. A acuidade visual é normal nesses pacientes uma vez que apenas um lado do campo visual é acometido. A hemianopsia homônima pode ser completa ou incompleta. Quando os defeitos são incompletos, podem ser congruentes (semelhantes nos dois olhos) ou incongruentes (mais acentuados em um dos olhos), e isso pode auxiliar na sua localização.

As lesões retroquiasmáticas se manifestam com perda súbita da visão no caso de afecções isquêmicas. A maior importância ocorre nas lesões localizadas nos lobos occipitais, embora outras estruturas menos comumente também possam ser acometidas por eventos de natureza vascular. A maioria das lesões está representada por infartos, principalmente por oclusão da artéria cerebral posterior, com início agudo de perda visual e cefaleia. Em metade dos casos, o defeito de campo visual é o único déficit, mas em outros casos ocorrem também amnésia e agnosia visual (dificuldade de interpretação do que se vê). As causas mais frequentes de isquemia são os êmbolos cardíacos e a doença oclusiva vertebrobasilar. Hemorragias decorrentes de malformações vasculares também podem ser causas.

Lesões retroquiasmáticas agudas podem causar cegueira cortical completa, que pode ocorrer nas lesões bilaterais dos lobos occipitais, causadas por enfarte bilateral decorrente de causas embólicas, trombóticas, arterite vertebrobasilar e hipotensão grave, como em pacientes que tiveram parada cardíaca e reanimação.

Em um grupo pequeno (em torno de 10%) dos pacientes com cegueira cortical, o paciente não é consciente do seu déficit. Essa condição dramática é denominada "síndrome de Anton".

Autoavaliação

1. Em relação à perda aguda da visão, podemos afirmar:

a) Na maioria dos casos de perda da visão por descolamentos da retina, o tratamento conservador utilizando colírios pode ser a melhor alternativa, evitando, assim, o trauma cirúrgico e, consequentemente, a piora da lesão.

b) Hemorragia em câmara anterior é uma das causas mais frequentes e deve ser prontamente removida cirurgicamente em razão da toxicidade dos componentes do sangue.

c) Nos casos em que ocorre um trauma penetrante, devemos apenas nos preocupar em suturar a lesão assim que possível.

d) Nenhuma das alternativas anteriores está correta.

2. É correto afirmar, considerando as perdas agudas da visão por opacidades do meio:

a) Tanto os hifemas como as hemorragias vítreas devem ser tratados com remoção cirúrgica.

b) Os edemas corneanos podem ser causados pelo aumento súbito da pressão intraocular.

c) Catarata é uma das causas mais importantes em nosso país.

d) Nenhuma das alternativas anteriores está correta.

3. Com relação às doenças da retina, é incorreto afirmar:

a) A doença macular relacionada à idade geralmente inicia-se com a perda periférica da visão.

b) Os descolamentos exsudativos podem ser tratados clinicamente.

c) A recuperação da visão em casos de descolamentos da retina está diretamente relacionada com a precocidade do início do tratamento.

d) As oclusões arteriais são geralmente mais graves do que as oclusões venosas.

4. A principal suspeita diagnóstica para um paciente de 70 anos com perda súbita da visão de um dos olhos e edema de papila pálido ao exame de fundo de olho é:

a) Papilite

b) Tumor intracraniano

c) Neuropatia óptica isquêmica

d) Oclusão da veia central da retina

5. Assinale, entre as alternativas seguintes, a causa mais provável de uma perda súbita da visão do hemicampo direito dos dois olhos de um paciente de 65 anos e portador de hipertensão arterial.

a) Neurite óptica bilateral aguda.

b) Descolamento parcial da retina.

c) Adenoma hipofisário.

d) Acidente vascular cerebral do lobo occipital.

6. Com relação à neurite óptica, assinale a alternativa correta.

a) Pode ser causada por arterite temporal.

b) Geralmente acomete indivíduos idosos.

c) Na maioria dos casos leva à cegueira irreversível.

d) Pode ser a primeira manifestação da esclerose múltipla.

7. A perda súbita e transitória da visão de um dos olhos, com duração de 2 minutos e sem dor deve levar à suspeita de:

a) embolização a partir das carótidas

b) esclerose múltipla

c) neuropatia óptica isquêmica

d) descolamento seroso da retina

8. Assinale a alternativa correta.

a) Hifemas são sangramentos na câmara posterior e levam à perda aguda da visão.

b) Os descolamento da retina são patologias graves por levarem à cegueira sem opção de tratamento cirúrgico.

c) A oclusão da artéria central da retina é mais grave do que a oclusão da veia central da retina.

d) Duas alternativas anteriores estão corretas.

9. São considerados perda aguda da visão:

a) catarata, oclusão da artéria central da retina e hifema

b) hifema, glaucoma primário de ângulo aberto, e perfurante corneano

c) hifema, oclusão da artéria central da retina, hemorragia vítrea

d) catarata, perfurante corneano e hemorragia vítrea

10. Assinale a alternativa incorreta.

a) Nos casos de descolamentos da retina, a recuperação visual está relacionada com o tempo do início do tratamento.

b) Nos casos de perfuração da córnea pós-traumática, é mandatório a pesquisa de corpos estranhos intra oculares.

c) Hemorragias retinianas extensas são sinais típicos da oclusão da artéria central da retina.

d) Nenhuma das anteriores.

Referências bibliográficas

Kanski, J.J. Clinical Ophtalmology. A systemic approach Third Ed, Butterworth-Heinemann Ltd, London, 1994, pp. 138-140, 311-367, 390-397.

Ritch, R.; Shields, M.B.; Krupin, T. The Glaucomas, Mosby, St. Louis, 1996, pp. 821-824, 1262-1265.

Respostas da autoavaliação

1. d; 2. b; 3. a; 4. c; 5. d; 6. d; 7. a; 8. c; 9. c; 10. c

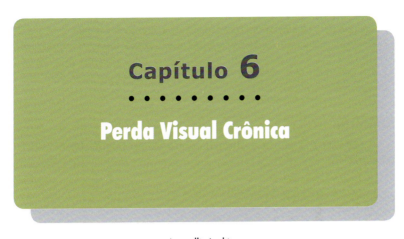

Capítulo 6

Perda Visual Crônica

Amaryllis Avakian
Ana Carolina Pasquini Raiza
Walter Yukihiko Takahashi
Remo Susanna Junior

CATARATA

Epidemiologia

A catarata representa a principal causa de cegueira nos países em desenvolvimento, sendo responsável por até 60% dos casos. É também a causa mais comum de deficiência visual em adultos acima de 60 anos. Sua prevalência se modifica conforme a idade média da população considerada, aumentando nos países cuja expectativa de vida é maior.

Importante

Você sabia que 50% dos idosos acima de 75 anos apresentam catarata em estágio precoce? E que 25% da mesma faixa etária são portadores de opacidades do cristalino em estágio avançado?

Alguns estudos estimam a presença de catarata (de algum grau) em 50% das pessoas de 60 anos ou mais e em quase todos os indivíduos acima de 80 anos. Em razão da crescente sobrevida da população idosa mundial, a previsão é de que a deficiência visual por catarata atinja níveis críticos nos próximos anos.

Definição

Catarata é a perda de transparência do cristalino, dificultando a chegada dos raios de luz à retina e prejudicando a formação da imagem.

Lembrete

Para enxergarmos uma imagem com nitidez, é imprescindível dispor de um mecanismo de focalização (como na máquina fotográfica). O olho focaliza objetos situados em diferentes distâncias através de uma lente chamada CRISTALINO, que tem a capacidade de variar sua forma.

O cristalino situa-se atrás da íris (Figura 6.1), sendo facilmente visualizado através da área pupilar. É sustentado pelas fibras zonulares, que funcionam como uma conexão entre o cristalino e o corpo/músculo ciliar. Essas três estruturas agem harmoniosamente em um processo

Figura 6.1. Representação esquemática do cristalino e estruturas adjacentes do segmento anterior do olho humano.

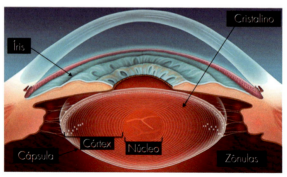

Fonte: Desenvolvida pela autoria do capítulo.

de contração e relaxamento, denominado "acomodação", fundamental para a focalização de objetos situados em diferentes distâncias na retina. Concomitante à opacificação que ocorre no cristalino (chamada de "catarata"), há redução de sua elasticidade e da capacidade de acomodação aqui descrita (chamada de "vista cansada" ou "presbiopia").

Importante

Funções do cristalino:
» **Refrativa:** a transparência do cristalino permite que as imagens sejam focalizadas na retina.
» **Acomodação:** o cristalino modifica sua forma para possibilitar a focalização em diferentes distâncias. Os músculos ciliares têm papel fundamental: ao se contraírem, relaxam a zônula e o cristalino fica mais arredondado, favorecendo a focalização para perto. De modo inverso, quando os músculos relaxam, a zônula é esticada, deixando o cristalino mais achatado e permitindo a focalização para longe.

Fatores de risco

Inúmeros são os fatores possivelmente associados ao desenvolvimento de catarata. Entre eles, os mais importantes são descritos no Quadro 6.1.

Quadro 6.1. Fatores de risco associados ao desenvolvimento de catarata.

Fatores de risco		Tipo de catarata mais comum
Idade		Cortical, subcapsular e principalmente nuclear
Exposição à luz ultravioleta		Nuclear, cortical e subcapsular
Doenças sistêmicas	Diabetes *mellitus*	Subcapsular posterior
	Distrofia miotônica	Subcapsular posterior
	Dermatite atópica	Opacidades estreladas anteriores

(Continua)

Quadro 6.1. Fatores de risco associados ao desenvolvimento de catarata (continuação).

Fatores de risco		Tipo de catarata mais comum
Doenças oculares	Glaucoma	Opacidades subcapsulares ou capsulares
	Uveíte	Subcapsular mais frequente
	Tumores intraoculares	Cortical, subcapsular ou nuclear
	Retinose pigmentar	Subcapsular posterior
	Alta miopia	Nuclear
Procedimentos oftalmológicos	Cirurgias intraoculares	Subcapsular
	Laserterapia	Subcapsular
	Medicações intraoculares	Subcapsular
Traumatismos oculares	Contusos ou penetrantes	Subcapsular, cortical
	Choque elétrico	Subcapsular e cortical
Medicamentos	Esteroides	Subcapsular posterior, depois anterior
	Mióticos	Subcapsular anterior
	Amiodarona	Opacidades subcapsulares anteriores

(Continua)

Quadro 6.1. Fatores de risco associados ao desenvolvimento de catarata (continuação).

Fatores de risco		Tipo de catarata mais comum
Congênitos	Galactosemia	Central-gota de óleo
	Deficiência de galactosinase	Lamelar
	Síndromes hipocalcêmicas	Cristais multicoloridos ou pontos esbranquiçados
	Rubéola	Nuclear
	Síndrome de Down	
Tabagismo Alcoolismo		Nuclear e subcapsular

Fonte: Desenvolvida pela autoria do capítulo.

Causas

A catarata faz parte do processo natural do envelhecimento, mas pode ocorrer em qualquer fase da vida (desde o desenvolvimento do cristalino na fase embrionária até a vida adulta).

» **Catarata congênita:** tem como principais causas as infecções congênitas (rubéola etc.), as doenças metabólicas, hereditariedade e a associação com as síndromes genéticas.

» **Catarata do adulto:** o tipo de catarata mais frequente no adulto é a senil. São frequentes também as causas metabólicas (p. ex., diabetes *mellitus*), os casos de catarata pós-trauma ocular, aqueles consequentes a doenças oculares ou ao uso de medicamentos.

Pacientes diabéticos apresentam catarata senil mais precoce e com progressão mais rápida do que os não diabéticos. Naqueles com precário controle glicêmico, a hipertonicidade pode resultar na hidratação do cristalino e na consequente perda de transparência, havendo casos em que o cristalino fica completamente opaco em poucos dias.

> **Importante**
>
> Trauma é a causa mais comum de catarata unilateral em indivíduos jovens, incluindo-se nesse grupo os ferimentos penetrantes com lesão do cristalino, os traumas oculares contusos e as cataratas causadas por radiação ionizante ou choque elétrico.

Muitas doenças oculares podem estar associadas ao desenvolvimento de opacidades do cristalino; a mais frequente é a catarata após inflamações intraoculares (uveítes).

A catarata também pode ser causada pelo uso oral, tópico ou inalatório de determinados medicamentos, mais comumente os corticosteroides. Por esse motivo, todos os pacientes com doenças que requeiram o uso prolongado de corticosteroides devem ser avaliados periodicamente por um oftalmologista.

Sinais e sintomas

O principal sintoma da catarata é a redução progressiva da visão, que não melhora mesmo alterando-se o grau dos óculos.

> **Importante**
>
> A mudança frequente no grau dos óculos pode ser um sinal de catarata em progressão.

A alteração visual pode ser da quantidade, mas também da qualidade da visão, referindo-se muitas vezes à presença de embaçamento ou névoa na visão (Figura 6.2). Pode haver também dificuldade para enxergar contra a luz, alteração da visão das cores e distorção das imagens; o paciente pode perceber que os objetos estão mais amarelados.

A catarata é frequentemente bilateral e assimétrica; um dos olhos tem, em geral, maior prejuízo visual. Por apresentar progressão lenta, a redução da visão muitas vezes não é percebida, sendo atribuída ao processo natural de envelhecimento. Se considerarmos a relação entre deficiência visual/cegueira e limitação da produtividade para o trabalho e vida em sociedade, fica evidente o benefício do diagnóstico e tratamento da catarata. O exame oftalmológico anual é fundamental para detecção desta e de outras doenças oculares.

Figura 6.2. Comparação entre a visão normal e de um portador de catarata.

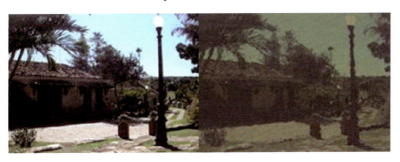

Fonte: Desenvolvida pela autoria do capítulo.

Achados ao exame oftalmológico

O cristalino tem três partes (Figura 6.1). A perda de transparência pode ocorrer isoladamente em cada uma delas ou no cristalino como um todo.

Dependendo do tipo de catarata, os sintomas podem ser característicos, como veremos a seguir (Figuras 6.3 e 6.4):

» **Catarata nuclear:** envolve o centro do cristalino e sua coloração pode variar de levemente amarelada a amarelo intenso, alaranjada ou acastanhada. Sua intensidade é medida em uma escala de cruzes, com variação de 1 a 4 (Quadro 6.2). O principal sintoma da catarata e que envolve essa região é o aparecimento ou o aumento do grau de miopia do indivíduo, em razão do aumento do índice refrativo dessa região.

» **Catarata cortical:** o córtex do cristalino contorna o núcleo e as opacidades dessa região dificultam mais a visão do que as opacidades do núcleo de cristalino.

» **Catarata subcapsular:** é aquela que ocorre entre o córtex e a cápsula do cristalino. Esse tipo de catarata provoca dificuldade de enxergar contra a luz. É mais frequente em diabéticos e secundária ao uso de medicamentos que contêm corticosteroides.

Quadro 6.2. Intensidade e aspecto biomicroscópico da catarata nuclear.

Intensidade	Biomicroscopia	Denominação
Esclerose nuclear	Verde amarelado	Catarata incipiente
1+/4	Amarelo claro	Catarata nuclear 1+
2+/4	Amarelo intenso	Catarata nuclear 2+
3+/4	Alaranjado	Catarata nuclear 3+
4+/4	Acastanhado	Catarata nuclear 4+

Fonte: Desenvolvida pela autoria do capítulo.

Figura 6.3. (A) Catarata total. (B) Catarata nuclear +++. (C) Catarata polar. (D) Catarata rubra. (E) Catarata cortical +++/++++. (F) Catarata cortical anterior.

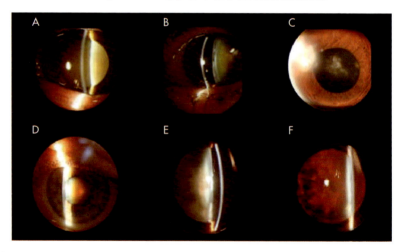

Fonte: Desenvolvida pela autoria do capítulo.

Figura 6.4. Representação esquemática do cristalino e seu acometimento pelos três principais tipos de catarata.

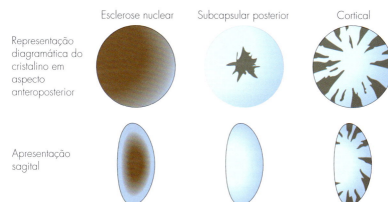

Fonte: Desenvolvida pela autoria do capítulo.

Importante

Alguns idosos com catarata nuclear tornam-se novamente capazes de ler sem o uso de óculos para perto. Como abordamos no capítulo, a catarata nuclear gera miopia, levando o paciente a apresentar essa melhora visual para perto. Na verdade, o que se verifica então é a história natural da catarata nuclear, que levará à piora da acuidade visual no decorrer da sua evolução.

Diagnóstico

A catarata raramente é visível a olho nu. O diagnóstico é feito por meio de um exame oftalmológico completo. Nesse exame, observa-se a presença de opacificação do cristalino e excluem-se outras possíveis causas de redução da acuidade visual, indicando-se a cirurgia quando a redução visual estiver interferindo no desempenho das atividades diárias do indivíduo.

Tratamento

O único tratamento disponível para a catarata é a cirurgia. Nenhum tratamento com colírios ou outros medicamentos é capaz de estacionar ou promover a regressão do quadro.

> **Importante**
>
> Não se indica a cirurgia para qualquer grau de opacidade do cristalino: ela só está indicada quando estiver prejudicando o desempenho das atividades do dia a dia do indivíduo.

Na cirurgia de remoção da catarata, o córtex e o núcleo do cristalino são retirados, mantendo-se a cápsula (envoltório) (Figura 6.5) para que seja possível o implante de um cristalino artificial, denominado "lente intraocular". Essa lente tem especificações (grau, tamanho e demais características) individuais, mensuradas no pré-operatório da cirurgia. Existem inúmeros tipos de lentes intraoculares, que basicamente têm capacidade de corrigir a visão para longe somente, ou a visão de longe e perto do indivíduo. Com o primeiro tipo, os pacientes necessitarão de óculos para leitura após a cirurgia e, no segundo caso, a lente implantada permite a visão nas diferentes distâncias, dispensando o uso de óculos de perto para a realização da grande maioria das atividades.

Figura 6.5. (A) Incisão corneana. (B) Capsulorrexe. (C) Hidrodissecção. (D) Quebra do núcleo da catarata em quadrantes. (E) Facoemulsificação e aspiração do núcleo da catarata em quadrantes ("Dividir e Conquistar"). (F) Aspiração do córtex da catarata.

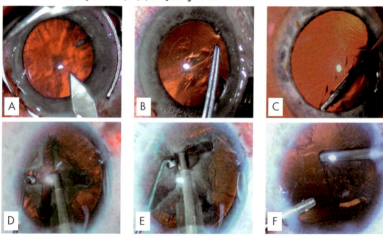

Fonte: Adaptado de Kanski's Clinical Ophthalmology. A Sistemic Approach, 9. ed., 2020.

Indicação cirúrgica

É determinada pelo grau de comprometimento visual, estando indicada quando estiver dificultando a realização das atividades necessárias ao dia a dia do indivíduo.

Tipos de cirurgia

Os primeiros relatos de cirurgia de catarata datam de 600 a.C. Nessa época, o cristalino era empurrado em direção à parte posterior do olho (humor vítreo), com o objetivo de deslocar a estrutura opaca do eixo visual, permitindo a passagem livre da luz até a retina para que o paciente voltasse a ter visão.

A partir de 1949, com o advento da lente intraocular e do microscópio, desenvolveu-se a técnica chamada de "facectomia extracapsular" com implante de lente intraocular.

A técnica consiste na realização de uma incisão córneo-escleral de aproximadamente 10 mm, penetração na câmara anterior do olho, realização de uma abertura na cápsula anterior do cristalino (capsulotomia), através da qual o núcleo do cristalino será deslocado e removido por inteiro do olho. Na sequência, realiza-se o implante de lente intraocular e a sutura da incisão. Essa técnica ainda é realizada atualmente, porém sua indicação principal é para as cataratas avançadas, muito densas.

O tipo de cirurgia mais realizado hoje é chamado de "facoemulsificação" (Figura 6.5). Nos casos em que tem indicação, apresenta inúmeras vantagens em relação à técnica anterior, destacando-se o menor tamanho da incisão cirúrgica e a mais rápida recuperação visual. Com a incisão de cerca de 3 mm, realiza-se a abertura contínua da cápsula anterior do cristalino (capsulorexe) e o núcleo/córtex do cristalino são fragmentados e aspirados no meio intraocular. Dessa forma, é possível em seguida o implante de uma lente intraocular (LIO), que substituirá a função óptica do cristalino retirado (Figura 6.6). As novas lentes intraoculares disponíveis, de material flexível, permitem o implante por essa mesma abertura, não sendo necessário o prolongamento dessa incisão. Nessa técnica, muitas vezes o cirurgião opta por não realizar sutura da incisão; a recuperação visual é mais rápida do que na técnica extracapsular em virtude da menor agressão e maior precisão da técnica de "facoemulsificação".

Figura 6.6. (A) Inserção do primeiro háptico da LIO no saco capsular. (B) Desdobramento da LIO. (C) Inserção do segundo háptico no saco capsular. (D) Aspecto extraocular da LIO antes do implante. (E) Aspecto intraocular pós-operatório da LIO.

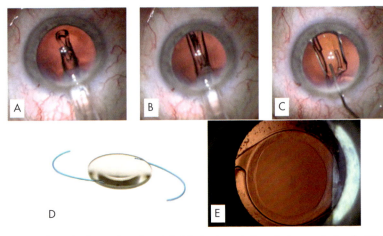

Fonte: Adaptado de Kanski's Clinical Ophthalmology. A Sistemic Approach, 9. ed., 2020.

A tendência hoje, em cirurgia de catarata, em virtude do desenvolvimento tecnológico em equipamentos e lentes intraoculares, é a redução do tamanho da incisão, permitindo uma reabilitação visual mais rápida e segura.

O cristalino é uma das lentes mais importantes do olho, responsável pela acomodação e convergência. A perda de sua transparência leva à catarata, que apresenta várias causas, destacando-se o trauma, o uso de medicamentos (catarata em jovens) e o envelhecimento (catarata em idosos). A catarata reduz a visão para distância e pode culminar na cegueira (quadro reversível). O único tratamento definitivo é o cirúrgico, que apresenta excelente resultado, com recuperação rápida nas mãos de cirurgiões adequadamente treinados.

Degeneração macular relacionada à idade (DMRI)

A degeneração macular relacionada à idade (DMRI) é a maior causa de cegueira legal acima de 65 anos de idade. Nessa faixa etária, 10% da população caucasiana apresenta a doença; e acima de 75 anos, 25%.

Aparentemente, afeta mais mulheres do que homens. Caucasianos de pele e olhos claros são mais afetados comparados com negros, amarelos e hispânicos. Há um caráter familiar, e indivíduos com casos na família têm maior risco de desenvolver a doença. Outros fatores de risco incluem o tabagismo, a hipertensão arterial e a obesidade.

Os sintomas envolvem somente a visão. Os pacientes se queixam de perda visual lenta ou abrupta. Também chama a atenção a presença de metamorfopsia, que é a percepção de distorção das imagens. A perda de visão, progressiva, pode causar cegueira legal.

Os sinais correspondem a alterações exclusivas no fundo do olho, envolvendo quase sempre a região macular. Pode-se encontrar edema de retina, pigmentação anômala, hemorragias sub-retinianas, intrarretinianas, exsudatos duros, drusas de coroide. Drusas de coroide correspondem a depósitos laminares ao nível da coroide (Figura 6.7).

Figura 6.7. Drusas de coroide.

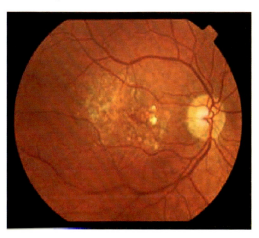

Fonte: Desenvolvida pela autoria do capítulo.

Normalmente, o diagnóstico de DMRI é feito pela história, visão, detecção da metamorfopsia e exame de fundo de olho. A detecção ou comprovação da metamorfopsia é feita por meio de um quadro, a tela de Amsler. As linhas da tela, que deveriam ser retas, são distorcidas, principalmente ao redor da região central (Figura 6.8).

Figura 6.8. Tela de Amsler.

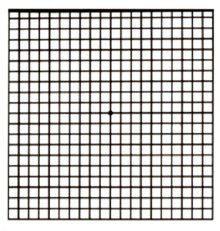

Fonte: Desenvolvida pela autoria do capítulo.

Feito o diagnóstico clínico, é possível caracterizar a DMRI por meio de exames de imagem, sendo a mais utilizada a angiofluoresceinografia. Esse é um exame em que se injeta um corante na veia cubital, e toda a árvore vascular e as estruturas da retina são percorridas pela fluoresceína (Figura 6.9).

Figura 6.9. Fotografia colorida e angiofluoresceinografia de membrana clássica.

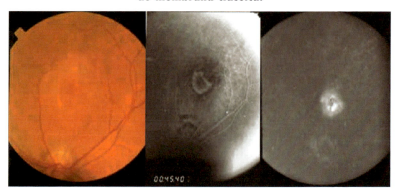

Fonte: Desenvolvida pela autoria do capítulo.

O exame de angiografia com indocianina verde implica a injeção do corante indocianina verde na veia cubital, e outras imagens são captadas, com características diferentes da angiofluoresceinografia (Figura 6.10).

Figura 6.10. Exame de angiografia com indocianina verde.

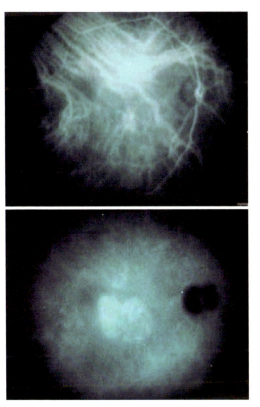

Fonte: Desenvolvida pela autoria do capítulo.

Finalmente, a tomografia de coerência óptica (OCT) analisa a retina em cortes. É como se pudéssemos fatiar a retina, vendo-a de perfil, detectando-se edema de retina, descolamentos localizados etc. (Figura 6.11).

Figura 6.11. Exame de tomografia de coerência óptica mostrando descolamento de epitélio pigmentado de retina.

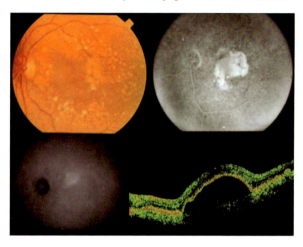

Fonte: Desenvolvida pela autoria do capítulo.

São exames que servem para diagnóstico e controle de tratamento cujos exemplos serão mostrados adiante.

A DMRI é dividida em forma seca ou não exsudativa e forma úmida ou exsudativa. A forma seca tem uma evolução lenta e insidiosa, com perda lenta e progressiva da visão. É caracterizada pela presença de drusas que, com o tempo, coalescem, tornando-se maiores, e atrofiam. A área de atrofia aumenta progressivamente, sendo chamada de "atrofia geográfica" nas fases avançadas (Figura 6.12), quando a visão é bastante reduzida, frequentemente menor do que 10%. A forma úmida tem evolução mais dramática, com perda abrupta da visão. Também apresenta drusas de coroide em sua fase inicial, e a mudança aguda é decorrência do aparecimento de vasos anormais que crescem abaixo da retina e são chamados "neovascularizações de coroide" ou "membrana neovascular sub-retiniana". Elas se iniciam na coroide e crescem debaixo da retina, provocando edema de retina, hemorragias, exsudatos. A forma úmida ou exsudativa, por sua vez, pode ser subdividida naquelas em que a membrana neovascular é chamada clássica (Figura 6.13) e naquelas chamadas "ocultas" (Figura 6.14). É possível fazer a diferenciação com o exame de angiofluoresceinografia.

Figura 6.12. Degeneração macular forma seca, em fase de atrofia.

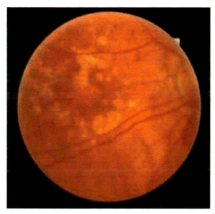

Fonte: Desenvolvida pela autoria do capítulo.

Figura 6.13. Fotografia colorida e angiofluoresceinografia de membrana neovascular sub-retiniana clássica.

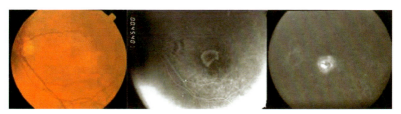

Fonte: Desenvolvida pela autoria do capítulo.

Figura 6.14. Fotografia colorida e angiofluoresceinografia de membrana neovascular sub-retiniana oculta.

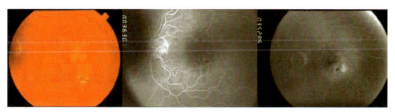

Fonte: Desenvolvida pela autoria do capítulo.

As membranas neovasculares também podem ser classificadas segundo a sua localização. Membranas extrafoveais estão situadas a uma distância maior do que 200 μ do centro da mácula (Figura 6.15). Membranas justas foveais se localizam entre 1 e 199 μ do centro da fóvea, são chamadas "subfoveais".

Figura 6.15. Membrana neovascular extrafoveal (A), logo após fotocoagulação (B, C) e após 6 meses, cicatrizada (D, E).

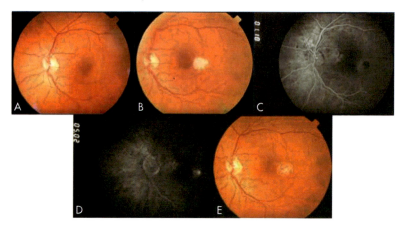

Fonte: Desenvolvida pela autoria do capítulo.

As membranas clássicas (Figuras 6.9, 6.13 e 6.16) apresentam margens bem definidas ao exame de angiofluoresceinografia e têm grande extravasamento de corante nas fases avançadas do exame. As membranas clássicas são também chamadas "membranas do tipo 2", pois crescem acima do epitélio pigmentado da retina (EPR) (entre o EPR e a retina neurossensorial). As membranas ocultas apresentam margens pouco definidas ao exame de angiofluoresceinografia e pobre extravasamento de corante nas fases tardias do exame. São também chamadas "membranas tipo 1", pois crescem abaixo do EPR (Figura 6.14).

Figura 6.16. Membrana neovascular sub-retiniana clássica antes do tratamento combinado PDT e injeção intravítrea de triancinolona (A) e após 6 meses de cicatrização (B).

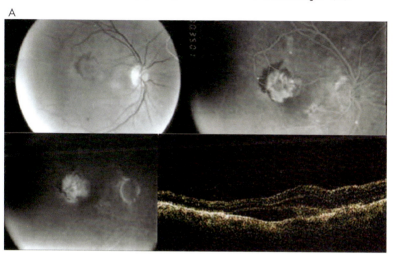

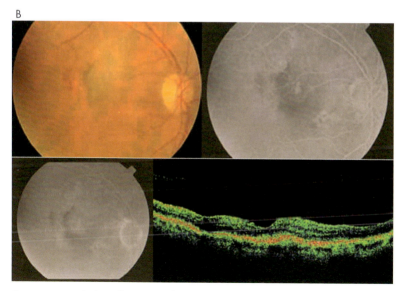

Fonte: Desenvolvida pela autoria do capítulo.

Angiograficamente, existem as membranas mistas, com componente clássico e oculto na mesma lesão. Outras lesões que podem ser encontradas são: descolamento de epitélio pigmentado de retina (Figura 6.17); hemorragias; e ruptura de coroide. Finalmente, nas fases avançadas da doença, surgem as cicatrizes fibrosadas, chamadas de "cicatrizes disciformes" (Figura 6.18).

Figura 6.17. OCT demonstrando descolamento de epitélio pigmentado de retina.

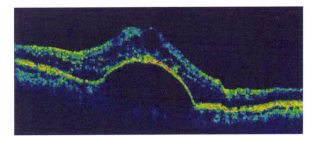

Fonte: Desenvolvida pela autoria do capítulo.

Figura 6.18. Degeneração macular em fase disciforme, com fibrose macular.

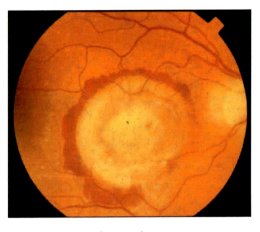

Fonte: Desenvolvida pela autoria do capítulo.

A DMRI forma seca não tem tratamento. Entretanto, acredita-se que a oxidação dos tecidos provoque a formação de drusas, e a ingestão de substâncias antioxidantes como as vitaminas C e E, o zinco, a zeaxantina, a luteína e o ômega 3 poderiam ter o papel de retardar a evolução da doença.

A DMRI forma úmida, por sua vez, é tratável. Quando a membrana neovascular sub-retiniana está longe do centro da mácula, ela é destruída por meio da fotocoagulação com *laser* de argônio (Figura 6.15). Quando ela se situa na mácula, ou seja, quando é submacular, a fotocoagulação provoca destruição definitiva e irreversível da mácula e, nesse caso, não se faz o tratamento com *laser*.

As opções para tratamento das lesões submaculares de que se dispõe no momento é o *laser* "frio", e a utilização de substâncias que promovem a atrofia da neovascularização: as chamadas "substâncias antiangiogênicas".

O *laser* "frio" é a terapia fotodinâmica. Nessa modalidade de tratamento, injeta-se um corante, a verteporfina, na veia cubital. O corante se adere especificamente ao endotélio dos vasos neoformados que é em seguida bombardeado com um *laser* "frio", o que destrói somente a membrana neovascular, preservando os tecidos retinianos; portanto, não destrói a mácula propriamente dita. Para uma melhor eficiência desse tratamento, injeta-se no olho substâncias que inibem e reduzem a inflamação promovida pela membrana neovascular. São drogas como corticosteroides e substâncias antiangiogênicas (Figura 6.16).

A terapia fotodinâmica, ou PDT como monoterapia, não é mais utilizada uma vez que ela trata somente a consequência. Para se reduzir a taxa de recidiva, é necessária a injeção intravítrea de corticosteroide ou de uma substância antiangiogênica, que reduz a inflamação, e outra para eliminar o fator de crescimento vascular endotelial (VEGF, do inglês *vascular endothelial growth factor*), anulando o estímulo para a neovascularização. O VEGF é uma proteína que estimula o crescimento neovascular. À associação do PDT e de injeção intravítrea de drogas dá-se o nome de "tratamento combinado". Outra alternativa ao tratamento combinado é a injeção de substâncias como o bevacizumab (Avastin) e o ranibizumab (Lucentis). Um dos esquemas mais eficientes é aquele no qual se injeta a droga intravítrea mensalmente, em um total de tres vezes. É a dose de ataque. O controle de cura é realizado com o OCT, a acuidade visual e eventualmente a angiofluoresceinografia. Ao menor sinal de recidiva da lesão, com recrudescimento do edema de retina, descolamentos de retina neurossensorial, nova injeção intravítrea é realizada. E, assim, controles mensais são realizados até a estabilização da lesão.

Os antiangiogênicos inibem uma proteína, o VEGF, que é responsável pelo aparecimento e crescimento dos neovasos.

Os antiangiogênicos, de nomes como "bevacizumab" e "ranibizumab", são injetados periodicamente no olho. São as injeções intravítreas. Tais injeções são aplicadas até que haja a cicatrização da membrana neovascular.

O controle de cura é feito com exames de angiofluoresceinografia e/ou indocianina verde e/ou tomografia de coerência óptica. Pode levar meses ou anos até que a membrana cicatrize. Se após a cicatrização, a visão é bastante útil, a simples correção do defeito de refração (receita de óculos comuns) promove o retorno do paciente às suas atividades normais. Caso a cicatrização ocorra em um nível de visão baixo, recursos ópticos chamados de "telelupas" permitem ao paciente voltar a ter condições de ler novamente.

A mácula deverá ser mantida em constante vigilância. Esse monitoramento pode ser feito pelo próprio paciente fiscalizando-se com a tela de Amsler.

A DMRI acomete pessoas de faixa etária mais elevada, frequentemente aposentadas, e que exercem somente atividades como ler, assistir à TV, dirigir, fazer tricô. Se ambos os olhos são comprometidos, tais atividades se tornam impossíveis, tornando muito penosa a vida do idoso. A qualidade de visão e, portanto, a qualidade de vida ficam deterioradas. Aumentam casos de depressão, riscos de acidentes, como tropeçar, cair e sofrer fraturas; esses idosos tropeçam por não enxergar bem. Felizmente, com os novos tratamentos em voga citados, pode-se evitar que o idoso chegue a ficar legalmente cego.

GLAUCOMA

O glaucoma é a segunda causa de cegueira irreversível no mundo e a principal causa de cegueira em negros. Aproximadamente 7,6 milhões de pessoas estão bilateralmente cegas por essa doença.

Existem várias formas de glaucoma, sendo as principais: o glaucoma primário de ângulo aberto; o glaucoma primário de ângulo fechado; o glaucoma congênito e de desenvolvimento e os glaucomas secundários.

A forma mais comum de glaucoma é o primário de ângulo aberto, ocorrendo em aproximadamente 2 a 4% da população acima de 40 anos e caracterizando-se pela tríade:

» Aumento da pressão intraocular (PIO);
» Alteração típica do nervo óptico;
» Defeito de campo visual correspondente.

Existe uma série de possíveis erros ao se tentar diagnosticar o glaucoma somente pela PIO. A medida da pressão intraocular depende da espessura corneana. Ela é hipoestimada em córneas mais finas e hiperestimadas em córneas mais espessas. O outro fator importante que pode induzir o médico a erro de avaliação é que a PIO apresenta grande flutuação durante o dia em pacientes glaucomatosos. Também os picos da PIO ocorrem entre 05h30 e 07h00 com o paciente em posição supina e, portanto, difíceis de serem detectados. Como complicador, existe o fato de a suscetibilidade individual à PIO ser variável, havendo pacientes que, com pressão elevada, não apresentam nenhum dano glaucomatoso e pacientes com pressão dentro da faixa da normalidade apresentando severo dano glaucomatoso (glaucoma normotensivo).

Considerando-se o diagnóstico apenas pela PIO, 60% dos casos do glaucoma teriam a PIO dentro da normalidade quando medidas em horários de consultório.

O aumento da PIO resulta na compressão mecânica do nervo óptico bloqueando o fluxo axoplasmático e cortando a conexão com o corpo geniculado lateral. Com isso, há a morte das células ganglionares da retina. Existem outras teorias, como a vascular, em que a etiologia seria uma diminuição do fluxo sanguíneo na altura do nervo óptico primário ou secundário ao aumento da PIO, bem como a neurotoxicidade provocada pelo excesso de glutamato e radicais livre e fatores imunológicos. Não há dúvida, contudo, de que o fator muito importante e o único fator que se pode atuar no tratamento é a PIO. A pressão média da população normal é 15,9 mmHg com desvio padrão de +3,14 mmHg. Entretanto, mesmo os pacientes com pressão estatisticamente dentro da normalidade podem apresentar lesão glaucomatosa (glaucoma normotensivo).

A perimetria (campo visual) avalia a função visual do paciente, sendo a forma mais utilizada a perimetria branco/branco, também conhecida como "convencional" ou "padrão". É um teste subjetivo, apresenta grande variabilidade e baixa sensibilidade. Há necessidade de 50% de perda de células ganglionares para surgir um discreto defeito de campo visual. Dessa forma, o paciente só percebe a diminuição de campo nos estágios avançados da doença quando já houve perda de aproximadamente 90% das células ganglionares (Figura 6.19).

Figura 6.19. Representação esquemática da perda de camada de fibras nervosas de retina inferiormente, que ocasiona a perda do campo visual correspondente no hemicampo oposto (superiormente).

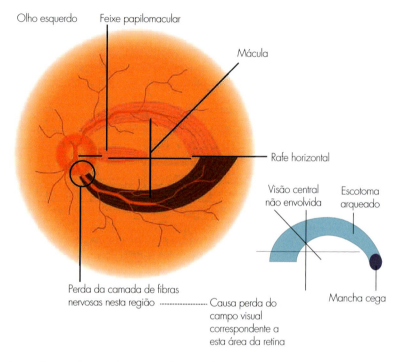

Fonte: Desenvolvida pela autoria do capítulo.

A melhor forma de se diagnosticar o glaucoma é o exame do nervo óptico, feito com o oftalmoscópio, com a biomicroscopia e mesmo com as fotografias. Há também aparelhos digitais de imagem para avaliar tanto o nervo óptico como a camada de fibras nervosas da retina. As principais alterações do nervo óptico no glaucoma são quase patognomônicas. Entre elas, as principais são as apresentadas nas Figuras 6.20 a 6.23.

Figura 6.20. (A) Normal. (B) Glaucoma. A presença de "notch" entalhe causado por uma perda localizada do anel neurorretiniano, neste caso inferior, é quase patognomônico da doença.

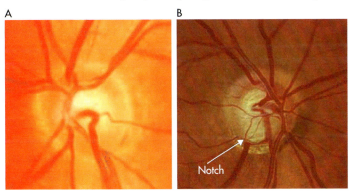

Fonte: Desenvolvida pela autoria do capítulo.

Figura 6.21. (A) Normal. (B) Glaucoma. A presença de hemorragia em chama de vela no disco óptico é também quase patognômico da doença. Essas hemorragias duram, em média, 4 a 6 meses. São quase sempre indicativas da progressão da doença, independentemente do nível pressórico. Assimetria de escavação (relação E/D) do nervo óptico de 0,2 sugere alteração glaucomatosa no disco com maior relação E/D.

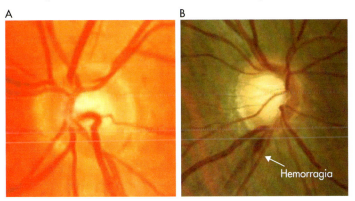

Fonte: Desenvolvida pela autoria do capítulo.

Figura 6.22. Escavação vertical aumentada, sugerindo lesão glaucomatosa do disco.

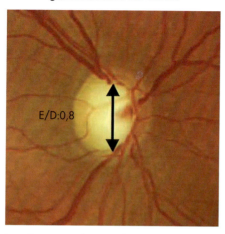

Fonte: Desenvolvida pela autoria do capítulo.

Figura 6.23. (A) Olho direito. (B) Olho esquerdo. A assimetria da relação E/D entre os dois discos de um mesmo indivíduo maior que 0,2 sugere alteração glaucomatosa no disco com maior relação E/D.

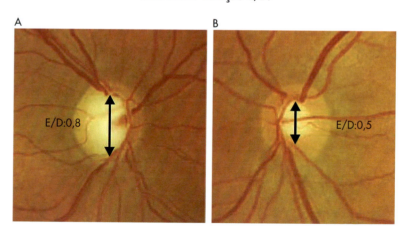

Fonte: Desenvolvida pela autoria do capítulo.

É importante que o médico não oftalmologista saiba examinar o fundo de olho, em especial o nervo óptico. Em assim o fazendo, aumentaria muito a capacidade de detecção da doença e diminuiria a possibilidade do não diagnóstico da moléstia. Não seria necessário o diagnóstico de certeza, mas a suspeição da doença e seu encaminhamento para o oftalmologista sim.

Para o diagnóstico de glaucoma, além da detecção dos achados do disco óptico descritos, é fundamental que o médico tenha noção do tamanho da escavação do disco.

Isso é facilmente feito com visualização do disco óptico mediante oftalmoscopia. Divide-se o disco óptico subjetivamente em 10 partes (Figuras 6.24 a 6.27). Uma escavação de 0,4 significa que 4 décimos do disco óptico é ocupado pela escavação. Escavação de 0,6 significa que 6 décimos do nervo óptico são ocupados pela escavação.

Figura 6.24. Calcula-se a relação E/D imaginando-se o disco óptico dividido em 10 partes iguais.

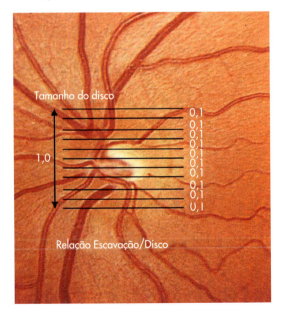

Fonte: Desenvolvida pela autoria do capítulo.

Figura 6.25. Do mesmo modo, o tamanho da escavação corresponde a 0,4 do tamanho do disco.

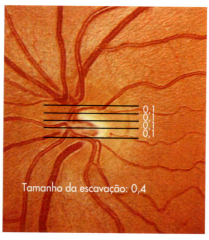

Fonte: Desenvolvida pela autoria do capítulo.

Figura 6.26. Portanto, a relação escavação/disco é de 0,4 ou outro modo de se apresentar esse fato é a de caracterizar a rima nervosa com a espessura de 0,6 do disco.

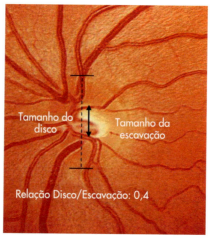

Fonte: Desenvolvida pela autoria do capítulo.

Figura 6.27. Relação EID igual a 0,5.

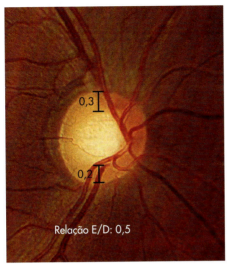

Fonte: Desenvolvida pela autoria do capítulo.

É importante que o médico saiba que:
» Escavação menor ou igual a 0,5 provavelmente é normal.
» Escavação entre 0,6 a 0,7 é possivelmente anormal, ou seja, limítrofe.
» Escavação maior que 0,7 provavelmente é anormal.

O médico também deve saber que a assimetria de escavação entre um olho e outro maior que 0,2 é muito provavelmente uma alteração glaucomatosa. A Figura 6.23 mostra uma assimetria de escavação entre os dois olhos, típica de pacientes glaucomatosos.

O tratamento do glaucoma consiste em retardar ou parar a progressão da doença por meio da redução da PIO. Para isso, o médico deve procurar atingir a PIO-alvo para cada paciente. Essa pressão é a aquela que o médico estima para que a doença não progrida. Ela é calculada para cada paciente em função da gravidade da lesão glaucomatosa, idade do paciente, velocidade de progressão e expectativa de vida. Esse conceito é extremamente importante, uma vez que não existe um nível pressórico ideal para todos os pacientes.

Em geral, o tratamento do glaucoma primário de ângulo aberto é inicialmente clínico com o uso de colírios. Caso o tratamento clínico não seja suficiente, pode-se recorrer ao *laser* (trabeculoplastia) e, finalmente, à cirurgia. Há casos, contudo, em que esse paradigma não é obedecido. Em casos graves com grande comprometimento de campo visual ou com ameaça de perda da visão central, geralmente recorre-se à cirurgia sem se utilizar o *laser*.

Entre as drogas mais utilizadas, podemos dividir: aquelas que aumentam o escoamento do humor aquoso e aquelas que diminuem a sua produção (Figura 6.28). Entre as que aumentam o escoamento, temos a brimonidina, a pilocarpina e a prostaglandina. Entre as que diminuem a produção do humor aquoso, estão a brimonidina, o timolol e os inibidores da anidrase carbônica, tópica ou sistêmica. Quando não há contraindicações, as prostaglandinas são as drogas de 1ª escolha. As combinações fixas de drogas, ou seja, duas drogas em um mesmo colírio, são também muito usadas no tratamento do glaucoma, como drogas de 1ª escolha, tendo em vista que, em uma ou duas instilações de colírios, medica-se o paciente com dois medicamentos. Com isso, reduz-se a quantidade de preservativos que existe nos colírios (cloreto de benzalcônio), os quais têm efeito deletério sobre a superfície ocular. Deve-se salientar que, nos glaucomas graves, 40% dos pacientes necessitam, além da prostaglandina, da adição de mais um colírio, geralmente de uma combinação fixa.

O tratamento cirúrgico de escolha é a trabeculectomia, que é uma fístula protegida, como se pode ver nas Figuras 6.29 e 6.30. Caso a trabeculectomia não possa ser realizada, ou se já tenha sido utilizada sem sucesso, pode-se recorrer à colocação de implantes de drenagem. Estes têm a finalidade de levar o humor aquoso da camada anterior para o reservatório do implante situado no equador do olho (Figura 6.31). Nos casos em que também esse procedimento não gerou redução suficiente da PIO, pode-se colocar um novo implante ou se recorrer à destruição do corpo ciliar, órgão este responsável pela produção do humor aquoso. Utiliza-se para tal os procedimentos chamados "ciclodestrutivos", sendo os mais usados a ciclocriocoagulação, a ciclofotocoagulação transescleral e a endociclofotocoagulação. Entre eles, os mais utilizados e que apresentam menores complicações e resultados mais previsíveis são a ciclofotocoagulação transescleral e a endociclofotocoagulação.

Figura 6.28. Mecanismos de ação dos tratamentos clínicos e cirúrgicos para o controle da pressão intraocular.

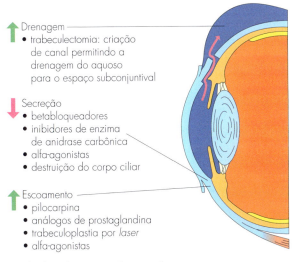

- ↑ Drenagem
  - trabeculectomia: criação de canal permitindo a drenagem do aquoso para o espaço subconjuntival

- ↓ Secreção
  - betabloqueadores
  - inibidores de enzima de anidrase carbônica
  - alfa-agonistas
  - destruição do corpo ciliar

- ↑ Escoamento
  - pilocarpina
  - análogos de prostaglandina
  - trabeculoplastia por *laser*
  - alfa-agonistas

Fonte: Desenvolvida pela autoria do capítulo.

Figura 6.29. Desenho esquematizando a cirurgia. Delaminação escleral de aproximadamente 4 mm × 4 cm e retirada da porção profunda da esclera de 2 mm juntamente com o trabeculado.

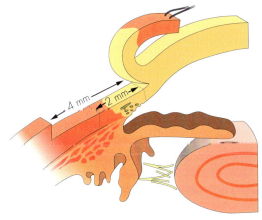

Fonte: Desenvolvida pela autoria do capítulo.

Figura 6.30. Trabeculectomia: iridectomia (para evitar o tamponamento do orifício criado com a remoção do trabeculado). A seta mostra o trajeto do humor aquoso saindo da câmara posterior, passando pelo orifício da iridectomia e alcançando o espaço subconjuntival através do orifício criado com a remoção do trabeculado no local e protegido por um retalho de esclera delaminada.

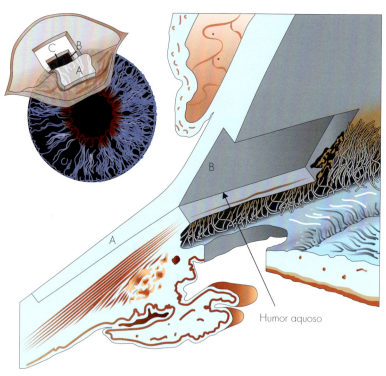

Fonte: Desenvolvida pela autoria do capítulo.

Figura 6.31. Esta figura mostra a placa do implante fixada no equador do olho, subtenoniana e conjuntival, e o tubo do implante inserido na câmara anterior de onde drenará o H aquoso.

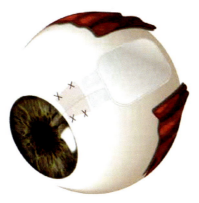

Fonte: Desenvolvida pela autoria do capítulo.

O seguimento do paciente com glaucoma deve ser feito pela avaliação estrutural do disco óptico mediante fotografia do nervo óptico ou de aparelhos computadorizados de imagem. As avaliações funcionais são feitas por intermédio de campos visuais, principalmente a perimetria branco/branco. A frequência dos exames depende da gravidade da doença, mas raramente as avaliações estruturais devem ser feitas com prazo superior a 2 anos e as funcionais com mais de 1 ano. Em alguns casos, esta última deve ser feita a cada 4 meses, dependendo do estado em que a doença se encontra, do risco de progressão e da expectativa de vida do paciente. A Figura 6.32 mostra a progressão do disco óptico em 5 anos de seguimento. Na Figura 6.33, observa-se a progressão funcional pela perimetria branco/branco em um paciente que em apenas 6 meses perdeu 11 dB (*mean deviation*). Deve-se lembrar que uma perda de 24 dB equivale à cegueira ou quase cegueira do paciente.

Figura 6.32. Observa-se nítida piora do dano do nervo óptico neste paciente. A imagem mostra claramente a necessidade de documentação do nervo óptico para se detectar a progressão da doença.

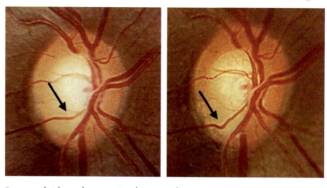

Fonte: Desenvolvida pela autoria do capítulo.

Figura 6.33. Este paciente em apenas 6 meses apresentou uma piora de campo visual de 11 dB. A perda visual na perimetria é medida em decibéis. Uma perda de 24 dB ocorre quando o paciente está legalmente cego ou quase cego.

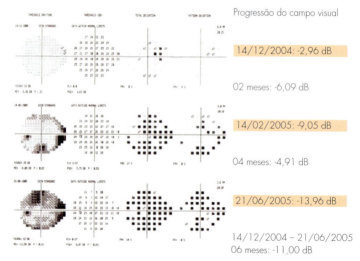

Progressão do campo visual

14/12/2004: -2,96 dB

02 meses: -6,09 dB

14/02/2005: -9,05 dB

04 meses: -4,91 dB

21/06/2005: -13,96 dB

14/12/2004 – 21/06/2005
06 meses: -11,00 dB

Fonte: Desenvolvida pela autoria do capítulo.

Autoavaliação

1. Paciente do sexo masculino, diabético, insulinodependente há 15 anos, refere piora da visão em locais com iluminação intensa. Assinale a alternativa correta:

a) O paciente provavelmente apresenta apenas catarata nuclear, que habitualmente tem piora da visão em locais mais iluminados.

b) Catarata cortical é o diagnóstico mais provável e a cirurgia deve ser imediatamente indicada.

c) A catarata subcapsular anterior é frequente em pacientes diabéticos, indicando controle glicêmico insatisfatório.

d) Trata-se de catarata provavelmente lamelar, induzida pela formação de radicais livres no metabolismo cristaliniano.

e) A queixa pode estar relacionada à catarata subcapsular posterior, frequentemente observada em pacientes diabéticos.

2. Com relação à cirurgia de catarata:

a) Todos os pacientes com diagnóstico de catarata devem ser submetidos à cirurgia de facoemulsificação o mais breve possível.

b) As cirurgias de catarata apresentam alta taxa de complicações, devendo ser reservadas apenas aos casos mais avançados.

c) Técnica cirúrgica e tamanho da incisão não influenciam a velocidade de reabilitação visual.

d) As lentes intraoculares têm características que podem ser personalizadas de acordo com as necessidades do paciente.

e) A técnica atualmente mais utilizada é a facectomia intracapsular, com implante de lente de suporte angular.

3. Com relação à epidemiologia da catarata, assinale a alternativa incorreta.

a) É a causa de cegueira reversível mais frequente em países em desenvolvimento.

b) Com o aumento da expectativa de vida da população brasileira, espera-se um aumento no número de casos de catarata nos próximos anos.

c) A opacificação do cristalino pode estar presente em pacientes idosos, sem impacto na sua qualidade de vida.

d) Em países desenvolvidos, é a principal causa de baixa visão.

e) Sua prevalência é influenciada pela estrutura etária de uma determinada população.

4. Entre as alternativas a seguir, assinale a que apresenta a melhor correlação entre fator de risco e tipo mais comum de catarata:

a) Doenças infecciosas, no período fetal, são fator de risco importante para catarata em gota de óleo.

b) Cataratas nucleares são frequentemente observadas em pacientes com traumatismos oculares, após poucos dias.

c) Algumas distrofias retinianas podem apresentar maior incidência de catarata subcapsular posterior.

d) Exposição à luz ultravioleta não apresenta fator de risco para catarata, pois o cristalino é uma estrutura transparente.

e) Pilocarpina é uma medicação frequentemente associada às cataratas corticais posteriores.

5. Paciente do sexo feminino, 30 anos de idade, em uso crônico de corticosteroides inalatórios, deverá apresentar, mais provavelmente:

a) catarata subcapsular anterior;

b) catarata nuclear;

c) catarata cortical posterior;

d) catarata cortical anterior;

e) catarata subcapsular posterior.

6. São drogas frequentemente associadas ao desenvolvimento de catarata, exceto:

a) corticosteroides inalatórios;

b) corticosteroides sistêmicos;

c) paracetamol;

d) pilocarpina;

e) antiarrítmicos.

7. As cataratas nucleares em estágio moderado são relacionadas a alterações visuais, exceto:

a) alteração da pressão intraocular;

b) alteração da acuidade visual;

c) prejuízo da visão de cores;

d) alteração da sensibilidade ao contraste;

e) alteração da adaptação à luminosidade.

8. Quanto ao diagnóstico da catarata, assinale a alternativa correta:

a) Pode ser habitualmente realizado a olho nu.

b) Outras causas de redução na acuidade visual devem ser observadas.

c) Apenas o exame de refração é suficiente para o correto diagnóstico.

d) Somente devem ser consideradas as cataratas que causem interferência na qualidade de vida dos indivíduos.

e) Após o diagnóstico, o tratamento deve ser sempre realizado o mais breve possível.

9. Paciente masculino, 27 anos, etilista (1 L de cachaça por dia), sem outros antecedentes patológicos, apresenta catarata unilateral de progressão rápida. A causa mais provável é:

a) traumática;

b) metabólica;

c) toxicidade pelo álcool;

d) infecciosa;

e) neoplásica.

Referências bibliográficas

Basic and Clinical Science Course of the American Academy of Ophthalmology. San Francisco. USA. 2018-2019.

Bowling, B. Kanski's Clinical Ophthalmology: A systematic approach. 8th edition. Elsevier Health Sciences. London. United Kingdom. 2015.

Kanski's Clinical Ophthalmology. A Sistemic Approach. 9. ed. 2020.

Série Oftalmologia Brasileira do Conselho Brasileiro de Oftalmologia. 19 volumes. 3ª edição. Cultura Médica: Guanabara Koogan. Rio de Janeiro. 2014.

Yanoff, M., Duker, J.S. Ophthalmology. 5th edition. Elsevier Health Sciences. Philadelphia. United States. 2018.

Respostas da autoavaliação

1. e; 2. d; 3. d; 4. c; 5. e; 6. c; 7. a; 8. b; 9. a

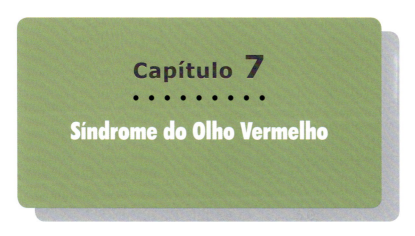

Capítulo 7

Síndrome do Olho Vermelho

Ruth Miyuki Santo
Luciana Malta de Alencar

O olho vermelho é o distúrbio ocular mais frequente em um serviço de pronto-atendimento não oftalmológico. Esse sinal pode decorrer da congestão dos vasos superficiais da conjuntiva, da episclera e da esclera. Embora suas causas mais comuns sejam relativamente benignas, existem situações graves com elevado risco de perda de visão. Nesse contexto, cabe ao médico generalista reconhecer os principais diferenciais dessa síndrome, bem como iniciar o tratamento adequado ou encaminhar o paciente para uma avaliação especializada quando necessário.

O passo inicial no cuidado primário do paciente com olho vermelho é a obtenção de seu histórico. Busca-se nesse momento excluir situações consideradas de maior risco como dor ocular, diminuição da acuidade visual, trauma, exposição a substâncias químicas, cirurgia intraocular recente e olho cronicamente vermelho. Embora um leve desconforto ocular, muitas vezes referido como sensação de "areia nos olhos", esteja normalmente associado a condições menos graves, a presença de dor em olho vermelho sugere uma situação de alerta em virtude da maior gravidade dos diferenciais relacionados a esse sintoma. Do mesmo modo, uma queda súbita de acuidade visual também é um sinal de maior gravidade.

O relato de trauma ocular necessita de rápida avaliação por um médico oftalmologista pelo risco de lesão de estruturas intraoculares. Exposição a substâncias químicas seguida de dor e olho vermelho sugere queimadura química, sendo necessário como primeira conduta irrigação e lavagem copiosa com soro fisiológico ou, na falta deste, com água corrente em abundância para, a seguir, submeter o paciente a uma avaliação oftalmológica cuidadosa. Pacientes no período pós-operatório recente merecem maior atenção para que um processo inflamatório normal dessa fase seja diferenciado de uma endoftalmite, que é uma infecção intraocular com elevada taxa de evolução para perda de visão.

Quanto ao olho vermelho crônico, a avaliação oftalmológica especializada é essencial para identificação e tratamento da doença ocular de base.

O Quadro 7.1 lista dez sinais de alerta na síndrome do olho vermelho a serem pesquisados, obrigatoriamente, na primeira avaliação do paciente.

Quadro 7.1. Sinais de alerta no paciente com olho vermelho.

- dor ocular severa;
- perda visual súbita;
- exposição química;
- trauma ocular;
- presença de corpo estranho;
- secreção purulenta;
- anormalidades corneanas;
- anormalidades da pupila;
- cirurgia recente;
- olho cronicamente vermelho.

Diagnóstico diferencial do olho vermelho

O Quadro 7.2 apresenta os principais diferenciais da síndrome do olho vermelho e suas características.

Quadro 7.2. Diagnóstico diferencial das causas mais comuns de olho vermelho.

	Hemorragia subconjuntival	Conjuntivite aguda viral	Conjuntivite aguda bacteriana	Úlcera de córnea	Fechamento angular agudo primário	Uveíte anterior aguda	Episclerite	Esclerite
Secreção	Ausente	Translúcida	Purulenta	Aquosa ou purulenta	Ausente	Ausente	Ausente	Ausente
Acuidade visual	Preservada	Preservada ou levemente diminuída	Preservada ou levemente diminuída	Diminuída	Baixa importante de acuidade visual	Baixa visual moderada	Preservada	Preservada
Dor	Ausente	Sensação de corpo estranho	Sensação de corpo estranho	Moderada	Intensa	Moderada a intensa	Moderada	Moderada a intensa
Hiperemia	Setorial, vermelho-vivo	Difusa	Difusa	Pericerática	Pericerática	Pericerática	Localizada	Localizada
Córnea	Normal	Normal ou infiltrados	Normal	Áreas opacificadas	Turva (edema de córnea)	Transparente	Normal	Normal
Pupila	Normal	Normal	Normal	Normal	Médio-midríase	Miose	Normal	Normal
Reflexo fotomotor	Normal	Normal	Normal	Normal	Ausente	Normal ou diminuída	Normal	Normal

Fonte: Desenvolvido pela autoria do capítulo.

Interpretação dos sinais e sintomas no paciente com olho vermelho

» **Secreção:** a presença de secreção purulenta sugere etiologia infecciosa bacteriana, enquanto na conjuntivite viral a secreção é translúcida associada a lacrimejamento excessivo.

» **Acuidade visual:** o comprometimento da visão que não desaparece com o piscar sugere enfermidade grave como inflamação da córnea, uveíte ou aumento súbito pressão intraocular (fechamento angular agudo). Não ocorre nas conjuntivites simples, a menos que haja acometimento concomitante da córnea.

» **Dor:** sua presença é indicativa de enfermidade grave como: ceratite, uveíte ou fechamento angular agudo. Portanto, é fundamental elucidar se a queixa é de dor ou sensação de corpo estranho. A última expressa irritação da superfície ocular, não representando necessariamente gravidade.

» **Hiperemia conjuntival:** caracterizada pelo engurgitamento dos vasos superficiais da conjuntiva bulbar. É um sinal inespecífico que pode ser observado em qualquer caso de olho vermelho.

» **Injeção ciliar (hiperemia pericerática):** engurgitamento dos vasos profundos da conjuntiva em torno do limbo. É sinal de gravidade comumente associado às ceratites, à uveíte ou ao fechamento angular agudo.

» **Pupila:** mudanças no tamanho da pupila (miose ou midríase) e na resposta ao reflexo fotomotor são indicativas de condições graves como uveíte e fechamento angular agudo.

Hiposfagma ou hemorragia subconjuntival

Consiste no aparecimento súbito de sangramento sob a conjuntiva, podendo ser localizado ou difuso, unilateral ou bilateral (Figura 7.1). Podem ocorrer após alguns eventos como trauma com lesão conjuntival, após esforço ou manobra de Valsalva (carregar objetos pesados, tosse, espirro etc.) ou espontaneamente, em pacientes idosos, em decorrência do comprometimento da estrutura vascular na arteriosclerose.

Figura 7.1. Hiposfagma ou hemorragia subconjuntival.

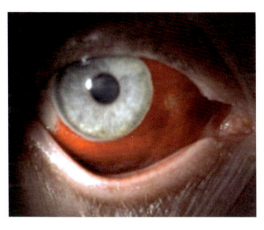

Fonte: Desenvolvida pela autoria do capítulo.

Apresenta evolução benigna, com resolução espontânea em 2 a 3 semanas e não necessita de um tratamento específico. O paciente normalmente é assintomático ou pouco sintomático, podendo referir discreta sensação de corpo estranho. Não há acometimento da visão. Em casos em que as recidivas são frequentes, distúrbios na coagulação e alterações nos níveis pressóricos devem ser investigados.

Episclerite

Forma mais comum de inflamação escleral. Comumente apresenta-se como uma inflamação circunscrita, geralmente segmentar e nodular da episclera, podendo ser unilateral ou bilateral. As veias episclerais tornam-se dilatadas, com disposição radial (Figura 7.2), associada à hiperemia conjuntival nesse setor. Com frequência, a etiologia não é identificada (idiopática) e, em alguns casos, pode estar relacionada a doenças sistêmicas (p. ex., artrite reumatoide, polimiosite, dermatomiosite, sífilis). Durante a investigação, pode ser instilada uma gota de colírio de fenilefrina a 10% com o intuito de se obter a vasoconstrição do plexo episcleral superficial. No caso da episclerite os vasos do plexo episcleral superficial ficam constrictos, diferenciando esta de uma esclerite, quando a instilação de fenilefrina não gera alteração ao exame, uma vez que neste caso a dilatação ocorre no plexo episcleral profundo. A episclerite tem, em geral, resolução espontânea em 1 a 2 semanas, ainda que a forma nodular persista por período maior. No caso de sintomas mais expressivos, o uso de anti-inflamatórios tópicos não esteroidais ou esteroidais leves pode ser considerado.

Figura 7.2. Episclerite – inflamação circunscrita do tecido episcleral com congestão vascular.

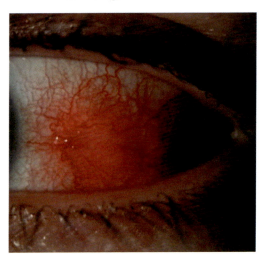

Fonte: Desenvolvida pela autoria do capítulo.

Esclerite

Consiste na inflamação da esclera e pode ser classificada em anterior ou posterior ao equador do bulbo ocular, necrosante ou não. É bem menos frequente do que a episclerite e acomete mais o sexo feminino e idades mais avançadas. Aproximadamente 50% dos casos de esclerite anterior estão associados com doenças sistêmicas autoimunes ou reumatológicas. Já a esclerite posterior normalmente não apresenta associações com outras doenças. O tratamento consiste na instilação de colírios anti-inflamatórios não esteroidais ou esteroidais e, em casos graves, corticosteroideterapia sistêmica.

Conjuntivite

Conjuntivite é a inflamação da conjuntiva, que pode ocorrer em qualquer grupo etário, sem predileção por sexo e é uma causa frequente de olho vermelho. Pode ser classificada de várias formas, por exemplo:

1) **Considerando-se o tempo de início dos sintomas:**

   a) **Hiperaguda:** menos de 12 horas.

   b) **Aguda:** menos de 3 semanas.

   c) **Crônica:** mais de 3 semanas.

   d) **Neonatal:** do nascimento até 28 dias de vida.

2) **Considerando-se o agente causal:**

   a. infecciosa:

      i. bacteriana

      ii. viral

   b. alérgica;

   c. irritativa;

   d. tóxica;

   e. relacionada a alterações palpebrais (*floppy eyelid,* lagoftalmo);

   f. associada a doenças sistêmicas (síndrome de Sjögren, doença de Graves, síndrome de Reiter, penfigoide cicatricial, psoríase).

Geralmente, o processo, quando restrito à conjuntiva, costuma ser autolimitado, e a resolução não implica sequelas. Entretanto, em alguns casos de conjuntivite, pode haver comprometimento da córnea com perda permanente da visão, como na conjuntivite gonocócica, ou pode causar morbidade ocular prolongada, como nos casos de ceratoconjuntivite adenoviral e nas ceratoconjuntivites atópica e primaveril.

Os principais sinais (Figuras 7.3 e 7.4) e sintomas são:

» secreção: aquosa (lacrimejamento), mucoide, mucopurulenta ou purulenta;

» prurido (coceira);

» queimação;

» sensação de corpo estranho;

- » hiperemia conjuntival;
- » edema da conjuntiva (quemose);
- » edema palpebral e pseudoptose;
- » outros sinais: linfadenopatia satélite (síndrome oculoglandular de Parinaud, conjuntivites adenovirais), hemorragias conjuntivais.

Figura 7.3. Aspecto clínico de uma paciente com conjuntivite: hiperemia conjuntival (olho vermelho) bilateral e edema palpebral com pseudoptose à esquerda.

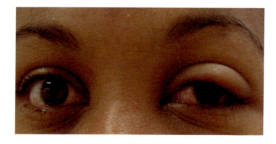

Fonte: Desenvolvida pela autoria do capítulo.

Figura 7.4. Biomicroscopia de um paciente com conjuntivite bacteriana aguda – hiperemia conjuntival difusa, quemose e secreção purulenta.

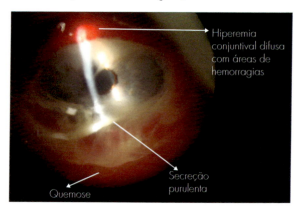

Fonte: Desenvolvida pela autoria do capítulo.

> **Importante**
>
> Os pacientes com conjuntivite têm mais desconforto e ardor do que propriamente dor. A dor não é um sintoma frequente nas conjuntivites. Além disso, devemos pensar em outras causas mais graves de olho vermelho como ceratite (úlcera de córnea), uveíte e fechamento angular agudo.

A anamnese do paciente com conjuntivite inclui:

1. Tempo de início dos sinais e sintomas.
2. Presença de manifestações sistêmicas.
   a. infecção de vias aéreas superiores;
   b. alergia;
   c. uretrite;
   d. artrite (associação de conjuntivite, uretrite e artrite sugere síndrome de Reiter);
   e. doenças reumatológicas, síndrome de Sjögren, doenças dermatológicas.
3. Uso de lente de contato.
4. Uso de medicação tópica ocular (colírios e pomadas) – pode causar conjuntivite tóxica.

Ao exame oftalmológico, verificar:

1. Tipo de secreção.
2. Tipo de reação conjuntival (presença de papilas – sugere etiologia bacteriana ou alérgica; folículos – sugere etiologia viral ou clamídea; formação de membranas).
3. Pálpebras, margens palpebrais e cílios
   a. presença de vesículas (sugere etiologia herpética);
   b. blefarite, canaliculite;
   c. dermatite seborreica (blefarite é frequente);
   d. dermatite atópica (pode estar associada a quadro de conjuntivite ou ceratoconjuntivite).
4. Padrão da hiperemia: na conjuntivite, a hiperemia é difusa ou, às vezes, mais intensa nos fundos de saco e tarso. Quando o padrão for injeção ciliar, ou seja, congestão dos vasos na região do limbo, é necessário afastar outras causas de olho vermelho, como

CAPÍTULO 7 – SÍNDROME DO OLHO VERMELHO

uveíte, fechamento angular agudo, fístula carotidocavernosa, e que normalmente são unilaterais. Na ceratoconjuntivite límbica superior, a congestão vascular, como o próprio nome sugere, é restrita à região limbar superior.

5. Envolvimento da córnea:

a. ceratite superficial (ceratite ponteada);

b. infiltrados subepiteliais ou estromais (associados à conjuntivite adenoviral);

c. úlcera dendrítica (conjuntivite associada à ceratite herpética);

d. ceratite flictenular (manifestação imunoalérgica na região do limbo e da córnea periférica, resultante da antigenicidade de certos agentes como o estafilococo – que é agente causal de blefarite e conjuntivite, e o bacilo da tuberculose).

A investigação laboratorial não é necessária na maioria das vezes, exceto se o processo é crônico ou recidivante, ou se é fulminante.

A pesquisa laboratorial inclui:

1. Exame citológico: possibilita a identificação de tipos de células inflamatórias envolvidas (neutrófilos, linfócitos, eosinófilos) e de certas alterações celulares (células multinucleadas sugerem infecção por herpes vírus). Colorações específicas auxiliam o diagnóstico:

a. Gram: classifica as bactérias em Gram-positivas e Gram-negativas;

b. Giemsa: útil na suspeita de conjuntivite por clamídia; identifica os corpúsculos de inclusão intracitoplasmáticos;

c. Imunofluorescência: uso de anticorpos fluorescentes específicos (clamídea e vírus).

2. Culturas:

a. Meios de ágar sangue ou chocolate (meios enriquecidos que favorecem o crescimento de bactérias)

b. *Neisseria*: meio de Thayer-Martin

c. Vírus: pouco disponível

O Quadro 7.3 resume o diagnóstico diferencial das conjuntivites de acordo com os achados clínicos e citológicos.

Quadro 7.3. Diagnóstico diferencial das conjuntivites.

Achados clínicos e citologia	Bacteriana	Viral	Clamídia	Alérgica
Prurido	Mínimo	Mínimo a moderado	Mínimo	Intenso
Hiperemia	Moderada	Intensa	Moderada	Moderada
Secreção	Mucopurulenta ou purulenta	Aquosa	Mucopurulenta	Mucoide ou mucopurulenta
Reação conjuntival	Papilar	Folicular	Folicular e papilar	Papilar
Dor de garganta e febre	Ocasional	Ocasional	Ausente	Ausente
Citologia	Bactérias e células polimorfonucleares (PMN)	Linfócitos, efeitos citopáticos	Corpúsculos de inclusão citoplasmáticos	Eosinófilos

Fonte: Desenvolvido pela autoria do capítulo.

A seguir, apresentamos as características de algumas conjuntivites de especial interesse.

Conjuntivite aguda de origem infecciosa

Entre as conjuntivites agudas, as mais frequentes são as de etiologia viral, sobretudo as causadas pelos adenovírus; em seguida, com frequência bastante menor, vêm as conjuntivites alérgicas agudas e as bacterianas.

Viral

I. Febre faringoconjuntival

É causada por adenovírus dos tipos 3, 4 e 7 e caracteriza-se pela presença de faringite e de febre. Presença de linfadenopatia pré-auricular é comum, e é mais frequente em crianças. Na conjuntiva, a reação é do tipo folicular.

II. Ceratoconjuntivite epidêmica

Também é causada por uma variedade de cepas de adenovírus, incluindo os tipos 8 e 19. Inicialmente há hiperemia conjuntival, quemose, lacrimejamento e é, quase sempre, bilateral. Pode evoluir com comprometimento da córnea a partir de 1 semana, o qual é representado por infiltrados subepiteliais (Figura 7.5). Os pacientes acometidos dessa patologia queixam-se de fotofobia e, dependendo da intensidade dos infiltrados, há redução da acuidade visual. A reação conjuntival é folicular, podendo cursar com formação de membrana ou de pseudomembrana (Figura 7.6). Pode haver linfadenopatia pré-auricular. Nas crianças, além do quadro ocular, pode haver febre e dor de garganta.

Nas infecções por adenovírus não há tratamento específico. Estão indicados medidas de apoio e uso de lubrificantes oculares. Nos casos de formação de membrana e de ceratite com comprometimento visual importante, corticosteroide tópico é indicado, porém com muita parcimônia. Importante lembrar que as conjuntivites adenovirais, sobretudo a ceratoconjuntivite epidêmica, são altamente transmissíveis, devendo tomar-se todo o cuidado para evitar a disseminação. Os pacientes devem ser orientados a respeito das medidas preventivas de disseminação, como lavar as mãos antes e após a manipulação dos olhos e separar objetos de uso pessoal.

III. Conjuntivite pelo herpes simplex

É uma forma mais rara de conjuntivite viral, acompanha a infecção primária pelo herpes *simplex*. Ao exame, podemos encontrar vesículas herpéticas na pálpebra e nas margens, edema palpebral e, eventualmente, ceratite com formação de dendritos. Linfadenopatia pré-auricular dolorosa está quase sempre presente. O tratamento inclui o uso de medicação antiviral tópica (pomada de Aciclovir). O uso de corticosteroide é contraindicado.

IV. Conjuntivite pelo vírus do molusco contagioso

As partículas virais do molusco contagioso, DNA vírus da família *Poxividae*, podem desencadear uma forma de conjuntivite folicular (Figura 7.7) crônica. Clinicamente, observamos a presença da lesão típica, verrucosa, umbilicada, indolor, em geral, na borda palpebral.

Figura 7.5. Biomicroscopia de um paciente que teve conjuntivite viral com comprometimento da córnea como complicação – infiltrados subepiteliais na córnea.

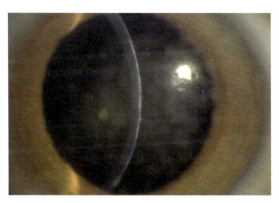

Fonte: Desenvolvida pela autoria do capítulo.

Figura 7.6. Paciente com conjuntivite viral apresentando pseudomembrana na conjuntiva tarsal superior.

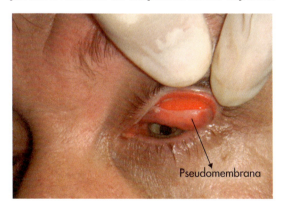

Fonte: Desenvolvida pela autoria do capítulo.

Figura 7.7. Reação conjuntival do tipo folicular (folículos linfoides reativos).

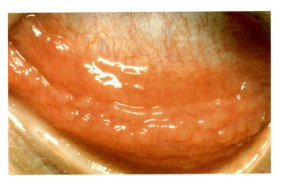

Fonte: Desenvolvida pela autoria do capítulo.

Bacteriana

As bactérias mais frequentes são *Staphylococcus aureus* (em todas as faixas etárias), *Streptococcus pneumoniae* e *Hemophilus influenza* (mais comuns em crianças). Sinais e sintomas: ardor; hiperemia; secreção mucopurulenta leve a moderada; reação papilar. Exames laboratoriais não são necessários de forma rotineira e o tratamento inclui uso de colírio de antibiótico (atualmente o grupo mais usado é o das quinolonas, de amplo espectro), além das medidas de apoio, como limpeza e compressas frias com solução salina 0,9% (soro fisiológico) ou com água filtrada ou mineral. Não é recomendado o uso de água boricada (pode ser irritante e alergênica).

Importante

As conjuntivites são uma das principais causas de "olho vermelho". Entre elas, as de origem adenoviral são as mais frequentes. Quando o processo está restrito à conjuntiva, costuma ser autolimitado, e a resolução não implica sequelas. O diagnóstico é clínico, e exames laboratoriais não são necessários de forma rotineira. Nas infecções por adenovírus não há tratamento específico. O uso indiscriminado de colírios antibióticos, além de não ter efeito sobre a infecção viral, pode favorecer a seleção bacteriana.

É importante lembrar que as conjuntivites adenovirais, sobretudo a ceratoconjuntivite epidêmica, são altamente transmissíveis, exigindo todo o cuidado para evitar a disseminação. Os médicos devem lavar as mãos após o exame de um paciente com suspeita de conjuntivite. Os pacientes devem ser orientados com medidas de prevenção da disseminação: lavar as mãos antes e após a manipulação dos olhos; separar objetos de uso pessoal; trocar a toalha e a fronha diariamente; evitar beijos e cumprimento com as mãos; não tomar banho de mar, de piscina ou de banheira. O afastamento do ambiente escolar ou de trabalho é necessário nos casos de ceratoconjuntivite epidêmica e deve ser fornecido atestado médico por oftalmologista.

Conjuntivite hiperaguda

É uma conjuntivite de evolução rápida e, geralmente, muito agressiva, que pode levar à destruição da córnea se não tratada a tempo. O principal agente desse grupo é a *Neisseria;* tanto a *gonorrheae* como a *meningitidis* podem causar conjuntivite, mas a gonocócica costuma ser mais grave. A conjuntivite gonocócica caracteriza-se pela presença de secreção purulenta abundante e exige tratamento imediato. É recomendável a obtenção de material para exame laboratorial. O não tratamento pode permitir a rápida evolução para perfuração corneana ou invasão da corrente sanguínea pelos vasos da conjuntiva (conjuntivite por *N. meningitidis* pode evoluir com meningite).

O tratamento é sistêmico com ceftriaxone 1 g intramuscular (IM), dose única, ou cefotaxime 1 g por via endovenosa (EV), a cada 8 horas. Além disso, indicam-se as medidas locais, como remoção periódica da secreção conjuntival com solução salina 0,9%.

Conjuntivite neonatal

As conjuntivites neonatais estão associadas à infecção ocular do recém-nascido quando de sua passagem pelo canal vaginal contaminado no momento do parto.

Conjuntivite gonocócica

Historicamente, a conjuntivite por *Neisseria gonorrheae* foi uma importante causa de cegueira. É uma conjuntivite hiperaguda que se desenvolve 2 a 4 dias após o nascimento. O uso da solução de nitrato de prata 1% (manobra de Credé) diminuiu a ocorrência da infecção, mas não a erradicou. A infecção ocasiona edema palpebral intenso, secreção purulenta, ulceração, podendo ocorrer perfuração corneana (Figura 7.8). Diagnóstico é clínico e laboratorial (presença de diplococos Gram-negativos intracelulares).

O tratamento visa prevenir as lesões oculares e sistêmicas (artrite, pneumonia, meningite e sepse). Requer tratamento sistêmico com ceftriaxone 125 mg IM, em dose única, ou cefotaxime 25 mg/kg EV ou IM, a cada 8 ou 12 horas por 7 dias.

Figura 7.8. Conjuntivite hiperaguda (gonocócica) neonatal em gêmeos recém-nascidos.

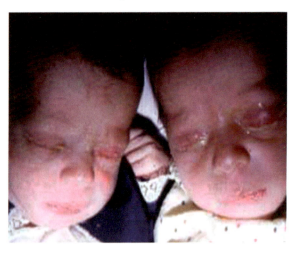

Fonte: Desenvolvida pela autoria do capítulo.

Outras conjuntivites bacterianas

Incluem infecções por *Streptococcus pneumoniae*, *Staphylococcus aureus*, *Haemophilus*, *E. coli*, *Pseudomonas* sp. (bebês prematuros). Tratamento com antibiótico tópico. Se houver suspeita de complicação como celulite orbitária, o tratamento deve ser por via endovenosa.

Conjuntivite química

Consequente à instilação do colírio de nitrato de prata no momento do parto e ocorre ao nascimento ou 3 dias após. A secreção é discreta, aquosa, autolimitada. Em alguns serviços, o uso de colírio de eritromicina 1% ou de tetraciclina 1% é usado como alternativa na profilaxia para a conjuntivite gonocócica e diminui a chance de conjuntivite química.

Conjuntivite por clamídia

Conjuntivite mucopurulenta, moderada a grave, que ocorre de 5 a 10 dias após o nascimento. Se não tratada, pode resultar em *pannus* e em formação de cicatriz corneana. Pode haver quadro sistêmico com pneumonia, otite média, traqueíte, nasofaringite. Diagnóstico: clínico e laboratorial (presença de inclusões basofílicas intracitoplasmáticas à coloração por Giemsa, ou identificados por imunofluorescência).

O tratamento é tópico com pomada de eritromicina ou tetraciclina quatro vezes ao dia, por 10 dias, e tratamento sistêmico deve ser feito nos pais e na criança com suspensão de eritromicina 50 mg/kg/dia, dividida em quatro doses por 14 dias.

Conjuntivite por herpes simplex *(tipo II)*

Geralmente é unilateral, ocorre em 7 a 10 dias após o nascimento, ou mesmo mais tardiamente. Provoca uma conjuntivite com secreção aquosa; pode haver presença de vesículas nas margens palpebrais, ceratite difusa ou dendrítica (mais rara), coriorretinite, uveíte. Diagnóstico: clínico e laboratorial (ao exame citológico, pode haver presença de células gigantes multinucleadas e inclusões eosinofílicas intranucleares). Em presença de lesão corneana, recomenda-se antiviral tópico na forma de pomada oftálmica cinco vezes ao dia, até a cicatrização da lesão.

O Quadro 7.4 apresenta o diagnóstico diferencial das conjuntivites neonatais.

Quadro 7.4. Diagnóstico diferencial das conjuntivites neonatais.

Agente	Início	Citologia	Cultura
Neisseria sp.	2 a 4 dias	Diplococo G-intracelular	Ágar sangue/ chocolate meio de Thayer-Martin
Outras bactérias	2 a 30 dias	G+ ou G–	Ágar sangue/ chocolate
Clamídia	5 a 10 dias	Corpúsculo inclusão intracitoplasmático imunofluorescência	
Herpes	7 a 10 dias	Células gigantes multinucleadas/ incl. intranucleares	Cultura para vírus/reação em cadeia da polimerase (PCR)
Química	1 a 3 dias	Negativa	Negativa

Fonte: Desenvolvido pela autoria do capítulo.

Uveíte

É a inflamação do trato uveal cuja principal classificação baseia-se em sua localização anatômica: uveíte anterior ou iridociclite (envolvendo íris e/ou corpo ciliar); uveíte intermediária (*pars plana* e extrema periferia da retina); uveíte posterior (atrás da borda posterior da base vítrea); e panuveíte (comprometimento de todo o trato uveal). A uveíte também é classificada de acordo com a fase de estabelecimento e com o tempo de evolução em aguda ou crônica. Ainda com base nas características fisiopatológicas, a uveíte pode ser dividida em granulomatosa e não granulomatosa.

Os sintomas clássicos da uveíte são fotofobia, dor ocular, hiperemia pericerática, miose, redução da acuidade visual e lacrimejamento (Figura 7.9). Convém lembrar que casos crônicos frequentemente se apresentam com ausência de hiperemia e mínimos sintomas, mesmo na presença de inflamação ativa. O tratamento da uveíte envolve uso de esteroides tópicos ou sistêmicos, de acordo com a severidade do quadro. Além disso, é imprescindível a realização de investigação sistêmica para a definição etiológica.

Figura 7.9. Olho vermelho no paciente com uveíte: hiperemia pericerática e miose.

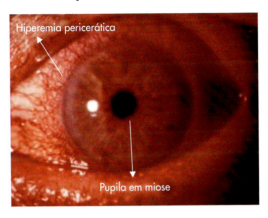

Fonte: Desenvolvida pela autoria do capítulo.

Glaucoma primário de ângulo fechado

Glaucoma por fechamento angular

O fechamento angular representa a obstrução parcial ou total da drenagem de humor aquoso pela presença da íris sobre a malha trabecular. O consequente aumento pressórico pode ocorrer tanto da forma aguda como crônica. Embora seja menos frequente do que o glaucoma primário de ângulo aberto (aproximadamente 26% de todos os casos de glaucoma), representa uma forma mais agressiva e com maior taxa de cegueira. Estima-se que em 2020 serão 21 milhões de pessoas com glaucoma primário de ângulo fechado (GPAF) contra 58,6 milhões com glaucoma primário de ângulo aberto (GPAA); porém metade do número de cegos será pelo glaucoma de ângulo fechado.

Grupos de maior risco

Os pacientes que desenvolvem o fechamento angular apresentam uma clara predisposição anatômica representada pelo ângulo estreito, levando a uma maior proximidade da íris em relação à malha trabecular. São olhos geralmente com menor comprimento axial, câmara anterior rasa e hipermetropes. A presença de um cristalino volumoso e/ou anteriorizado, constitucional ou decorrente do envelhecimento e do desenvolvimento da catarata é um fator adicional e tem papel importante principalmente nos casos agudos, pois aumenta a convexidade da íris e a extensão do toque entre a zona pupilar e a face anterior do cristalino. O quadro é geralmente bilateral e assimétrico e observado com maior frequência em pacientes do sexo feminino (70%) e idade superior a 50 anos. O risco de ter algum grau de fechamento angular aumenta em 7 a 14 vezes se tiver um familiar de primeiro grau com fechamento angular. Além disso, a incidência é maior em descendentes de asiáticos, é menos frequente em caucasianos e rara em descendentes afroamericanos.

Fechamento angular primário agudo

A forma aguda de fechamento angular, decorrente do bloqueio pupilar, deve ser reconhecida prontamente por qualquer médico, independente da especialidade, pois é uma emergência oftalmológica. Antigamente conhecida como crise de glaucoma agudo, representa um quadro unilateral súbito de dor ocular intensa, olho vermelho, fotofobia, lacrimejamento, visualização de halos coloridos ao redor de lâmpadas e, por fim, baixa de visão decorrente do edema corneano secundário ao rápido aumento da pressão intraocular. Pode ainda vir associado a cefaleia frontal, náuseas e vômitos e, por isso, muitas vezes o paciente procura o pronto-socorro de clínica médica, ao invés do oftalmologista. O quadro caracteriza uma verdadeira urgência oftalmológica, o aumento da pressão intraocular pode chegar a valores acima de 60 mmHg e pode rapidamente causar danos irreversíveis ao nervo óptico, o que define o glaucoma em si, com comprometimento permanente da visão. Na ausência de um oftalmologista, a pressão bidigital, obtida apalpando o globo ocular (com os dois dedos indicadores através das pálpebras superiores), mostra grande enrijecimento do globo e grande assimetria em comparação com o olho contralateral. A córnea está edemaciada e, portanto esbranquiçada, perdendo sua transparência, e a pupila encontra-se em médio-midríase fixa, sem resposta ao estímulo com lanterna. O exame em lâmpada de fenda evidencia uma câmara anterior rasa e com células inflamatórias. É fundamental a realização do exame gonioscópico para avaliação do ângulo camerular, o qual se encontra completamente fechado nesses casos. Muitas vezes o exame de gonioscopia é dificultado pelo edema de córnea, mas como a predisposição anatômica costuma ser bilateral, o exame do olho contralateral na grande maioria dos casos apresentará também um ângulo estreito (Figura 7.10).

Figura 7.10. Desenho esquemático mostrando as alterações anatômicas que desencadeiam o fechamento do ângulo da câmara anterior e o aumento súbito da pressão intraocular (fechamento angular agudo). A iridotomia periférica com *laser* cria um orifício na íris, que liga a câmara posterior à anterior, que permite o escoamento do humor aquoso, rompendo, portanto, o bloqueio pupilar.

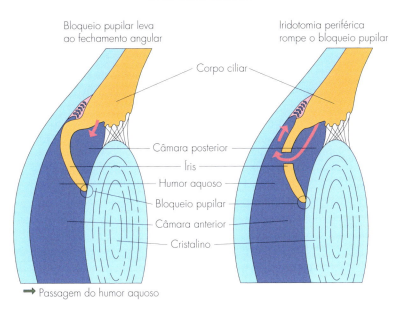

Fonte: Desenvolvida pela autoria do capítulo.

A isquemia associada à elevação abrupta de pressão leva ainda a necrose do epitélio do cristalino (opacidades subcapsulares chamadas *glaukomflecken*, com aspecto de leite derramado) e atrofia da íris e do músculo esfíncter da íris, com consequente deformação da área pupilar e dispersão de pigmento sobre as estruturas da câmara anterior, sinais que quando observados em um olho calmo sugerem crise prévia de fechamento angular agudo.

A maioria dessas crises é desencadeada em ambientes escuros, situação em que a íris torna-se semimidriática (dilatada), o que aumenta seu contato com o cristalino. Além do ambiente escuro, fatores como drogas (sistêmicas como anti-histamínicos ou anti-psicóticos, ou tópicas como os colírios midriáticos usados para exame) e estresse também podem causar a midríase de origem autonômica. Esse contato entre íris e cristalino impede a passagem do humor aquoso da câmara posterior (onde é produzido) para a anterior (por onde é drenado para fora do olho). Longos períodos na posição supina também podem predispor à crise, pela anteriorização do cristalino piorando o fechamento angular e aumentado o contato entre íris e cristalino. O acúmulo progressivo de humor aquoso na câmara posterior empurra a íris anteriormente, fechando ainda mais a via de drenagem do aquoso, criando um ciclo vicioso.

A reversão da crise é feita com colírios mióticos (a pilocarpina 2% de 30 em 30 minutos, reduzindo a frequência para 1 em 1 hora e depois para 6 em 6 horas), para fechar a pupila e restabelecer a circulação de humor aquoso para a câmara anterior; e colírios hipotensores para controle rápido da elevação da pressão intraocular. O uso de inibidor de anidrase carbônica via oral (acetazolamida 250 mg até de 6 em 6 horas se não houver contraindicações) e de agentes hiperosmolares por via endovenosa (manitol 20% 1,5 a 2 g/kg de peso a 3 a 5 mL/min, se não houver contraindicações) podem ser necessários para acelerar a redução pressórica, prevenindo a lesão glaucomatosa ao nervo óptico. Associa-se ainda corticosteroide tópico para controle da inflamação associada à isquemia (acetato de prednisolona de 2 em 2 horas nas primeiras 24 horas, seguido de redução gradual). A compressão da região central da córnea com a ponta do tonômetro de Goldmann pode ajudar a romper o bloqueio pupilar e restabelecer o fluxo de aquoso entre câmara posterior e anterior. Deve ser feita com o paciente em decúbito dorsal, por 10 segundos e repetida com intervalos de 10 segundos.

O fechamento da pupila, a redução da pressão intraocular e a melhora da dor são os principais sinais de melhora. O tratamento clínico controla e aborta a crise congestiva em 90% dos casos. Uma vez desfeito o mecanismo de bloqueio pupilar agudo, realiza-se uma iridectomia a *laser*, criando uma abertura na íris que permite a passagem direta do humor aquoso da câmara posterior para a anterior, prevenindo-se, portanto, uma nova crise. Em geral, esse procedimento também é realizado no olho contralateral, que costuma apresentar a mesma predisposição anatômica ao bloqueio pupilar. A demora na reversão da crise pode resultar na formação de sinéquias [adesões] posteriores, obstruindo permanentemente a via de drenagem do humor aquoso. O encaminhamento ao oftalmologista e o tratamento rápido, portanto, são essenciais para evitar as adesões e permitir o funcionamento da malha trabecular após a resolução da crise, caso contrário o fechamento permanente da via de escoamento do humor aquoso implicará em elevação permanente e importante da pressão intraocular.

Dentre os diagnósticos diferenciais do fechamento angular agudo primário, temos os quadros hipertensivos secundários, a uveíte hipertensiva, o glaucoma neovascular e os glaucomas facomórficos. O diagnóstico diferencial poderá ser feito na avaliação em lâmpada de fenda. Outros quadros de olho vermelho podem ser confundidos com o fechamento angular agudo, mas não cursam com elevação da pressão intraocular.

Ceratites infecciosas

Ceratites bacterianas

A ceratite bacteriana constitui uma causa importante de déficit visual, associando-se, com frequência, a situações de alterações nos mecanismos de defesa da córnea. Diagnóstico e tratamento imediatos podem limitar a perda de tecido, minimizar a cicatrização e reduzir a necessidade de cirurgia futura. *Neisseria gonorrhoeae* e *Haemophilus influenzae* são as duas bactérias capazes de invadir o epitélio corneano intacto. As demais bactérias somente são capazes de produzir ceratite após o comprometimento da integridade epitelial. *Pseudomonas sp.*, *Staphylococcus sp.* e *Streptococcus pneumoniae* são os agentes etiológicos mais frequentes. Na ceratite bacteriana associada ao mau uso de lentes de contato, a *Pseudomonas aeroginosa* é o agente causador mais comumente isolado. No quadro clínico inicial, tipicamente há história de traumatismo ocular, de doença corneana preexistente, de uso de lentes de contato ou uso de corticosteroide tópico. Sinais e sintomas incluem dor, lacrimejamento, fotofobia, diminuição de visão, edema palpebral, secreção purulenta e hiperemia conjuntival.

Ao exame oftalmológico do paciente com úlcera de córnea, os sinais são injeção conjuntival e perilímbica, defeito epitelial associado a infiltrado (Figura 7.11), e uveíte anterior com hipópio (Figura 7.12). A progressiva ulceração pode causar perfuração corneana e infecção intraocular (endoftalmite) bacteriana.

Figura 7.11. Úlcera de córnea bacteriana em botão de córnea transplantada. Observar a hiperemia conjuntival e perilímbica e o defeito epitelial associado a infiltrado corneano estromal.

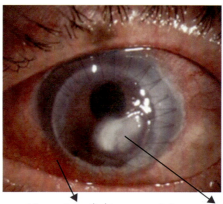

Hiperemia perilímbica — Defeito epitelial associado a infiltrado corneano

Fonte: Desenvolvida pela autoria do capítulo.

Figura 7.12. Úlcera de córnea bacteriana com hipópio.

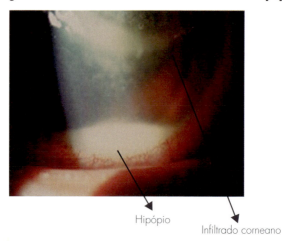

Hipópio — Infiltrado corneano

Fonte: Desenvolvida pela autoria do capítulo.

Antes de iniciar o tratamento, é imprescindível a coleta de material para citologia e cultura. O tratamento consiste, basicamente, na utilização de antibioticoterapia tópica efetiva contra um amplo espectro de bactérias Gram-positivas e Gram-negativas. Nas úlceras corneanas de menor gravidade (periféricas, superficiais e menores do que 2 mm), é instituída monoterapia com fluorquinolonas tópica a cada 1 hora (ciprofloxacina 0,3%, moxifloxacina 0,5% ou gatifloxacina 0,3%). Para úlceras graves (centrais, profundidade > 50% da espessura corneana, e maiores que 2 mm), o tratamento consiste na utilização de dois antibióticos tópicos em concentrações fortificadas para a cobertura de patógenos Gram-positivos e Gram-negativos, a cada 1 hora (cefazolina fortificada 5% e gentamicina fortificada 2%). O uso de antibioticoterapia sistêmica, em geral fluorquinolonas, está indicado nos casos com risco ou comprometimento escleral ou intraocular.

A terapêutica inicial só deve ser modificada na existência de resistência demonstrada em cultura do organismo ao esquema terapêutico. Durante o tratamento, é importante não confundir dificuldade de reepitelização da córnea por toxicidade medicamentosa com persistência da infecção.

Ceratites fúngicas

As ceratites fúngicas são raras, porém podem evoluir com efeitos devastadores. Os patógenos mais comuns são fungos filamentosos (*Aspergillus spp.* e *Fusarium spp.*) e *Candida albicans*. A ceratite causada por fungos filamentosos é mais prevalente nas áreas agrícolas e é, tipicamente, precedida por trauma ocular envolvendo matéria orgânica, como madeira e plantas. A ceratite por *Candida* ocorre, geralmente, em associação a doenças corneanas preexistentes ou em pacientes com comprometimento imunológico. Há associação entre a ceratite fúngica por *Fusarium sp.* e o uso inadequado de lentes de contato. Os sintomas mais comuns das ceratites fúngicas são sensação de corpo estranho, fotofobia, diminuição de acuidade visual e secreção.

Ao exame oftalmológico, há diversos achados inespecíficos como hiperemia conjuntival, defeitos epiteliais, reação de câmara anterior e edema corneano. Os achados específicos de infecção fúngica são infiltrados estromais com bordas mal definidas e margens hifadas (Figura 7.13), bordas elevadas, lesões satélites digitiformes, infiltrados imunes em anel, placa endotelial subjacente à úlcera e pigmentação acastanhada ou acinzentada. Antes de se iniciar a terapêutica, deve ser realizado raspado corneano para reduzir a quantidade de fungos e aumentar a penetração dos agentes antifúngicos, além do envio de amostra a laboratório para pesquisa e cultura de fungos. O tratamento é realizado com antifúngicos tópicos por tempo prolongado. Em fungos filamentosos, a terapia inicial é com natamicina a 5% tópica a cada 1 hora, podendo ser associados cetoconazol sistêmico 400 a 800 mg/dia ou miconazol subconjuntival 5 a 10 mg/dia. Em fungos leveduriformes, a terapia inicial é com anfotericina B tópica a 0,15% a cada 1 hora, podendo ser associados cetoconazol 400 a 800 mg/dia ou fluconazol 200 mg/dia sistêmicos ou miconazol subconjuntival 5 a 10 mg/dia. Em casos de progressão da doença apesar da terapia clínica, estão indicadas a ceratoplastia (transplante de córnea) penetrante ou recobrimento conjuntival.

Figura 7.13. Úlcera de córnea fúngica com hipópio. Notar o infiltrado corneano estromal com bordas mal definidas e margens hifadas.

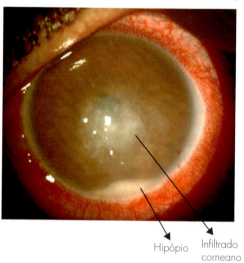

Fonte: Desenvolvida pela autoria do capítulo.

Ceratites virais

As ceratites virais representam um grupo de doenças causadas na sua grande maioria por vírus do grupo herpes. Entre os vírus desse grupo, a doença ocular é causada, em geral, pelo herpes *simplex* (VHS) ou pelo herpes varicela-zóster (HVZ).

Ceratite pelo vírus do herpes simplex *(VHS)*

A infecção ocular primária pelo VHS geralmente acomete crianças e pode estar associada a sintomas de virose sistêmica. Há o aparecimento de vesículas ao redor do olho com cicatrização em até 2 semanas. Quando ocorre acometimento ocular na infecção primária (relativamente incomum), a infecção manifesta-se como conjuntivite folicular aguda unilateral associada à linfadenopatia pré-auricular. A ceratite herpética pelo VHS pode manifestar-se como ceratite epitelial, ceratite estromal necrosante e endotelite disciforme.

A forma mais frequente de ceratite é a epitelial e pode ocorrer em qualquer faixa etária. A apresentação inclui desconforto ocular leve, lacrimejamento e turvação visual. Ao exame oftalmológico, manifesta-se por ceratite ponteada com posterior evolução para úlcera dendrítica (lesões lineares com ramificações de aspecto edemaciado característico – bulbos terminais) (Figura 7.14), com diminuição de sensibilidade corneana. As úlceras dendríticas coram-se com aplicação tópica de fluoresceína ou rosa bengala.

Figura 7.14. Ceratite herpética com úlcera dendrítica (lesões lineares com ramificações e bulbos terminais).

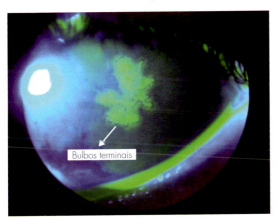

Fonte: Desenvolvida pela autoria do capítulo.

O tratamento inclui uso de agentes antivirais, com preferência pelo uso do aciclovir. Nos casos de infecção ocular primária, aplicação de aciclovir pomada a 3% sobre as lesões da pele (5 vezes/dia por 2 a 3 semanas). No tratamento da ceratite, deve ser ministrada pomada de aciclovir a 3% em fórnice conjuntival inferior (5 vezes/dia por 2 a 3 semanas). Na presença de irite, acrescentar o uso de cicloplégicos e, em casos graves e disseminados, considerar uso de terapia antiviral sistêmica (aciclovir via oral 200 a 400 mg, 5 vezes/dia durante 2 semanas).

Ceratite pelo herpes varicela-zóster

O herpes-zóster pode acometer o ramo oftálmico do nervo trigêmeo em até 15% dos casos. Essa condição recebe o nome de "herpes-zóster oftálmico", independentemente da presença ou não do envolvimento ocular. É importante notar se há envolvimento do nervo nasal externo (sinal de Hutchinson), que inerva a asa do nariz, pois nesses casos há maior chance de ocorrer complicações oculares pela doença. A doença ocular mais comum é a ceratite, dividida em epitelial aguda, numular e disciforme. No entanto, pode haver casos de conjuntivite, episclerite, esclerite, uveíte anterior, além de complicações neurológicas com sintomas oculares, como neurite óptica e paralisia de nervos cranianos (principalmente terceiro par – oculomotor).

O tratamento da doença ocular faz parte do tratamento da doença sistêmica (aciclovir via oral 800 mg 5 vezes/dia por 7 dias) associado ao uso de lubrificante tópico. O tratamento tópico com aciclovir pomada a 3% (5 vezes/dia por 2 semanas) é controverso e deve ser reservado em casos de maior gravidade.

Ceratite por Acanthamoeba

A *Acanthamoeba* é um protozoário de vida livre presente em praticamente todos os ambientes e altamente resistente a condições inóspitas (resiste a extremas condições de temperatura e pH, bem como ao cloro e a outros sistemas de desinfecção). Os usuários de lentes de contato estão sob maior risco, principalmente aqueles que frequentam piscinas sem a retirada das lentes.

A apresentação geralmente tem progressão lenta e a lesão inicial é semelhante à úlcera epitelial por herpes simples e confunde o diagnóstico. O quadro inclui visão turva, lacrimejamento, fotofobia e dor intensa desproporcional aos sinais clínicos. Dor desproporcional à lesão, infiltrado em forma de anel e história de uso de lentes de contato formam uma tríade muito sugestiva de ceratite por ameba. Achado característico da ceratite por Acanthamoeba é a ceratoneurite (infiltrados perineurais radiais). Alguns casos podem progredir com complicações como afilamento corneano (até perfuração), infecção secundária ou associada, esclerite, entre outras.

O diagnóstico pode ser realizado pelo isolamento da ameba em cultura a partir de material obtido por raspado corneano ou biópsia ou pela visualização dos cistos com auxílio da microscopia confocal *in vivo*. A doença é de difícil tratamento, que inclui a utilização de uma combinação de drogas amebicidas (propamidina 1%; hexamidina 1%) e cisticidas (biguanida 0,02%; clorexidine 0,02%) tópicos a cada 1 a 2 horas. Em certos casos, algum tipo de intervenção cirúrgica é necessária como opção terapêutica ou diagnóstica.

Outras causas de olho vermelho

Pterígio

Consiste no crescimento fibrovascular subepitelial em formato triangular, lembrando uma asa (do grego *ptérygos* = asa), que avança sobre a córnea (Figura 7.15). Tem como fator causal principal a exposição

Figura 7.15. Pterígio – crescimento fibrovascular subepitelial em forma triangular, que avança sobre a córnea.

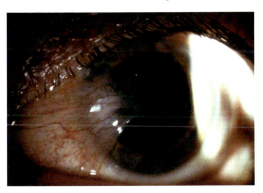

Fonte: Desenvolvida pela autoria do capítulo.

solar crônica (radiação ultravioleta). Os pacientes com pterígio referem, muitas vezes, quadros de irritação ocular crônica e episódios intermitentes de inflamação e olho vermelho. A presença do pterígio resulta em uma distribuição irregular do filme lacrimal na superfície corneana, que causa desconforto ocular.

O tratamento é feito com uso de lágrimas artificiais e, em alguns casos de inflamação importante, com colírios de esteroides fracos, por curto período de tempo. Conforme avança sobre a córnea, o pterígio pode induzir astigmatismo e, nos casos em que o eixo visual é comprometido, ou quando se deseja corrigir a parte estética, a abordagem cirúrgica é indicada.

Blefarite

É uma inflamação da margem palpebral (glândulas tarsais e cílios) de origem infecciosa ou não. O quadro clínico é caracterizado por olho vermelho, hiperemia da margem palpebral, crostas na base dos cílios (Figura 7.16), prurido, sensação de corpo estranho, lacrimejamento, fotofobia leve e ardor ocular. Geralmente é bilateral. O tratamento consiste em orientar limpeza palpebral diária com xampu neutro (infantil) diluído e uso de lágrimas artificiais.

Figura 7.16. Blefarite – inflamação da margem palpebral (glândulas tarsais e cílios), caracterizada por olho vermelho, hiperemia da margem palpebral e crostas na base dos cílios.

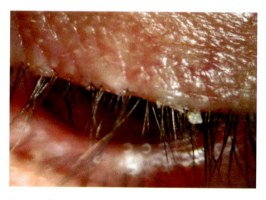

Fonte: Desenvolvida pela autoria do capítulo.

Autoavaliação

1. Paciente do sexo feminino, 30 anos, refere queixa de olho vermelho, associado à sensação de corpo estranho, à dor ocular, ao lacrimejamento e à diminuição de acuidade visual há 3 dias. Faz uso de lentes de contato. Nega trauma ou comorbidades clínicas. Diante desse quadro, assinale a alternativa que contém hipóteses diagnósticas possíveis e a conduta correta para o caso:

   a) Hiposfagma (hemorragia subconjuntival), conjuntivite bacteriana e fechamento angular agudo. Lágrimas artificiais e encaminhamento ambulatorial ao oftalmologista.

   b) Hiposfagma, uveíte e meibomite. Encaminhamento urgente ao oftalmologista.

   c) Ceratite, fechamento angular agudo e uveíte. Encaminhamento urgente ao oftalmologista.

   d) Hiposfagma, blefarite e pterígio. Encaminhamento ambulatorial ao oftalmologista.

2. Paciente do sexo masculino, 50 anos, trabalhador rural, natural e procedente de Itapetinga-BA. Quadro de lesão avermelhada que recobre a região nasal escleral de ambos os olhos se estendendo até próximo à região central corneana. Assinale a alternativa que contém um diagnóstico possível.

   a) Conjuntivite. Encaminhamento urgente ao oftalmologista.

   b) Catarata. Encaminhamento ambulatorial ao oftalmologista.

   c) Fechamento angular agudo. Encaminhamento urgente ao oftalmologista.

   d) Pterígio. Encaminhamento ambulatorial ao oftalmologista.

3. Os seguintes sinais e sintomas estão presentes na crise de fechamento angular agudo primário:

   a) olho vermelho, secreção purulenta, diminuição da acuidade visual, sensação de corpo estranho, pupila em semimidríase.

   b) olho vermelho, ausência de secreção, diminuição da acuidade visual, sensação de corpo estranho, pupila miótica.

c) olho vermelho, secreção mucoide, diminuição da acuidade visual, dor ocular, pupila miótica.

d) olho vermelho, ausência de secreção, diminuição da acuidade visual, intensa dor ocular, pupila em semimidríase.

4. Epidemiologicamente, o fechamento angular agudo primário ocorre com mais frequência em:

a) homens negros e de meia-idade.

b) mulheres brancas e jovens.

c) homens de origem asiática e jovens.

d) mulheres de origem asiática e de meia-idade.

5. Paciente de 80 anos é encaminhado ao pronto-socorro da Oftalmologia, com quadro de olho vermelho há 1 dia. Nega dor, baixa de acuidade visual ou história de trauma. Refere que trata irregularmente hipertensão arterial sistêmica (HAS) e diabetes *mellitus* (DM), além disso, é usuário de ácido acetil-salicílico. Ao exame oftalmológico, constatamos sangramento sob a conjuntiva nasal de olho direito.

Qual o diagnóstico e conduta?

a) Uveíte anterior; colírios de corticosteroide e midriático.

b) Hiposfagma; avaliação da pressão arterial e orientações.

c) Esclerite; anti-inflamatório não hormonal via oral e colírio de corticosteroide.

d) Hiposfagma; colírio de corticosteroide e orientações.

6. Entre os quadros a seguir, qual necessita de avaliação oftalmológica urgente?

a) Olho vermelho associado a lacrimejamento, sem baixa de visão, sem dor.

b) Sensação de areia e coceira nos olhos há 3 meses.

c) Pós-operatório de catarata recente, com baixa de acuidade visual e dor.

d) Hemorragia subconjuntival, sem dor ou baixa de visão.

7. Assinale a alternativa que contém os sinais e sintomas da úlcera de córnea:

a) Dor intensa, fotofobia, baixa de visão, hiperemia pericerática.

b) Dor leve, sem baixa de visão, hiperemia difusa.

c) Hiperemia localizada, baixa de visão leve, hifema e reação de câmara anterior.

d) Hemorragia subconjuntival, sem dor ou baixa de visão.

Referências bibliográficas

Cronau H, Kankanala RR, Mauger T. Diagnosis and Management of Red Eye in Primary Care. Am Fam Physician. 2010;81(2):137-144.

Gilani CJ, Yang A, Yonkers M, Boysen-Osborn M. Differentiating Urgent and Emergent Causes of Acute Red Eye for the Emergency Physician. West J Emerg Med. 2017;18(3)509-517.

Santo RM. Diagnóstico diferencial do olho vermelho. In: Oftalmologia. Graziano RM, Polati M, Crestana ABSU (coordenadores). Barueri: Manole, 2013. p. 411- 413. Coleção Pediatria do Instituto da Criança do Hospital das Clínicas da FMUSP, v. 24/ Schvartsman BGS, Maluf Jr PT (eds).

Respostas da autoavaliação

1. c; 2. d; 3. d; 4. d; 5. b; 6. c; 7. a

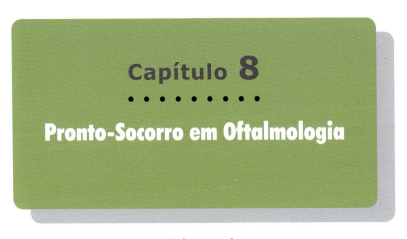

Capítulo 8
Pronto-Socorro em Oftalmologia

Pedro Carricondo

Introdução

O pronto-socorro de Oftalmologia representa uma importante parcela do atendimento nos serviços especializados em emergência. No Hospital das Clínicas da Faculdade de Medicina da Universidade de São Paulo (HC-FMUSP), representa entre 13 e 15% do total de atendimentos.

As causas mais frequentes de procura por atendimento oftalmológico no pronto-socorro são:
- » olho vermelho;
- » dor ocular;
- » baixa súbita da acuidade visual;
- » traumas oculares;
- » queimaduras oculares;
- » diplopia.

Olho vermelho

Pela sua importância, variedade e prevalência, essa entidade será discutida em um capítulo à parte (Capítulo 7 – Síndrome do Olho Vermelho). Serão citadas brevemente as principais causas de olho vermelho e apresentado organograma para referência rápida quanto à possível causa (Figura 8.1).

As principais causas de olho vermelho são:
- » hiposfagma;
- » conjuntivites;
- » blefarites;
- » entrópio/ectrópio;
- » triquíase;
- » ceratites/úlcera de córnea;
- » esclerites/episclerites;
- » pterígio/pinguécula;
- » corpo estranho;
- » olho seco;
- » glaucoma agudo;
- » uveíte;
- » celulite orbitária.

Figura 8.1. Organograma para diagnóstico diferencial do olho vermelho.

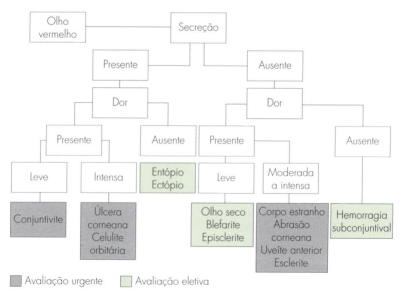

Fonte: Desenvolvida pela autoria do capítulo.

Dor ocular

O paciente queixa-se de dor em várias situações e por diversas causas. Algumas situações podem ser interpretadas como dor, por exemplo: prurido intenso; sensação de corpo estranho; ardor; cefaleia; astenopia; e até diplopia. Dentro de cada situação, serão discutidas a ocorrência de dor e as suas respectivas características. Na anamnese da dor ocular, devem ser levados em consideração:

- » tipo;
- » duração;
- » intensidade;
- » periodicidade;
- » fatores de melhora;
- » fatores de piora;
- » fatores desencadeantes;
- » fatores acompanhantes;
- » alteração de função;
- » melhora com medicação.

Baixa súbita da acuidade visual

Perda súbita de visão

Queixa muito frequente no pronto-socorro de oftalmologia, a perda súbita de visão tem um amplo espectro de causas, tanto sistêmicas quanto oftalmológicas, com graus variados de gravidade. A anamnese e o exame físico são fundamentais no diagnóstico diferencial.

Nesta seção, as principais causas aparecem resumidas, com um guia prático para o diagnóstico correto. O assunto é abordado em capítulo específico (Figura 8.2).

Traumas oculares

Os traumas oculares representam importante capítulo dentro da Oftalmologia. Têm grande importância por vitimarem, na sua maioria, indivíduos jovens, em idade produtiva, representando grande prejuízo para o país. Nos Estados Unidos, são computados 2 milhões de casos de trauma todo ano. Como o tratamento inicial do trauma ocular pode ser o diferencial para o prognóstico da lesão desses pacientes, é fundamental que o primeiro atendimento seja realizado de maneira correta.

Figura 8.2. Organograma para diagnóstico de baixa súbita de visão.

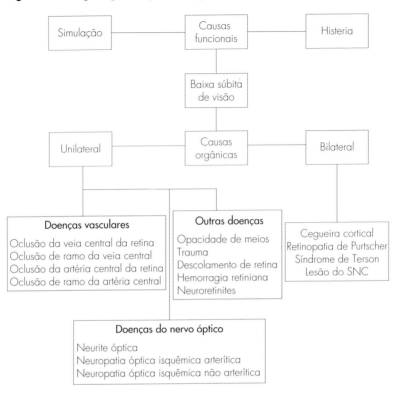

Fonte: Desenvolvida pela autoria do capítulo.

Trauma contuso

Os traumas contusos podem variar desde lesões leves, acarretando apenas hemorragia subconjuntival ou hematoma palpebral, até lesões graves, com explosão do globo ocular.

Quando há história de trauma e o paciente apresenta dor ocular, baixa de visão ou alteração de reflexos fotomotores, é necessário o encaminhamento do paciente ao oftalmologia para avaliação de urgência.

Apresentaremos a seguir as principais manifestações de lesões por trauma contuso.

» **Hemorragia subconjuntival ou hiposfagma (Figura 8.3):** causado por traumas de intensidade variável, que podem, ocasionalmente, passar despercebidos pelo paciente. Por ter uma aparência por vezes dramática, o paciente procura atendimento imediatamente. Se não há lesão de outras estruturas, não há alterações da acuidade visual. A hemorragia subconjuntival dificilmente está associada a condições sistêmicas. Formas de manobra de Valsalva podem ocasionar seu aparecimento (p. ex., tosse; vômito; e constipação intestinal). É comum o paciente ser referenciado por suspeita de quadro hipertensivo, que raramente está associado a esta manifestação. Investigação é necessária quando há repetição do quadro.

Figura 8.3. Hiposfagma.

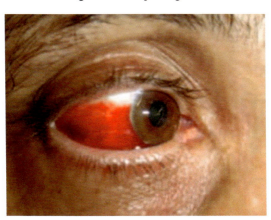

Fonte: Desenvolvida pela autoria do capítulo.

» **Fratura orbitária (Figura 8.4):** as paredes ósseas da órbita protegem o olho de traumas diretos. As fraturas ocorrem com maior frequência nas paredes inferior e medial, que são mais frágeis. São sinais de fratura, entre outros: dor à palpação do rebordo; enoftalmo; alteração da motilidade; diplopia; hematoma periocular; enfisema subcutâneo com crepitação; e epistaxe. A visão deve ser avaliada para descartar lesões do globo ocular ou do nervo óptico.

Figura 8.4. Representação esquemática de uma fratura de órbita.

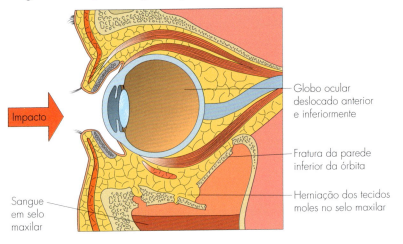

Fonte: Desenvolvida pela autoria do capítulo.

» **Lesões corneanas:** traumas contusos podem resultar em abrasões, edema, ruptura da membrana de Descemet e lacerações corneoesclerais, geralmente na região do limbo, que podem resultar em baixa de visão, lacrimejamento, fotofobia e dor.
» **Lesões pupilares:** midríase pode ocorrer por rotura do esfíncter da íris ou lesões do III nervo craniano. Pode haver ainda midríase secundária à lesão de nervo óptico ou retiniana extensa.
» **Uveíte traumática:** o trauma pode causar o aparecimento de reação inflamatória no segmento anterior, com irite ou iridociclite, com quebra da barreira hemato-ocular. Aparece hiperemia pericerática, acompanhada de dor, fotofobia e ocasionalmente baixa da acuidade visual. Seu reconhecimento é importante por necessitar de tratamento, já que pode acarretar todas as complicações reconhecidas nesses processos inflamatórios, como sinéquias, glaucoma e catarata, entre outros.

Uveíte traumática é geralmente associada à reação de câmara discreta e redução da pressão intraocular. Em casos de disfunção trabecular, a pressão intraocular pode aumentar. O tratamento consiste em cicloplégicos e corticosteroides.

» **Hifema traumático:** pode ocorrer hemorragia no segmento anterior, que é reconhecida como um nível de sangue na câmara anterior. Por ser sinal de trauma de maior intensidade, exige avaliação especializada (Figura 8.5).

Figura 8.5. Hifema traumático.

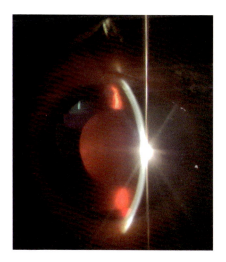

Fonte: Desenvolvida pela autoria do capítulo.

O trauma ocular contuso causa um deslocamento do diafragma iridocristaliniano e uma expansão escleral no plano equatorial, que pode resultar no rompimento do círculo arterial da íris, dos ramos arteriais do corpo ciliar ou das artérias e veias da coroide. Na apresentação, mais de 50% dos hifemas ocupam menos de um terço da altura da câmara anterior. Menos de 10% são totais. O prognóstico é bom em casos não complicados e não depende apenas do tamanho do hifema. Mesmo os hifemas totais podem resolver-se sem sequelas apesar das complicações secundárias que eles produzem. A presença do hifema por si só é sinal de um trauma de alta intensidade, podendo haver lesões de outras porções do olho. É necessário cuidado especial em casos de hifema em crianças negras pela possibilidade de este ser causado por anemia falciforme. Quando houver suspeita, deve-se realizar a eletroforese de hemoglobina.

Uma grande preocupação nos casos de hifema traumático é o risco de ressangramento. As complicações associadas à hemorragia secundária incluem glaucoma, atrofia óptica e impregnação endotelial da córnea. A taxa de ressangramento varia de 3 a 30%. O ressangramento pode complicar qualquer hifema e ocorre com maior frequência em 2 a 5 dias após o trauma. Estudos recentes mostram que o ressangramento está diretamente relacionado a um prognóstico visual ruim. Aproximadamente 50% dos ressangramentos estão associados ao aumento da pressão intraocular (PIO), que, combinados à disfunção endotelial, predispõem à impregnação do endotélio da córnea. Essa impregnação pode perdurar anos, diminuindo a visão. Nas crianças pequenas, poderá resultar em ambliopia. O desaparecimento ocorre de forma centrípeta, iniciando-se na periferia da córnea.

Abordagem avançada

» **Manejo:** o objetivo do tratamento é diminuir a chance de ressangramento, controlar a PIO e evitar a impregnação da córnea.

Repouso absoluto e reavaliações frequentes dos pacientes são necessários. Internação pode ser uma alternativa para pacientes que não têm condições de retornarem com frequência ou quando há suspeita de que não haverá colaboração do paciente quanto ao repouso.

Corticosteroide tópico tem benefício nos casos com reação de câmara concomitante. Betabloqueadores, alfa-agonistas e inibidores da anidrase carbônica são os escolhidos para redução da PIO. Para a utilização dos inibidores da anidrase, deve-se descartar a possibilidade de traço ou de anemia falciforme, causa frequente de hifema em crianças negras, pela possiblidade de indução de crise falcêmica secundária à acidose metabólica.

O uso de agentes antifibrinolíticos como o acido aminocapróico (Amicar) vem sendo proposto para a redução da incidência de ressangramento. É utilizado na dose 30 mg/kg por dia, e um recente estudo randomizado nos Estados Unidos mostrou uma taxa de ressangramento de 7,1% contra uma taxa de 22 a 30% em indivíduos não tratados. Nas populações predominantemente brancas, a redução do ressangramento é de 4,1 a 5,4%. Os efeitos colaterais são náuseas, vômitos, hipotensão postural, espasmo muscular, sufusão conjuntival, sangramento nasal, *rash* cutâneo, prurido, dispneia, toxemia e arritmia. Por esses efeitos, deve-se monitorar o paciente, especialmente os mais idosos.

» **Cirurgia:** pode ser necessária para prevenir atrofia óptica e impregnação. O momento de indicação é controverso, porém é mandatória intervenção imediata assim que os primeiros sinais de impregnação surgirem. Pacientes com neuropatia pregressa ou hemoglobinopatias requerem intervenção precoce (PIO > 25 mmHg nas primeiras 24 horas ou elevações transitórias > 30 mmHg).

Em resumo, a intervenção cirúrgica no hifema traumático pode ser indicada:

» para prevenir neuropatia óptica – PIO > 50 mmHg por 5 dias ou > 35 mmHg por 7 dias;
» para prevenir impregnação da córnea – PIO > 25 mmHg por 6 dias ou qualquer sinal precoce impregnação;
» prevenir sinéquia periférica anterior – qualquer hifema com mais de 5 dias de duração;
» quando houver hifema total, utiliza-se como parâmetro para indicação da cirurgia: PIO > 60 mmHg por 3 dias ou PIO > 50 mmHg por 3 dias ou PIO > 35 mmHg por 5 dias ou PIO > 25 mmHg por 7 dias.

» **Deslocamento do cristalino:** o cristalino pode ser deslocado por traumas intensos, culminando na baixa de visão secundária. Ocorre em lesões de alta energia, geralmente associadas a outras lesões oculares (Figura 8.6).
» **Hemorragia vítrea:** à semelhança do sangramento que ocorre no segmento anterior, a porção posterior do olho pode ser acometida em lesões de maior intensidade. Pode acompanhar outras lesões do segmento posterior, como descolamento de retina e explosão do globo ocular.
» **Rotura do globo ocular:** decorrente de lesões de alta intensidade, apresentam-se como quadro de baixa visual aguda, hipotonia, dor importante, hemorragia subconjuntival intensa, necessitando de correção cirúrgica de urgência.

Figura 8.6. Deslocamento de cristalino.

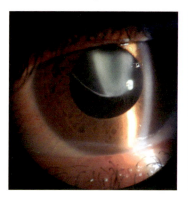 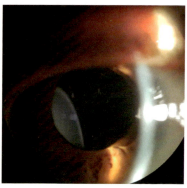

Fonte: Desenvolvida pela autoria do capítulo.

Traumas não perfurantes

» **Laceração conjuntival:** lesão da conjuntiva, resultando em hemorragia externa ou subconjuntival. Deve-se descartar lesões de estruturas subjacentes. Se houver suspeita de perfuração, deve-se realizar a exploração cirúrgica do ferimento. A lesão da conjuntiva por si só não acarreta maiores complicações nem necessita de intervenção.

Se na lâmpada de fenda permanecer qualquer dúvida quanto à possível perfuração ocular, o ferimento deve ser explorado na sala cirúrgica.

Em geral, as lacerações conjuntivais não requerem sutura. Utiliza-se antibioticoterapia profilática e lubrificantes para aliviar os sintomas.

» **Corpo estranho conjuntival:** é mais bem observado no exame à lâmpada de fenda, porém é possível reconhecê-lo a olho nu. Pode se alojar no fundo de saco inferior ou na superfície conjuntival abaixo das pálpebras (Figura 8.7). É imperativo everter a pálpebra superior para examinar o tarso em caso de história que sugere presença de corpo estranho. Após a eversão do tarso, irrigação copiosa deve ser realizada.

Figura 8.7. Corpo estranho subconjuntival.

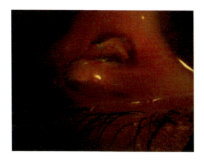
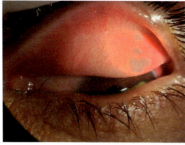

Fonte: Desenvolvida pela autoria do capítulo.

Instilação de fluoresceína deve ser realizada para identificar abrasões finas e lineares verticais que são típicas da presença de corpo estranho na pálpebra superior. Se houver lesão corneana, utilizar antibiótico profilático e lubrificante.

» **Corpo estranho de córnea:** importante causa de trauma ocupacional, motiva muitos atendimentos oftalmológicos em serviço de emergência pela dificuldade de remoção sem a utilização de lâmpada de fenda. Pode-se tentar a irrigação, mas quando o corpo estranho permanece aderido, o paciente deve ser encaminhado ao especialista. É identificado mais facilmente no exame da lâmpada de fenda. Após a remoção do corpo estranho, deve-se avaliar o grau de penetração na córnea. Se há uma extensão até a câmara anterior presente ou suspeita, o corpo estranho deve ser removido em uma sala cirúrgica. Se após a remoção de um corpo estranho profundo, ocorrer extravasamento de humor aquoso, o uso de lentes de contato ou o reparo cirúrgico devem ser providenciados. Qualquer fragmento superficial encontrado deve ser removido, porém os muito profundos e embebidos geralmente são inertes e podem ser mantidos no local. Cuidadosa gonioscopia deve ser realizada para localizar pequenos fragmentos na íris e no ângulo da câmara anterior. Após a remoção de fragmento metálico da córnea, um anel marrom-alaranjado permanece, devendo ser removido o máximo possível para evitar inflamação e defeito epitelial persistentes. Ulceração corneana é uma rara complicação. Cicloplégicos e antibioticoterapia são recomendáveis. O uso de lubrificantes reduz o desconforto. Não deve ser realizada a oclusão sempre que se suspeitar de infecção secundária.

Grande parte dos casos de corpo estranho de córnea que chegam ao pronto-socorro se origina de acidentes ocupacionais, fazendo parte obrigatória do atendimento a conscientização do paciente quanto à necessidade da utilização de protetores oculares no trabalho.

» **Abrasão de córnea:** geralmente associada à dor imediata, à sensação de corpo estranho, ao lacrimejamento e ao desconforto decorrentes da perda do epitélio da córnea e consequente exposição das terminações nervosas. Podem ser causada por unha, borda de papel, uso excessivo ou incorreto de lentes de contato.
Infecção por herpes deve ser sempre excluída. O exame de lâmpada de fenda determina a presença, extensão e profundidade do defeito corneano. É muito importante distinguir en tre uma abrasão de córnea, que geralmente é epitelial, de bordas bem definidas com pouca ou ausência de inflamação, de uma úlcera de córnea. É importante everter a pálpebra para examinar o fundo de saco. Pequenas abrasões podem ser conduzidas com antibióticos tópicos ou somente pomadas, já as abrasões extensas geralmente requerem antibióticos tópicos, cicloplégicos e oclusão. Este último é contraindicado em abrasões causadas por lente de contato, por favorecer infecção. Casos de desepitelização em usuários de lentes de contato devem sempre ser conduzidos com antibiótico, preferencialmente colírio fluorquinolona ou tobramincina pela sua excelente ação contra pseudomonas, o principal agente infeccioso nesses casos. Abrasões causadas por materiais orgânicos requerem acompanhamento rigoroso para monitorar infecção.
» **Laceração de pálpebra:** lesão que pode ser resolvida em pronto-socorro geral, desde que se conheça a técnica correta de sutura e se saiba descartar lesão do globo ocular. Para tanto, é obrigatória a busca por sinais de perfuração ocular antes de iniciar a sutura. Para realização da sutura, deve-se seguir os pontos de reparo e os planos da pálpebra: linha cinzenta (transição entre a pele e a conjuntiva), linha dos cílios, tarso, plano muscular e pele (Figura 8.8).

Figura 8.8. Extensa lesão de face, com acometimento palpebral.

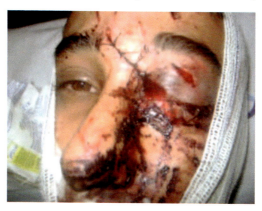

Fonte: Desenvolvida pela autoria do capítulo.

- » **Laceração de via lacrimal:** lesões de canto medial necessitam de avaliação de vias lacrimais. Deve-se encaminhar ao oftalmologista, que realizará avaliação na lâmpada de fenda, sondagem e irrigação das vias lacrimais.
- » **Hemorragia retrobulbar:** pode ocorrer em consequência de diversos tipos de traumas orbitários e constitui emergência oftalmológica quando provoca aumento importante da pressão orbitária com consequente isquemia do globo ocular. O tratamento visa diminuir a tensão intraorbitária, por meio de cantotomia e uso de substâncias hiperosmóticas.

Trauma perfurante ou penetrante

- » **Atendimento inicial:** pacientes traumatizados, antes do encaminhamento ao oftalmologista, devem passar por avaliação geral e somente após estabilização do quadro devem ser referenciados. No ATLS (*Advanced Trauma Life Support*), a avaliação do aparelho visual está na letra D do ABCDE (*Airways, Breathing, Cardiologic system, Disabilities, Exposure*).
- » **História:** uma história detalhada deve ser realizada. A história da natureza da lesão pode nos fornecer fatores predisponentes para a perfuração ocular como ausência de proteção ocular, velocidade

do projétil, composição metálica e alta energia de impacto no globo. A história pregressa ocular e sistêmica também é de fundamental importância para o reconhecimento de lesões preexistentes e prognóstico.

» **Exame geral:** a cuidadosa avaliação dos olhos e dos anexos permite o reconhecimento de lesões oculares ou sua suspeita. A proteção ocular e o encaminhamento correto podem salvar a visão do paciente.

A avaliação do olho deve iniciar-se pela medida da acuidade visual, dos reflexos fotomotores e pela inspeção.

Alterações da acuidade visual e dos reflexos fotomotores implicam avaliação oftalmológica. Na inspeção, devemos observar:

» tonicidade do olho, diminuída em casos de perfuração;
» presença de lesões corneanas ou esclerais;
» extrusão de conteúdo ocular (íris ou coroide);
» desvios ou alterações da forma da pupila;
» assimetria de profundidade de câmara;
» deformidades do globo;
» hiposfagma denso.

Se algum desses sinais for detectado, deve-se realizar a proteção ocular com curativo oclusivo não compressivo, preferencialmente com protetor de plástico rígido ou com, por exemplo, copinho de café.

Não devemos utilizar medicações tópicas, tanto colírios como pomadas, nem realizar limpeza do globo em caso de suspeita de perfuração. Quando a lesão for causada por material contaminado, deve-se realizar a profilaxia antitetânica e iniciar antibioticoterapia sistêmica.

Exame oftalmológico

Um exame oftalmológico completo e minucioso deve ser realizado. Todo o exame deve estar bem documentado, com atenção para o registro dos achados tanto para fins médicos como para fins legais. O exame deve ser iniciado, se possível, pela medida da acuidade visual, a qual é o principal preditor da acuidade visual final de olhos traumatizados. Infelizmente, esta medida não é possível em indivíduos não contactuantes, desorientados ou em crianças pequenas. Em seguida, o reflexo pupilar deve ser testado.

Com iluminação externa, podemos realizar uma atenta avaliação, além de observar o formato da pupila. Essa avaliação inicial é de extrema importância, inclusive para planejar os passos seguintes do exame.

Na biomicroscopia, deve-se procurar lacerações de córnea, presença de tecido intraoculares expostos, perda de conteúdo intraocular. Se houver suspeita importante de perfuração, não utilizar colírios. Se houver necessidade, deve ser utilizado um colírio estéril, sem conservante e novo (Figura 8.9).

Figura 8.9. Esquema de sutura de borda palpebral.

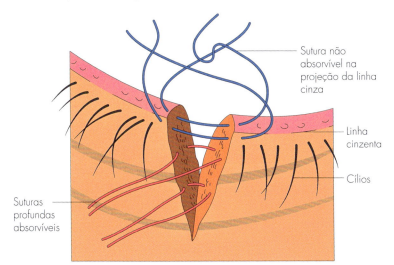

Fonte: Desenvolvida pela autoria do capítulo.

Algumas alterações são sugestivas de perfuração ocular (Figura 8.10):
» laceração profunda de pálpebras;
» defeito de íris;
» desvio da pupila;
» quemose orbitária;
» hipotonia;
» hemorragia e laceração de conjuntiva;

- » defeito na cápsula do cristalino;
- » adesão focal íris-córnea;
- » catarata aguda;
- » rotura ou hemorragia de retina;
- » câmara anterior rasa.

Outras são sinais diagnósticos de perfuração ocular:
- » exposição de úvea, vítreo e retina;
- » extravazamento de conteúdo intraocular;
- » sinal de Seidel positivo;
- » corpo estranho intraocular (CEIO) observado ao exame de imagem.

Figura 8.10. Perfuração ocular.

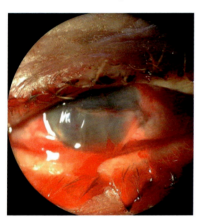
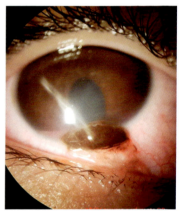

Fonte: Desenvolvida pela autoria do capítulo.

A solicitação de exames complementares tais como tomografia computadorizada, radiografia e ecografia são úteis para avaliar extensão do dano orbitário, descolamento de retina e presença de CEIO, devendo ser utilizados sempre que necessários.
- » **Conduta pré-operatória:** quando o reparo cirúrgico for necessário, o ideal é realizá-lo o mais rapidamente possível, apesar de, aparentemente, não haver diferença no prognóstico se a cirurgia for realizada em até 36 horas.

O pronto reparo pode minimizar diversas complicações tais como dor, prolapso de estruturas intraoculares, hemorragia supracoróidea, contaminação bacteriana, migração epitelial e catarata.

Enquanto o procedimento cirúrgico não é realizado, deve-se aplicar um curativo não compressivo. Nos casos de alto risco de contaminação, iniciar antibioticoterapia venosa (levofloxacino 500 mg, uma vez ao dia, via endovenosa [EV]), profilaxia antitetânica e solicitar avaliação pré-anestésica. Ferimentos com presença de CEIO contaminado por terra requerem atenção para o risco de endoftalmite por *Bacillus,* que pode resultar na destruição ocular em 24 horas. Portanto, terapia intravítrea ou endovenosa com antibióticos efetivos contra esse agente, tais como clindamicina ou vancomicina, deve ser realizada. Quinolonas de 4ª geração por via oral também podem ser uma alternativa, já que apresentam boa penetração ocular. O reparo cirúrgico deve ser imediato nesses casos, incluindo vitrectomia se houver qualquer suspeita de infecção.

Alguns traumas penetrantes são tão pequenos que não trazem repercussão para o meio intraocular. São chamadas "lesões autosselantes". Esses casos podem ser apenas observados e mantidos com antibioticoterapia tópica. Se um ferimento corneano está vazando, porém, a câmara mantém-se formada, pode-se optar por tratar com supressores da produção do humor aquoso tópico ou com lente de contato terapêutica. Se essa conduta conservadora falhar em 3 dias, pode-se optar por cola de cianocrilato ou sutura.

Abordagem avançada

Reparo cirúrgico

O objetivo principal da cirurgia é restaurar a integridade do globo ocular, denominado "controle de dano". O segundo objetivo é restaurar a visão por meio da reparação dos danos externos e internos do olho, que pode não ser obtido no primeiro tempo. Se o prognóstico desse paciente é muito sombrio, lembrando-se do risco de oftalmia simpática, deve-se propor a evisceração do globo. A evisceração primária do olho deve ser realizada somente se a lesão for tão severa e a restauração da anatomia do olho tornar-se inviável. O ideal é que o procedimento seja realizado em até 14 dias.

A anestesia retrobulbar nos pacientes com trauma perfurante deve ser evitada pelo risco de aumento súbito da PIO e aumento do dano ocular. A anestesia normalmente é geral com agentes não despolarizantes musculares.

Passos no reparo de um perfurante corneoescleral

1. Anestesia geral.
2. Irrigação abundante e remoção de corpos estranhos presentes na superfície.
3. Remover fibrina e avaliar a viabilidade do tecido uveal exposto.
4. Excisar tecido necrótico exposto, especialmente íris.
5. Excisão do vítreo exposto anteriormente, de fragmentos de lente e de corpos estranhos transcorneanos.
6. Reposicionamento da úvea e da retina expostas anteriormente.
7. Fechamento do componente de laceração corneana primeiramente no limbo.
8. Completar o fechamento corneano (nylon 10-0), seguindo pontos de reparo.
9. Peritomia que for necessária para explorar a esclera.
10. Retirar o vítreo exposto posteriormente.
11. Retirar a úvea e a retina expostas posteriormente;
12. Fechar o componente escleral (vicryl 8-0 ou nylon 10-0).
13. Fechamento de conjuntiva.
14. Reforma da câmara anterior e, se possível, aspiração.
15. Corticosteroide e antibióticos subconjuntivais.

Não se devem suturar músculos retos com um globo aberto. O reparo de lesões nos anexos, como pálpebras, não deve ser realizado antes, e sim logo ao final da sutura do perfurante, pois pode ensejar o aumento de pressão no globo e diminuir a exposição do globo perfurado. Ao excisar o vítreo exposto anteriormente, deve-se tomar cuidado para não causar tração.

O reposicionamento da retina e da úvea expostas anteriormente deve ser realizado com ajuda de um viscoelástico para reformar a câmara anterior e reposicioná-la com a técnica de varredura por meio de uma incisão limbar. Somente nos casos de nítida necrose de úvea exposta, esta deve ser excisada.

Quando a anatomia da ferida permite, deve-se optar por um fechamento respeitando a topografia da córnea. Desse modo, suturas mais largas e longas são utilizadas na periferia para aplanar enquanto, centralmente, as suturas devem ser menores para aumentar a curvatura da córnea nesse local. A profundidade da sutura é de, aproximadamente, 90% do tecido corneano.

Se uma laceração se estende por baixo de um músculo extraocular, este deve ser removido de sua inserção e reinserido após o reparo. Nenhuma tentativa deve ser feita para suturar músculos retos com um globo aberto. Lacerações muito posteriores, por se encontrarem protegidas pela órbita, não devem ser abordadas. Ao final da cirurgia, se houver lesão comprometendo vítreo por material contaminado, antibióticos intravítreos (vancomicina e ceftazidime ou amicacina) devem ser injetados.

Após o reparo primário, avaliar se há indicação de uma segunda intervenção visando

» remoção de CEIO;
» reparo de íris;
» cirurgia de catarata com lente intraocular;
» vitrectomia posterior ou anterior;
» crioterapia ou laserterapia para rotura de retina.

Conduta pós-operatória

Após o reparo do ferimento perfurante, a terapia é direcionada para a prevenção de infecção, combate à inflamação, controle da PIO e alívio da dor. Antibióticos endovenosos são continuados por 3 a 5 dias e tópicos por 7 dias. As suturas corneanas que não cederem nos primeiros 3 meses devem ser removidas uma a uma nos próximos meses. Fibrose e vascularização são sinais de que é possível removê-las com segurança.

Obviamente, o olho traumatizado está em risco para descolamento de retina e essa avaliação deve ser rigorosa e frequente. Se houver opacidade dos meios, utilizar a ecografia. Se for possível, realizar mapeamento da retina. Para se obter a melhor acuidade visual possível, todas as possibilidades devem ser esgotadas: refração; utilização de lentes de contato, especialmente as rígidas; implante de lente intraocular; entre outras. Em crianças com risco de ambliopia e perda da fusão, a reabilitação visual não pode ser postergada.

Queimaduras oculares

Por sua gravidade e pela necessidade de medidas imediatas por parte de quem presta o primeiro atendimento, independentemente de sua especialidade ou formação, as queimaduras ocupam um capítulo à parte do trauma ocular.

Queimaduras causadas por radiação e temperatura

Queimaduras térmicas

Queimaduras diretas do globo ocular são raras graças ao reflexo de fechamento palpebral. O mais comum é a observação de lesões palpebrais. Se houver suspeita de corpo estranho ou lesão direta do globo, é necessário o encaminhamento.

Calor

A maior parte dos danos térmicos ocorre quando metal quente entra em contato com a córnea. Em geral, o que se observa é queimadura da pálpebra, com perda dos cílios. Em casos de explosão, não esquecer a possibilidade da presença de corpo estranho tanto na superfície como no meio intraocular.

O calor é o maior indutor de inflamação e expressão de protease estromal e pode culminar na destruição do colágeno, principal componente do estroma corneano, com consequente risco de perfuração ocular. Os principais objetivos da terapia de queimaduras causados pelo calor são:

» Aliviar o desconforto.
» Prevenir a inflamação secundária, ulceração e perfuração da córnea ou exposição causada pelo dano palpebral.
» Minimizar a formação de escara palpebral com resultante má função palpebral.

Um agente cicloplégico pode ajudar a aliviar o desconforto do espasmo ciliar secundário ou da iridociclite. Antibioticoterapia profilática (geralmente tópica e ocasionalmente sistêmica) pode ajudar a prevenir a infecção das pálpebras queimadas e/ou reduzir as chances de úlcera de córnea infectada. O debridamento de tecidos granulados e desvitalizados, enxertos de pele e tarsorrafia ajudam a minimizar a escarificação das pálpebras e do ectrópio.

Refrigeração

Este tipo de lesão praticamente não é encontrado em nosso meio. Edema temporário de córnea induzido pelo frio tem sido relatado na literatura, especialmente em indivíduos com doença de Raynaud. Não é necessário nenhum tratamento específico, com regressão do quadro após algum tempo.

Queimadura fotoelétrica

O epitélio corneano é altamente susceptível ao dano da radiação UV. Sintomas ocorrem poucas horas após a exposição. Apesar de muito dolorosa, essa condição é geralmente autolimitada e a córnea é reepitelizada em 24 horas (Figura 8.11). A causa mais comum de dano pela radiação ultravioleta é a exposição prolongada e sem proteção à solda elétrica ou ao sol. O tratamento consiste em lubrificação ou curativo oclusivo compressivo.

Figura 8.11. Ceratite *puntata* por exposição fotoelétrica.

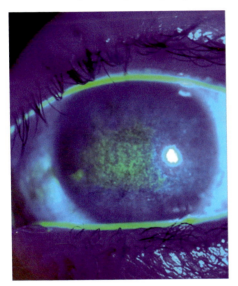

Fonte: Desenvolvida pela autoria do capítulo.

Radiação ionizante

A lesão aguda é muito rara em nosso meio, podendo ocorrer nos casos de acidentes com radioisótopos e em explosões. Em geral, a lesão ocorre muito mais pelo calor liberado do que pela radiação. Quando há lesão, geralmente é decorrente de doses repetitivas, cumulativas, que afetam sobretudo o epitélio corneano e o limbo, onde a taxa de mitose é mais intensa e pode ser afetada por esse tipo de radiação. Doses altas podem ensejar a formação de catarata e a retinopatia isquêmica. O tratamento geralmente é feito com lubrificantes e em casos graves pode haver necessidade de transplantes (limbo ou córnea), laserterapia (retinopatia) e cirurgia de catarata.

Queimaduras químicas

O trauma químico do segmento anterior do olho é um problema comum. Pode variar em gravidade: desde uma leve irritação (Figura 8.12A) até a completa destruição do epitélio corneano, opacificação corneana (Figura 8.12B), perda da visão e consequentemente perda do globo ocular. O material irritante pode estar em forma de líquido, sólido, pó, misto ou vapor. Boa parte dos traumas domésticos e, especialmente, nas crianças ocorrem com substâncias facilmente encontradas, como detergentes, desinfetantes, solventes, cosméticos, limpadores de esgoto, limpadores de forno, amônia e outros produtos domésticos alcalinos. Fertilizantes e pesticidas são comuns no meio rural. Na indústria, cáusticos e solventes são as causas mais comuns.

Sempre que possível, o material irritante deve ser identificado, uma vez que a gravidade do dano depende do pH, do volume e da duração do contato, além da toxicidade do material.

Figura 8.12. (A) Queimadura ocular leve. (B) Queimadura ocular grave.

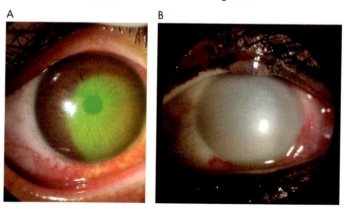

Fonte: Desenvolvida pela autoria do capítulo.

Queimadura por álcali

Álcalis fortes aumentam o pH dos tecidos e provocam a saponificação dos ácidos graxos nas membranas celulares, com degradação celular. Assim, o dano atinge estruturas mais profundas produzindo, em geral, lesões mais graves. Uma vez que a superfície do epitélio está lesada, as soluções alcalinas penetram rapidamente no estroma corneano, onde destroem os proteoglicanos e as fibras de colágeno da matriz estromal. Podem penetrar a câmara anterior, causando intensa inflamação e isquemia.

O prognóstico depende da extensão da lesão no limbo (região que contém as células-tronco do epitélio corneano), do grau da opacificação da córnea e da lesão de estruturas intraoculares.

Queimadura por ácido

Os ácidos desnaturam e precipitam as proteínas nos tecidos com os quais entram em contato. Soluções ácidas tendem a causar menor dano do que álcalis em virtude da pouca penetração na câmara anterior.

O prognóstico geralmente depende da lesão das células da região limbar e do grau de acometimento corneano.

Manejo das lesões

O passo mais importante é a irrigação copiosa com água corrente ou solução ringer lactato, se disponível, já no local do acidente ou pelo menos no local de primeiro atendimento. As pálpebras devem ser abertas, se possível, com blefarostato; instilar o colírio anestésico e remover quaisquer partículas ou resíduos do fundo do saco. A irrigação pode ser realizada com um equipo de soro e deve ser mantida até a normalização do pH do saco conjuntival (podem-se utilizar fitas para medida de pH urinário). Se esse teste não estiver disponível, irrigar abundantemente com, no mínimo, 3 L de soro, preferencialmente do tipo Ringer lactato. As partículas químicas, principalmente de álcalis, devem ser removidas com cotonete tanto no fórnice superior como no inferior. O encaminhamento só deve ocorrer após esses cuidados iniciais, para não prolongar o contato das substâncias com a superfície ocular, minimizando, assim, os danos.

Abordagem avançada das queimaduras químicas

Sempre iniciar o tratamento com irrigação abundante do olho, com atenção especial para o fundo de saco conjuntival, de onde quaisquer resíduos de substâncias tóxicas devem ser removidos. O pH deve ser controlado com o uso de fitas para esse fim (podem-se utilizar fitas para medida do pH urinário). A irrigação deve ser feita com vários litros de soro, preferencialmente tamponado (Ringer lactato). O uso do blefarostato garante uma boa abertura ocular. Em casos de lesão por álcalis, a medida do pH deve ser repetida após 30 minutos do final da lavagem, pois com frequência o pH mantém-se alterado pela parcela que penetrou no olho.

Quando há o contato com substâncias tóxicas com o olho, observa-se rapidamente a alteração do pH no meio intraocular, sobretudo no caso dos álcalis. Em questão de minutos, pode-se detectar uma mudança brusca do pH no humor aquoso. Porém a paracentese da câmara anterior e retirada de 0,1 a 0,2 mL de humor aquoso e lavagem com solução salina balanceada é reservada para casos graves, pois esta medida pode ocasionar mais inflamação e aumentar o risco de infecção.

A próxima etapa do manejo deve ser direcionada para a redução da inflamação, monitorização da PIO, evitar a degradação da matriz de colágeno e promover a reepitelização da córnea.

Os polimorfonucleares (PMN), em modelos animais, são atraídos por lesões com álcali e são a fonte de proteólise da matriz corneana. Corticosteroides são excelentes inibidores da função dos PMN e a administração tópica intensa é recomendada na 1ª semana, com diminuição após esse período por aumentar a susceptibilidade à infecção e retardar a reepitelização. A deficiência de cálcio na membrana dos PMN inibe a sua habilidade em degranular. Como as tetraciclinas orais (doxiciclina) são quelantes de cálcio extracelular, podem trazer benefícios teóricos de modulação do processo cicatricial.

Cicloplégicos são recomendados quando há reação de câmara anterior importante ou quando há dor.

Inibidores da anidrase carbônica são utilizados quando a instilação tópica de hipotensores é dificultada por extenso dano epitelial. Nos casos menos graves, podem ser utilizados quaisquer hipotensores, sendo que os que têm início de ação no período mais curto são os alfa-agonistas.

Queimadura severa por álcali em olhos de coelho mostrou que a diminuição do ascorbato no humor aquoso estaria relacionada à ulceração e perfuração estromal. Altas doses de ácido ascórbico podem promover uma maior síntese de colágeno nesses olhos, sendo recomendável o uso de 2 g de vitamina C via oral. Essa terapia é extremamente tóxica para os rins e é contraindicada nos nefropatas.

Lubrificação máxima e desbridamento de epitélio necrótico são fundamentais para a reepitelização. A tarsorrafia pode ser utilizada para proteger a área exposta a agentes infecciosos. O transplante autólogo de conjuntiva e de limbo do olho contralateral não envolvido pode restaurar a integridade do epitélio corneano. O transplante tardio de córnea isolado tem prognóstico ruim e a vascularização estromal aumenta o risco de rejeição do procedimento.

> Lavar olho imediatamente e nunca tentar neutralizar um ácido com base ou vice-versa.

Queimaduras com vegetais

A seiva de diversas plantas tem características alcalinas, devendo ser tratadas como tal.

O contato do látex de diversos tipos de plantas com a superfície ocular pode causar reações tóxicas manifestadas por ceratoconjuntivite, defeitos epiteliais e infiltração estromal. O manejo inicial inclui a irrigação copiosa e a remoção dos restos de qualquer resto do material estranho.

Pode haver apenas lesão traumática com desepitelização ou ocasionalmente perfuração ocular nos traumas com vegetais. Nesses casos, há possibilidade de infecção tanto por bactérias como por fungos.

Abordagem avançada

A administração de cicloplégicos e de antibióticos profiláticos é reservada para casos moderados.

Os corticosteroides devem ser utilizados com muito cuidado por diminuírem a imunidade e promoverem a infecção fúngica.

Mais uma vez é necessário lembrar que vegetais são fontes de ceratite fúngica. Portanto, em pacientes vítimas de lesão grave na córnea com vegetais com ulceração e insucesso da terapia, a cultura e biópsia para pesquisa de fungos encontram-se indicadas.

Diplopia

Diplopia é a visibilização de um mesmo objeto em dois locais diferentes no espaço. Essa experiência ocorre quando a imagem de um objeto estimula simultaneamente a fóvea de um olho e um ponto extrafoveal do olho contralateral, ou seja, pontos não correspondentes na retina de ambos os olhos.

O paciente refere que a diplopia desaparece quando oclui um dos olhos. A diplopia pode ser constante ou intermitente, com separação das imagens horizontal, vertical ou inclinada e pode estar presente em todas as posições do olhar ou apenas em algumas delas.

Ao exame físico, é fundamental avaliar corretamente o alinhamento dos olhos. Isso pode ser feito de uma maneira subjetiva com o teste do filtro vermelho ou de uma forma objetiva, observando-se o reflexo corneano a um foco luminoso ou, de preferência, usando-se o teste do "cover-uncover".

No teste do filtro vermelho, um filtro vermelho é colocado na frente de um dos olhos e, utilizando-se um foco luminoso, identifica-se a imagem daquele olho como vermelha, enquanto a do outro é branca. Ao fixar o foco luminoso, o paciente é solicitado a informar se vê uma ou duas imagens e qual a posição de cada uma delas. Solicitando a informação nas diferentes posições do olhar, temos uma noção do desvio apresentado. É importante lembrar que, quando o paciente informa que a imagem do olho com o filtro está acima do contralateral, significa que aquele olho está desviado para baixo (a imagem é invertida na retina). Quando a imagem vermelha está à direita da branca, significa que o olho com o filtro se situa desviado à esquerda em relação ao outro e vice-versa. Deve-se lembrar também que quando as imagens se encontram muito separadas (desvio grande), alguns pacientes ignoram uma delas o que pode resultar na falsa impressão de que naquela posição do olhar não existe desvio dos olhos.

No teste do "cover-uncover", o paciente deve fixar um objeto. Primeiramente, um dos olhos (p. ex., o olho direito) é ocluído e observa-se o que ocorre no olho contralateral. Se o olho esquerdo não se mover, significa que ele estava fixando adequadamente o objeto e que não estava desviado. Em seguida, pedimos novamente para o paciente olhar o objeto e ocluímos o outro olho (nesse caso, o esquerdo). Observamos, então, que o olho direito se move para olhar a objeto assim que ocluímos o esquerdo. Isso significa que o olho direito estava desviado. O teste pode ser realizado também ocluindo-se alternadamente cada um dos olhos (geralmente torna o exame mais eficiente), observando-se o movimento dos olhos. Por fim, podemos associar ao teste a colocação de lentes prismáticas (que neutralizam o desvio do olho) na frente de um dos olhos, de forma progressiva até que não haja movimento dos olhos durante o teste (quando não há movimento, é porque estão alinhados). O teste é realizado nas diversas posições do olhar, para longe e para perto e permite medir com exatidão o desvio apresentado pelo paciente.

O teste é de fundamental no diagnóstico diferencial das diplopias, particularmente naquelas situações em que o desvio de um dos olhos não é óbvio ao exame externo. É claro que quando existe, por exemplo, uma paralisia completa do nervo abducente, a caracterização do desvio é óbvia pela simples inspeção do paciente, observando-se que o reflexo corneano a um foco luminoso não se situa no centro da pupila em um dos olhos. No entanto, inúmeras são as situações nas quais a definição do tipo de desvio só pode ser obtida pelo teste do "cover-uncover", com auxílio de lentes prismáticas.

Frente a um paciente com diplopia, os testes subjetivos ou objetivos citados são utilizados procurando-se identificar inicialmente se o paciente apresenta um desvio dos olhos, que é semelhante nas diferentes posições do olhar (desvio comitante) ou desigual nas diferentes posições do olhar (incomitante). Por exemplo, um paciente que apresente o olho direito com desvio interno de 20 dioptrias prismáticas no olhar para frente (posição primária) e cujo desvio tem a mesma magnitude no olhar à direita, no olhar à esquerda, para cima ou para baixo, apresenta uma esotropia comitante. Os desvios comitantes, na grande maioria das vezes, são representados pelos estrabismos da infância, que podem se manifestar na idade adulta. Dados de história que facilitam tal suspeita diagnóstica são: o histórico de tratamentos ortópticos na infância; o uso de lentes corretoras, em especial as altas hipermetropias; e assimetrias importantes entre as lentes corretoras de um olho e o outro.

Por outro lado, sempre que o desvio varia em diferentes posições do olhar, teremos um estrabismo incomitante. Desvios incomitantes apresentam os seguintes principais diagnósticos diferenciais:

1. miopatia restritiva na órbita;
2. miastenia *gravis*;
3. miopatias oculares;
4. paralisias dos nervos oculomotor, troclear ou abducente;
5. oftalmoplegia internuclear;
6. desvio *skew*.

Todas essas condições devem ser consideradas. Após a caracterização de um desvio incomitante, deve-se considerar a possibilidade de uma miopatia restritiva na órbita, que, na grande maioria das vezes, é causada pela orbitopatia da doença de Graves, embora possa ocorrer em outras síndromes de aderência da órbita, como nas fraturas de assoalho da órbita, na miosite, na síndrome de Brown, entre outras. O teste diagnóstico mais importante nesses casos é o da ducção forçada, em que, após a instilação de um colírio anestésico, utilizamos uma pinça e com ela empurramos o olho na direção da limitação do olhar. Nos casos restritivos, observa-se a resistência a esse teste (dução forçada positiva). Vários outros dados semiológicos permitem auxiliar nesses diagnósticos, tais como o achado de proptose, retração palpebral, hiperemia conjuntival, dor orbitária etc.

Excluídas as síndromes restritivas, deve-se considerar a possibilidade de miastenia *gravis*, que apresenta inúmeras características clinicas, tais como ptose, fraqueza muscular, fadigabilidade da pálpebra, o sinal do "lid-twich" (sinal de Cogan) etc. Do ponto de vista da caracterização da diplopia, no entanto, observa-se uma grande variação durante o dia e de um dia para o outro e, principalmente, uma variação da posição da segunda imagem. Esses sinais, em especial a presença de ptose palpebral com sinais de fadiga (após olhar para cima por 2 minutos), geralmente, são suficientes para estabelecer o diagnóstico de miastenia. Quando isso não é possível, podemos lançar mão do teste do cloreto de edrofônio, da prostigmina ou mesmo da eletromiografia para caracterizar o diagnóstico. Outra maneira de estabelecer o diagnóstico em casos duvidosos é a medida do desvio ocular nas diferentes posições do olhar (com o uso de lentes prismáticas e o teste do "cover-uncover") e comparar as medidas com aquelas obtidas alguns dias depois. Na miastenia *gravis*, a variação do desvio é muito dramática e isso pode ser suficiente para estabelecer o diagnóstico.

Excluídas as miopatias restritivas e a miastenia *gravis*, as possibilidades diagnósticas incluem: paralisia oculomotora; paralisia abducente; paralisia troclear; miopatia ocular; oftalmoplegia internuclear; e desvio *skew*. Todas essas condições devem ser consideradas e as características clínicas do desvio, encontradas, bem como os achados associados são geralmente suficientes para o estabelecimento do diagnóstico.

Autoavaliação

1. Sobre perda visual súbita pode-se afirmar:

a) Causa de baixa de visão crônica, a DMRI também pode estar associada à baixa visual aguda.

b) Descolamentos regmatogênicos simultâneos em ambos os olhos são bastante frequentes e devem ser sempre lembrados em casos de baixa visual bilateral.

c) Pacientes que sofreram acidente vascular cerebral (AVC) isquêmico no córtex parietal vão apresentar ao exame de fundo de olho palidez de papila bilateral.

d) Hipertensão arterial sistêmica (HAS) e arteriosclerose são fatores de risco para oclusão de ramo da veia central da retina, porém não são fatores de risco para oclusão da veia central da retina.

e) Nos casos de hemorragia vítrea não traumática, vitrectomia diagnóstica está indicada de imediato, inclusive nos casos em que a ultrassonografia mostra retina colada em toda sua extensão.

2. Sobre trauma ocular, pode-se afirmar, exceto:

a) Quando há sinais de lesão corneana, porem não se visualiza o agente agressor, a eversão da pálpebra superior à procura do agente é imperativa.

b) Em casos de hipotonia ocular com extensa hemorragia subconjuntival, deve-se aventar a hipótese de perfuração escleral, mesmo que não seja possível visualizar material intraocular na área externa do globo.

c) Em casos de trauma com vegetais, deve-se pensar em contaminação por fungos.

d) Na presença de hifema, abordagem cirúrgica está sempre indicada para retirar o sangue da câmara anterior.

e) Traumas contusos podem causar baixa visão após o desenvolvimento de neuropatia óptica traumática.

3. Paciente de 75 anos, sexo feminino, chega ao pronto-socorro de oftalmologia com queixa de baixa da acuidade visual súbita, unilateral, indolor, associada a claudicação mandibular, dor no pescoço e espessamento da região frontotemporal em ambos os lados, referindo que nos últimos meses tem percebido perda de peso, astenia. Ao exame de fundo de olho, apresenta papila edemaciada com hemorragias peridiscais.

Sobre a principal hipótese diagnóstica dessa paciente, é correto afirmar:

a) Dor à movimentação ocular faz parte do quadro clássico dessa doença.

b) A velocidade de hemossedimentação e a proteína C-reativa têm pouco valor no auxílio diagnóstico dessa patologia.

c) Os achados sistêmicos não têm relação com a patologia ocular.

d) O olho contralateral não está sob risco de ser acometido.

e) Corticosteroideterapia em altas doses está indicada nesses casos.

4. Quanto a queimaduras oculares, é *incorreto* afirmar:

a) Lesão por substâncias alcalinas é, em geral, mais grave que por ácidas.

b) O acometimento das células limbares não afeta o prognóstico desses casos.

c) Irrigação copiosa é medida fundamental no tratamento dessas lesões.

d) Catarata e glaucoma podem ser complicações de uma queimadura.

e) Em lesões por álcalis, os proteoglicanos e as fibras colágenas da matriz são destruídos.

5. Vítima de acidente em que se envolveram uma motocicleta e um caminhão foi trazida ao pronto-socorro com laceração extensa e de espessura total da pálpebra do olho direito. Após estabilização do quadro, você:

a) Realiza sutura em três planos, usando fios de sutura absorvível (borda da pálpebra) e inabsorvível (tarso).

b) Realiza sutura apenas da pele com nylon 6.0.

c) Encaminha o paciente para avaliação oftalmológica, antes da realização da sutura da pálpebra, para descartar perfuração ocular.

d) Não sutura a pálpebra; deixa cicatrizar por segunda intenção.

6. Paciente de 40 anos vem ao pronto-socorro com queixa de queda abrupta da pálpebra do olho esquerdo há 1 dia, associado a desvio ocular. Nega antecedentes pessoais mórbidos. Refere ainda cefaleia e mal-estar desde então. Ao exame, observamos ptose completa da pálpebra superior de olho esquerdo associada a desvio divergente, limitação da motilidade ocular (não eleva, não abaixa e não aduz) desse olho. Pupila em midríase, com defeito aferente relativo desse lado. Sua suspeita e conduta são:

a) Paralisia de VI par craniano; investigar doenças da microcirculação.

b) Paralisia de III par craniano; realizar tomografia computadorizada de crânio para afastar causas compressivas (tumor ou aneurisma).

c) Paralisia de III par craniano; solicitar glicemia de jejum.

d) Lesão da via simpática; investigação do quadro com tomografia computadorizada de crânio e pescoço.

7. Paciente de 20 anos estava martelando um prego, quando sentiu um pedaço de metal bater no olho. Você, ao fazer o atendimento desse paciente no pronto-socorro geral, nota material de tonalidade marrom na cornea do paciente. Sua conduta será:

a) Irrigação abundante

b) Retirar o corpo estranho do olho com uma pinça

c) Curativo e encaminhar urgente ao oftalmologista para descartar perfuração ocular.

d) Curativo compressivo, com pomada de antibiótico e encaminhar ao oftalmologista.

8. As paredes orbitárias mais susceptíveis a fratura são:

a) superior e inferior;

b) superior e lateral;

c) medial e lateral;

d) medial e inferior.

Referências bibliográficas

Gerbstenblith, AT; Rabinowitz, MP. Manual das Doenças Oculares "Wills Eye Hospital": diagnóstico e tratamento no consultório e na emergência. 6. ed. 2015.

Kanski, J. J; Bowling, B. Oftalmologia clínica: uma abordagem sistêmica. 8. ed. Elsevier, 2016.

Yanoff, M; Duker, J. S. Oftalmologia. 5. ed. Elsevier, 2019.

Tuil, E.; DE Nicola, R.; Mann, F.; Milea, D.; Barale, P. O. Urgências em oftalmologia. 2. ed. Santos, 2012.

Respostas da autoavaliação

1. a; 2. d; 3. e; 4. b; 5. c; 6. b; 7. c; 8. d

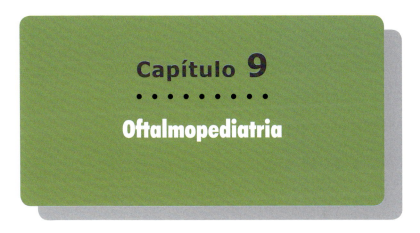

Capítulo 9

Oftalmopediatria

Mariza Polati
Suzana Matayoshi
Iara Debert
Rosa Maria Graziano
Cleide Guimarães Machado

Introdução

A acuidade visual (AV) mede a visão do centro do campo visual, o que corresponde à parte mais central da retina, chamada "fovéola", localizada na área central, chamada "mácula". Quando a criança nasce, a AV é muito baixa, ao redor de 0,03, porque a área macular não está desenvolvida e ainda não houve nenhuma estimulação das funções visuais. Ao nascimento, a fovéola se assemelha em função à retina periférica, a qual, no adulto, tem AV muito mais baixa.

Nas primeiras semanas de vida do recém-nascido, começa o desenvolvimento estrutural da área macular, e o resultado desse processo é o empacotamento de um maior número de "cones" (células sensoriais responsáveis pela visão nítida) na fovéola do que no restante da retina. Essa é a base estrutural para que se desenvolva AV normal.

Ao mesmo tempo, nas primeiras semanas de vida, há um rápido desenvolvimento das vias visuais, por onde transitam os estímulos recebidos pela retina até o córtex, e do córtex visual, onde são armazenadas e processadas as informações recebidas. Os dendritos crescem para formar contato com as outras células. Se os pontos de contato – "sinapses" – são usados para transmitir a informação visual, sua função se desenvolve e torna-se permanente. Se a sinapse não é usada, e o volume de substâncias necessário para transmitir o estímulo permanece pequeno, o amadurecimento do sistema não se processa normalmente. Portanto, o uso da função é necessário para o desenvolvimento normal dos contatos celulares.

Para fixar um objeto de interesse, os olhos precisam fazer um movimento coordenado na sua direção. Ao nascimento, os movimentos oculares são muito mal controlados, em ressalto. Porém, já existe o "reflexo de fixação", que está presente mesmo em prematuros após a 33ª semana de gestação. O bebê fixa o objeto e tenta segui-lo se o movimento de deslocamento é lento, no plano horizontal. Os movimentos verticais surgem, em geral, ao redor da 4ª a 8ª semana. Os movimentos se tornam mais suaves a partir do 2º mês de vida, mas o seguimento de objetos em movimento ainda não é perfeito no final do 1º ano.

Embora tenhamos dois olhos, somente uma imagem é vista. A informação visual dos dois olhos é fundida em uma única imagem nas células corticais que estão conectadas com as vias visuais dos dois olhos. A informação da metade direita da retina dos dois olhos é transmitida para a metade direita do córtex, e as esquerdas para a metade esquerda. Esse fenômeno de visão fundida chama-se "fusão", e quando há fusão dizemos que há "visão binocular". A fusão é uma função que se inicia no final do 1º mês de vida e deve estar completa no final do 6º mês.

As fases mais rápidas do desenvolvimento visual ocorrem no 1º ano, e os ajustes mais finos se estendem pelo período pré-escolar. A criança com 1 ano de idade já pode ter AV normal, sendo, porém, difícil medi-la. Diz-se, então, que existe um "período crítico" para o desenvolvimento de todas as funções visuais, compreendido do nascimento até os 5 anos de idade, aproximadamente. Portanto, qualquer obstáculo à formação de imagem nítida na retina de um olho ou dos dois pode prejudicar esse desenvolvimento. Se o obstáculo estiver presente já ao nascimento, o desenvolvimento nem sequer se inicia. Se surgir mais tarde, porém nesse período crítico, antes dos 5 anos, pode haver deterioração do que já havia sido conseguido. Assim, quanto mais cedo se instalar o obstáculo, mais profunda será a alteração porque mais imaturo estará o sistema visual.

Quando existe um obstáculo em um olho, enquanto o outro evolui normalmente, as funções do olho afetado não se desenvolvem por não estarem sendo estimuladas de forma adequada. Se a visão não se desenvolve, o olho se torna "amblíope", e ao fenômeno se dá o nome de "ambliopia", que é AV diminuída sem lesão orgânica aparente. Porém, se a privação de estimulação se estender por um período mais prolongado, durante o período crítico, pode ocorrer lesão neurológica representada por atrofia de neurônios do corpo geniculado lateral e do córtex estriado. Portanto, a ambliopia não é apenas uma alteração que ocorre por falta de aprendizado, mas também por alteração orgânica.

Os olhos são mantidos paralelos principalmente à custa do equilíbrio das forças motoras, representadas pelos músculos extraoculares, por todo o sistema neuromotor e pela fusão.

O estrabismo é um obstáculo ao normal desenvolvimento das funções visuais porque, enquanto um olho está dirigido para o ponto de interesse de fixação (chamado "olho fixador"), o outro está voltado para diferente ponto do espaço (chamado "olho desviado"). O olho fixador recebe a imagem na fovéola, o que proporciona condições para o normal desenvolvimento da acuidade visual, mas o olho desviado recebe a imagem num ponto periférico da retina. Esse ponto não tem condições estruturais de formar imagem nítida, pois a concentração de cones é muito reduzida na retina periférica, e, além disso, este ponto vai projetar a imagem do objeto fixado em um ponto diferente do espaço, originando a "diplopia". "Diplopia" significa ver o mesmo objeto em dois lugares diferentes do espaço, sendo uma imagem nítida, vista pela fovéola do olho fixador, e outra imagem borrada, vista pelo ponto periférico do olho desviado (Figuras 9.1 e 9.2).

Quando as imagens recebidas pelo córtex são desiguais, a criança pode usar os olhos alternadamente ou usar apenas um dos olhos para fixar o olhar, desviando sempre o outro olho. Ocorre, então, um mecanismo ativo de "supressão cortical" do lado que recebe a imagem menos nítida pelo lado que recebe a imagem nítida, estabelecendo-se o mecanismo de competição cortical. Se a rejeição da imagem menos nítida continua por um período de tempo mais prolongado, o processo de supressão pode causar ambliopia.

Quanto mais cedo na vida da criança ocorre o estrabismo, maior é a possibilidade de ocorrer ambliopia por causa da imaturidade de todo o sistema visual. A ambliopia está presente em 50% dos estrabismos convergentes congênitos.

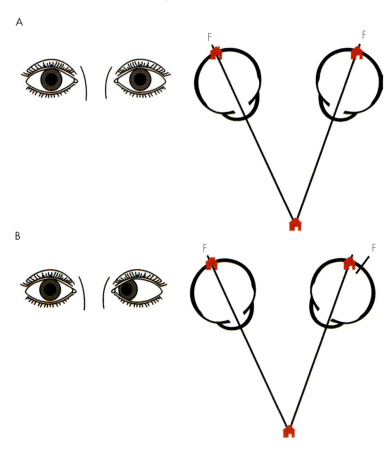

Figura 9.1. (A) Alinhamento ocular normal com as imagens projetadas em ambas as fóveas. **(B)** Estrabismo. O olho direito fixa a imagem que está alinhada com a fóvea direita, enquanto o olho está desviado e recebe a mesma imagem em um ponto fora da fóvea.

Fonte: Desenvolvida pela autoria do capítulo.

Figura 9.2. Os raios luminosos provenientes do objeto de fixação alcançam a fovéola dos dois olhos na visão simultânea normal. Os objetos A e B são projetados em pontos correspondentes da retina.

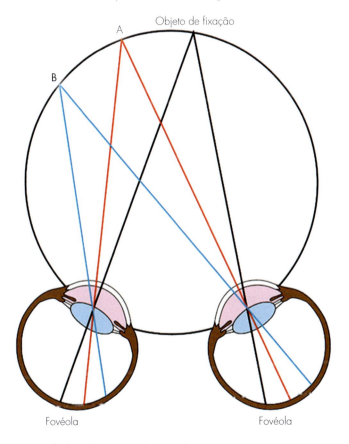

Fonte: Desenvolvida pela autoria do capítulo.

Todo esforço de combate à ambliopia deve ser feito antes dos 7 anos, pois a partir dessa idade a recuperação é muito mais difícil porque já pode ter havido as alterações estruturais descritas. Porém, isso não significa que o tratamento não seja feito após essa idade: cada caso deve ser avaliado isoladamente.

Desde o nascimento até os 6 meses de idade, desvios esporádicos dos olhos são comuns e não são considerados anormais na maioria das vezes; tais desvios acontecem porque o reflexo da fusão ainda não está maduro. Nessa fase, o desvio deve ser considerado anormal quando é permanente ou muito frequente.

Após o 6º mês, qualquer tipo de desvio é anormal porque a fusão já está desenvolvida.

ALTERAÇÕES PALPEBRAIS E LACRIMAIS

Suzana Matayoshi

Alterações palpebrais

Malformações da pálpebra e da fenda palpebral

São pouco frequentes as malformações palpebrais, e as mais observadas são os casos de ptose palpebral. Nas linhas seguintes, são descritas as afecções que, embora mais raras, devem ser do conhecimento do graduando em medicina.

Ptose palpebral

Na posição normal da pálpebra superior, a margem cobre 2 mm da córnea na posição de 12 horas. A ptose, ou blefaroptose, ocorre quando a pálpebra superior se encontra em posição mais baixa que a habitual. Pode ser de etiologia congênita ou adquirida. O paciente muitas vezes assume um olhar com o mento elevado, aparentando sono (Figura 9.3).

Em geral, a ptose ocorre por uma falha no desenvolvimento do músculo levantador da pálpebra, isolada ou associada a anomalias do músculo reto superior.

Pode ser uni- ou bilateral, parcial ou completa. Nessa última circunstância, a pupila é completamente coberta pela pálpebra, e a visão só é possível se o paciente olha para cima e usa o músculo frontal.

Figura 9.3. Ptose palpebral esquerda, levando à ambliopia de privação.

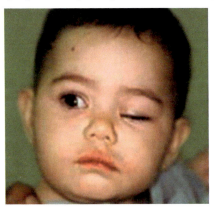

Fonte: Desenvolvida pela autoria do capítulo.

Blefarofimose

A síndrome da blefarofimose tem herança dominante e apresenta as seguintes características principais: blefarofimose (encurtamento vertical e horizontal das pálpebras); ptose; epicanto inverso e telecanto (Figura 9.4).

Figura 9.4. Síndrome da blefarofimose: ptose, telecanto, epicanto inverso.

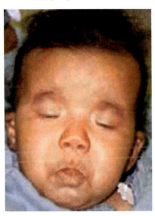

Fonte: Desenvolvida pela autoria do capítulo.

Epicanto

É uma prega no canto medial da pálpebra. Normalmente, ocorre pelo desenvolvimento incompleto dos ossos faciais, principalmente do dorso do nariz. Em geral, é bilateral e pode simular estrabismo (Figura 9.5).

Figura 9.5. Epicanto e microftalmia à esquerda.

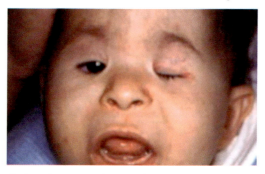

Fonte: Desenvolvida pela autoria do capítulo.

Coloboma

Em geral, afeta a pálpebra superior. Pode apresentar-se como uma pequena falha ou até como ausência de todo o comprimento palpebral (Figura 9.6). Quando o coloboma ocorre na pálpebra inferior, pode estar associado à fenda palatina e a malformações de vias lacrimais.

Figura 9.6. Coloboma de pálpebra superior de olho direito. Note que a pálpebra superior contralateral também apresenta um defeito menor.

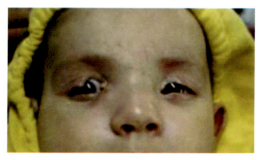

Fonte: Desenvolvida pela autoria do capítulo.

Anquilobléfaro

É a fusão de parte ou de toda margem palpebral. Uma variante é o anquilobléfaro *filiforme adnatum,* em que as margens palpebrais são conectadas por filetes de pele (Figura 9.7).

Figura 9.7. Anquilobléfaro: note a adesão entre as pálpebras.

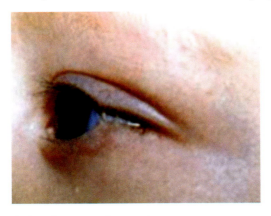

Fonte: Desenvolvida pela autoria do capítulo.

O tratamento é cirúrgico, sendo feitas ressecção das "pontes" e sutura das margens.

Tumores congênitos da pálpebra dermoides

Existem três tipos de dermoides na órbita e nas pálpebras: dermoide epibulbar; cisto dermoide; e dermolipoma subconjuntival.

O dermoide epibulbar geralmente se localiza no limbo, no quadrante externo do olho. Ocasionalmente é confinado à conjuntiva; nesse caso, está na conjuntiva temporal superior. Tumor sólido, consiste em tecido epitelial, ceratinizado ou não, além de tecido fibroso contendo cartilagem, dentes, cabelos, fibras musculares e gordura. Dependendo da época em que se desenvolve, pode acometer todo o segmento anterior da córnea, toda sua espessura ou parte da córnea.

O tratamento cirúrgico tem por objetivo correção estética e/ou visual.

O cisto dermoide da pele representa remanescentes cutâneos. Principalmente encontrado na região temporal superior da pálpebra superior (Figura 9.8), pode surgir também na região medial. O cisto apresenta epitélio escamoso e contém secreção com aspecto de requeijão. Pode provocar erosão óssea por compressão. A remoção deve ser feita retirando-se todo o epitélio secretor; às vezes pode apresentar extensão orbitária.

Figura 9.8. Dermoide palpebral esquerdo.

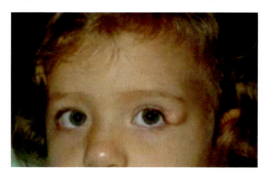

Fonte: Desenvolvida pela autoria do capítulo.

O dermolipoma, uni- ou bilateral, é um tecido lipídico subconjuntival que ocorre geralmente no lado temporal. Cerca de 30% dos casos têm associação com colobomas, microftalmo e síndrome de Goldenhar. Pode conter estruturas como cabelo, fibras musculares, cistos sebáceos etc. A indicação cirúrgica é cosmética. Muitas vezes a exérese cirúrgica não é total.

Hemangiomas

O hemangioma capilar é o tipo mais comum na criança. Pode variar entre uma marca mínima a massas grandes pedunculadas. Caracteriza-se histologicamente por capilares proliferados consistindo em células endoteliais e em pericitos. São as células endoteliais, mais do que os vasos, que formam a massa tumoral. O tumor pode ser pequeno ou invisível ao nascimento, começando a crescer muito rapidamente nos primeiros 6 meses de vida. Pode ensejar a ambliopia por deprivação e por astigmatismo acentuado. Entre 6 e 12 meses de idade, o crescimento diminui, e há involução gradual. A maioria das lesões desaparecem ao redor de 7 anos de idade em 80% dos casos.

O *nevus flammeus* (mancha em vinho do Porto) ocorre na síndrome de Sturge-Weber. Não se comporta como os hemangiomas descritos. Representa mais uma telengectasia do que um angioma (capilares dilatados sem proliferação endotelial).

Linfangiomas

Ocorrem em crianças menores de 5 anos. Podem ser difusos envolvendo órbita, conjuntiva e pálpebras. Aumentam gradativamente. Não regridem. Caracterizam-se por episódios de proptose intermitente, por sinais de celulite pós-processos gripais e por hemorragia espontânea.

Se o tumor for pequeno e assintomático, deve-se apenas observar; quando necessário, deve ser excisado.

Neurofibromas

São tumores não capsulados, formados por células de Schwann, por células perineurais e por axônios. Acometem 13 a 30% dos pacientes com neurofibromatose. Podem se apresentar como neuromas plexiformes. São mais comuns na porção temporal da pálpebra superior onde dão a deformidade típica em "S". Podem causar ectrópio e ptose (Figura 9.9). A correção é cirúrgica.

» **Ptose:** se a pupila estiver ocluída, pode ocorrer a ambliopia, e, para evitá-la, há necessidade de cirurgia corretiva precoce. Quando não há comprometimento de área pupilar, prefere-se aguardar a cirurgia até cerca de 4 anos de idade.

» **Coloboma palpebral:** o tratamento depende do tamanho e da localização, bem como da sintomatologia do paciente. Existe urgência quando houver exposição corneana e risco de úlcera e perfuração. O tratamento é cirúrgico envolvendo utilização de retalhos e enxertos.

» **Hemangioma:** quando há ameaça de comprometimento visual, o tratamento deve ser feito (Figura 9.10). Pode-se aplicar corticosteroide intralesional. Corticosteroide sistêmico pode ser empregado nos casos severos. Deve-se atentar para os efeitos do corticosteroide no crescimento osseoarticular da criança. Outros tratamentos: crioterapia; interferon; radiação; e *laser* de CO_2; cirurgia.

Figura 9.9. Neurofibroma de pálpebra superior esquerda e ptose secundária.

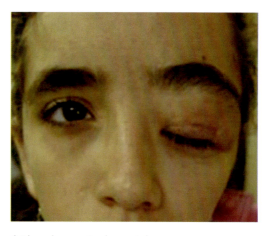

Fonte: Desenvolvida pela autoria do capítulo.

Figura 9.10. (A) Hemangioma. (B) Após duas aplicações de triancinolona na lesão.

A
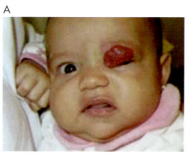

B
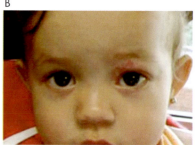

Fonte: Desenvolvida pela autoria do capítulo.

Alterações lacrimais

A obstrução congênita do ducto lacrimonasal (OCDLN) é a afecção lacrimal mais comum na criança. O processo de canalização da via lacrimal tem um papel fundamental na gênese da patologia. Embriologicamente, a via excretora lacrimal é formada pela invaginação ectodérmica a partir da conjuntiva cercada por mesoderme. Esse cordão maciço que se estende dos canalículos ao ducto lacrimonasal começa a se canalizar por volta da 8ª semana de vida, de cima para baixo, e o processo se completa até 8 a 9 meses, com o rompimento natural da membrana de Hasner (Figura 9.11).

Figura 9.11. Anatomia da via lacrimal: a canalização da via ocorre de cima para baixo, terminando na válvula de Hasner.

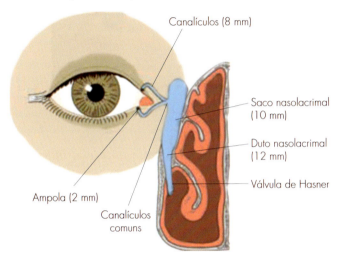

Fonte: Desenvolvida pela autoria do capítulo.

Trabalhos mostram que 52% das crianças no 1º mês de vida apresentam OCDLN unilateral ou bilateral. Entretanto, só é sintomática em 5% das crianças nos primeiros 2 meses de vida. A patência do DLN resolve espontaneamente até os 13 meses de vida em até 90% dos casos. Clinicamente, a OCDLN pode se manifestar de cinco formas, discutidas a seguir.

Obstrução simples

Lacrimejamento e secreção variável (Figura 9.12). O ato de limpar frequentemente os olhos pode ensejar a formação de fissuras cutâneas, de hiperemia e edema palpebral com infecção secundária.

Figura 9.12. Criança com síndrome de Down e obstrução bilateral de vias lacrimais.

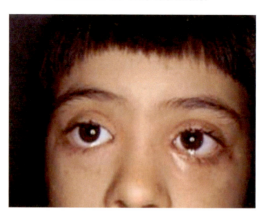

Fonte: Desenvolvida pela autoria do capítulo.

Dacriocistite crônica

O paciente apresenta dilatação do saco lacrimal, facilmente perceptível como um abaulamento da região. A expressão digital provoca refluxo de secreção pelos pontos lacrimais.

Dacriocistite aguda

É mais rara. A região do saco lacrimal se apresenta hiperemiada, endurecida e dolorosa. Pode evoluir para celulite secundária. O paciente se torna agitado, com inapetência e febre. Os micro-organismos mais relacionados são os cocos Gram-positivos (estreptococos e estafilococos).

Fístula congênita do saco lacrimal

É mais rara ainda (1:2.000 nascimentos). Aparece um pequeno orifício na região do saco lacrimal, o qual comunica o saco lacrimal ou o canalículo comum à pele. Geralmente, há relato de saída de lágrima pelo orifício fistuloso. Pode haver secreção ou não.

Dacriocistocele congênita

Conhecida como "mucocele" ou "amniotocele", ocorre ao nascimento ou nos primeiros dias de vida como uma massa azulada na região do saco lacrimal. Ocorre por obstrução funcional ao nível da entrada do saco lacrimal, coexistindo com um bloqueio do DLN. O saco lacrimal é preenchido por material mucoide; pode haver infecção secundária (Figura 9.13).

Figura 9.13. Paciente de 2 meses de idade com dacriocistocele congênita.

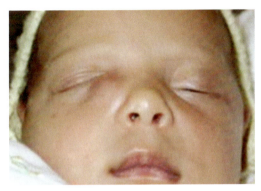

Fonte: Desenvolvida pela autoria do capítulo.

O diagnóstico de OCDLN é feito clinicamente pela história de epífora, de conjuntivite de repetição e de secreção ocular. Constata-se aumento de menisco lacrimal, presença de cílios grudados, secreção e eventualmente mucocele de saco lacrimal.

O teste de desaparecimento da fluoresceína é negativo, ou seja, não ocorre desaparecimento do corante após aplicação de uma gota de fluoresceína no fórnix inferior. Quando o paciente está normal/teste positivo, o corante é drenado pela via lacrimal, desaparecendo do fórnix inferior em até 5 minutos. O corante pode ser visto na narina ou na orofaringe (teste de Jones 1); se isso não acontece, pode significar obstrução ou decorrer da sensibilidade do teste (índice de 25% de falso-negativos).

A dacriocistografia é um exame complementar importante. Consiste na injeção de um contraste radiopaco (à base de iodo) através dos pontos lacrimais. As radiografias demonstram o trajeto do contraste na via lacrimal, podendo indicar interrupção do fluxo lacrimal e demonstrar o local da obstrução (Figura 9.14). Na criança, é necessário sedação para o exame.

Figura 9.14. Dacriocistografia: via lacrimal pérvia à esquerda; à direita, percebe-se obstrução na porção inferior do ducto lacrimonasal.

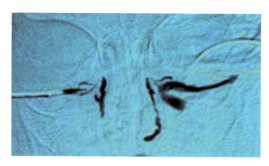

Fonte: Desenvolvida pela autoria do capítulo.

Tratamento clínico

Conforme visto antes, a OCDLN resolve-se espontaneamente em 90% dos casos em até 12 e 13 meses de idade. Durante esse período, pode-se lançar mão da massagem de saco lacrimal. Nessa manobra, comprime-se com o indicador a área dos canalículos, enquanto o polegar é pressionado em direção inferior, criando-se uma força hidráulica para acelerar a perfuração da membrana de Hasner. A massagem pode ser realizada pelos pais diariamente, duas a três vezes por dia, ou pelo próprio médico durante consultas periódicas. Não há consenso com relação à real eficácia dessa manobra.

Quanto ao uso de colírios, estes só devem ser prescritos nos casos de infecção (conjuntivite ou dacriocistite).

Antibióticos sistêmicos são administrados nos casos de dacriocistite aguda e de formação de abscesso local, perfazendo 10 a 14 dias de tratamento. Nos casos severos e nas dacriocistites, em neonatos, o paciente deve ser hospitalizado, e a antibioticoterapia administrada parenteralmente.

Tratamento cirúrgico

Sondagem das vias lacrimais

Indicações:
» Crianças com OCDLN, sintomática ao redor de 12 meses de idade.
» Na dacriocistocele congênita com infecção (em qualquer idade).

- » Na dacriocistite aguda de repetição ou de difícil controle clínico (em qualquer idade).
  Procedimento cirúrgico:
- » O procedimento consiste na dilatação dos pontos lacrimais e na passagem de uma sonda de Bowmann pelo DLN perfurando a membrana de Hasner (Figura 9.15). A patência da via lacrimal pode ser aferida pela irrigação da via lacrimal com soro fisiológico e a constatação da presença do líquido na altura do meato inferior do nariz. O tratamento é eficaz em cerca de 90% dos casos.
- » Se o tratamento não for bem-sucedido, o paciente pode ser submetido a procedimentos mais invasivos como a intubação das vias lacrimais com silicone ou a dacriocistorrinostomia.

Figura 9.15. Sondagem de via lacrimal para romper a membrana de Hasner.

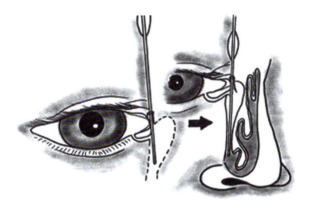

Fonte. Desenvolvida pela autoria do capítulo.

CATARATA CONGÊNITA

Iara Debert
Rosa Maria Graziano

A catarata congênita é uma das principais causas de cegueira tratável na infância. É definida como opacidade do cristalino que pode estar presente ao nascimento (catarata congênita), mas pode aparecer no 1º ano de vida (catarata infantil). As cataratas infantis apresentam melhor prognóstico visual por permitirem visão nos primeiros meses de vida, o período crítico do desenvolvimento visual.

A etiologia pode ser idiopática, familiar ou relacionada a infecções intrauterinas, distúrbios metabólicos e doenças cromossômicas. As cataratas infantis podem também ser adquiridas (traumática, secundárias a uveítes, radiações, medicamentos).

Algumas afecções sistêmicas que podem estar associadas são:

» **Infecção intrauterina por rubéola:** a catarata pode estar acompanhada de coriorretinite em "sal e pimenta", irite, microftalmo e glaucoma. São comuns déficits auditivos e cardiopatias.
» **Galactosemia:** a catarata pode ser a primeira manifestação dessa doença metabólica. Podem estar presentes retardo mental e cirrose hepática.
» **Síndrome de Lowe:** também chamada de "síndrome oculocerebrorrenal". Além da opacidade do cristalino, são encontrados glaucoma, distúrbio renal e retardo mental.

A catarata congênita pode também estar associada à persistência do vítreo primário hiperplásico, que se caracteriza por uma placa de tecido fibrovascular atrás do cristalino com processos ciliares alongados estendendo-se até ele. Na evolução do quadro, pode haver progressão para glaucoma. Em geral, é unilateral e o olho envolvido tem tamanho menor.

O diagnóstico diferencial da catarata congênita deve ser feito com as outras causas de leucocoria ou reflexo pupilar esbranquiçado:

» retinoblastoma;
» toxocaríase;
» doença de Coats;
» persistência do vítreo primário hiperplásico;
» retinopatia da prematuridade com descolamento de retina.

A avaliação da catarata deve ser feita pela biomicroscopia sob midríase, procurando-se classificá-la morfologicamente, de acordo com a localização da opacidade (Figura 9.16):

» **Nuclear:** restrita ao núcleo embrionário e/ou fetal.
» **Lamelar:** localizada entre o núcleo e o córtex.

- » **Capsular:** restrita à cápsula anterior e/ou posterior.
- » **Sutural:** restrita à sutura em Y.
- » **Polar:** localizada no córtex subcapsular do polo anterior ou posterior do cristalino.
- » **Total:** compromete todo o cristalino.

Figura 9.16. Avaliação da catarata pela localização da opacidade.

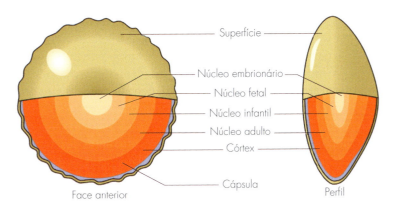

Fonte: Desenvolvida pela autoria do capítulo.

O diagnóstico é realizado precocemente com o exame do reflexo vermelho, ou mais tardiamente, quando associada a estrabismo ou nistagmo.

O exame oftalmológico deve incluir:
- » avaliação do padrão de fixação monocular e binocular;
- » exame da motilidade ocular extrínseca;
- » reflexos pupilares;
- » refração sob cicloplegia;
- » biomicroscopia;
- » mapeamento de retina;
- » ultrassonografia, quando a opacidade de meios impede a visualização do fundo de olho.

A catarata congênita densa bilateral deve ser operada precocemente, por volta de 6 semanas de vida, para que não ocorra ambliopia. Se o comprometimento for assimétrico, a catarata mais densa deve ser operada primeiro.

A catarata congênita densa unilateral deve ser operada com urgência, e o tratamento agressivo para ambliopia deve ser iniciado logo após a cirurgia.

A conduta na catarata congênita parcial unilateral ou bilateral deve ser avaliada individualmente, levando-se em consideração a densidade da catarata, a localização da opacidade, o reflexo vermelho, a qualidade da imagem do fundo de olho e o comportamento visual da criança.

A técnica cirúrgica utilizada é a lensectomia, que consiste em aspiração do cristalino, associada a capsulotomia posterior e a vitrectomia anterior. A cirurgia deve ser realizada entre a 5ª e a 8ª semana de vida. O implante de lente intraocular é controverso antes dos 2 anos de vida, podendo ser considerado nas cataratas monoculares. Nas crianças maiores, que receberão o implante da lente intraocular na cirurgia primária, preferimos realizar a facectomia extracapsular e a vitrectomia anterior via *pars plana* para realizar a capsulectomia posterior e a vitrectomia anterior.

As principais complicações pós-operatórias são:

» opacificação da cápsula posterior;
» corectopia;
» formação de membranas secundárias e sinéquias;
» glaucoma;
» descentração da lente;
» descolamento de retina;
» endoftalmite;
» ambliopia.

A reabilitação visual deve ser realizada com a prescrição da correção óptica adequada para pseudofacia ou afacia, com óculos ou lentes de contato. O tratamento da ambliopia com oclusão e programas de estimulação visual são fundamentais para o sucesso cirúrgico.

Sumário

» A catarata congênita é uma das principais causas de cegueira tratável na infância e por isso o diagnóstico precoce é de extrema importância.

» Pode estar associada a doenças sistêmicas.

» O tratamento cirúrgico deve ser precoce e associado ao tratamento da ambliopia.

Complemento para o residente

» Frente ao diagnóstico de catarata congênita, deve ser solicitada investigação para doenças infecciosas, metabólicas e cromossômicas, que podem estar associadas.

» A avaliação da catarata deve ser feita pela biomicroscopia com lâmpada de fenda em consultório ou lâmpada de fenda portátil em centro cirúrgico durante exame sob sedação, possibilitando a classificação da catarata. A oftalmoscopia indireta deve ser feita em conjunto com a biomicroscopia.

» Durante a cirurgia, é importante realizar a capsulotomia posterior e a remoção do vítreo anterior, para evitar opacificação da cápsula posterior e vítreo anterior.

» O implante de lente intraocular é controverso em menores de 2 anos.

GLAUCOMA CONGÊNITO

Iara Debert
Rosa Maria Graziano

Glaucoma congênito é uma afecção rara, que tem como etiologia uma malformação do ângulo da câmara anterior, que dificulta a drenagem do humor aquoso e, assim, enseja aumento da pressão intraocular que causará alterações secundárias nos segmentos anterior e posterior do olho.

O glaucoma geralmente está presente ao nascer, mas pode se expressar até o 3º ano de vida. Ambos os olhos são acometidos em 75% dos casos, sendo frequente o envolvimento assimétrico.

Características clínicas:

» fotofobia ou intolerância à luz;
» dor ocular (crinança apresenta irritabilidade e agitação);
» lacrimejamento;
» hiperemia conjuntival difusa;
» aumento do diâmetro corneano (maior do que 12 mm);
» edema de córnea e cicatrizes estromais;
» córnea opaca e sem brilho, que dificulta a visualização da íris;
» dobras lineares na membrana de Descement da córnea, geralmente no sentido horizontal ou concêntrico ao limbo;
» aumento da pressão intraocular;
» aumento da relação escavação/disco óptico;
» aumento do comprimento axial;
» buftalmo ou aumento do tamanho do olho;
» miopia e anisometropia;
» ambliopia por anisometropia e/ou secundária à privação causada pela opacidade corneana.

A obstrução de via lacrimal é o diagnóstico diferencial mais importante. A presença de megalocórnea associada a edema de córnea, aumento da relação escavação/disco óptico e aumento da pressão intraocular confirma o diagnóstico de glaucoma congênito.

A avaliação da criança deve ser feita sob sedação para a medida da pressão intraocular, realização da gonioscopia e biometria ocular. Deve-se lembrar que a anestesia geral pode subestimar o valor da pressão intraocular.

O tratamento definitivo é cirúrgico. A terapia medicamentosa com colírios hipotensores é temporária, se não houver possibilidade de cirurgia imediata.

Após a cirurgia, os exames sob sedação deverão ser repetidos sempre que necessário. O paciente deverá ser seguido por toda a vida para monitorização da progressão, com refração, biometria, gonioscopia, tonometria e mapeamento de retina.

Quando se considera o lacrimejamento do bebê, a obstrução de via lacrimal deve ser afastada, pois é muito mais frequente que o glaucoma, e seu tratamento não requer a urgência de que o glaucoma necessita.

Os principais diagnósticos diferenciais quando se consideram as alterações da córnea:

- » **Opacidade corneana por trauma de parto:** pode provocar edema de córnea e pregas na membrana de Descemet. A anamnese é de fundamental importância.
- » **Ceratite por rubéola:** poder estar acompanhada de catarata, retinite e glaucoma. Deve ser realizada sorologia.
- » **Megalocórnea primária:** diâmetro corneano aumentado, sem edema de córnea e pressão intraocular normal.
- » **Distrofia endotelial hereditária congênita:** edema de córnea presente ao nascimento, com diâmetro corneano normal.
- » **Mucopolissacaridose e cistinose:** doenças metabólicas, com opacidade de córnea e pressão intraocular normal.

Sumário

- » A etiologia do glaucoma congênito é uma malformação do ângulo da câmara anterior.
- » As principais características clínicas são megalocórnea, edema de córnea, aumento da relação escavação/disco óptico e aumento da pressão intraocular.
- » O tratamento definitivo é cirúrgico.
- » A obstrução de via lacrimal é o diagnóstico diferencial mais importante.

Complemento para o residente

O glaucoma congênito é pouco mais frequente em meninos e tem herança autossômica recessiva relacionada a mutações dos genes *CYP1B1*, *MYOC* e *FOXC1*.

Procedimentos cirúrgicos:

- » **Goniotomia (Figura 9.17):** sob visualização gonioscópica, é feita uma incisão circunferencial com uma lâmina na malha trabecular. É realizada quando há transparência corneana suficiente para permitir a visualização do ângulo da câmara anterior.
- » **Trabeculotomia (Figura 9.18):** abertura do canal de Schlemm, através de trabeculótomo, para dentro da câmara anterior. Realizada quando há opacidade corneana ou insucesso da goniotomia.
- » **Trabeculectomia:** cirurgia fistulizante, que pode ou não ser combinada com antimetabólitos e tem alta taxa de sucesso.

Figura 9.17. Goniótomo na câmara anterior, após ruptura da parede interna do canal de Schlemm e do tecido pectíneo.

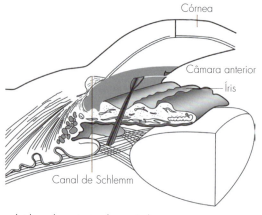

Fonte: Desenvolvida pela autoria do capítulo.

Figura 9.18. Trabeculotomia: corte do ligamento pectíneo que cobre o seio camerular na altura do terço anterior do trabeculado corneoescleral.

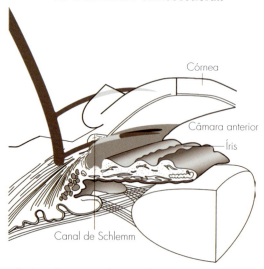

Fonte: Desenvolvida pela autoria do capítulo.

As complicações da goniotomia e trabeculotomia são incomuns, sendo as principais: ciclodiálise; hemorragia; câmara anterior rasa; infecção; e catarata. As principais complicações da trabeculotomia são: hipotonia; descolamento de coroide; endoftalmite; hemorragia; e catarata.

INFECÇÕES OCULARES CONGÊNITAS

Cleide Guimarães Machado

Infecções congênitas transmitidas pela mãe podem causar dano ocular de três maneiras:

- » Pela ação direta do agente infectante que lesa o tecido.
- » Por um efeito teratogênico, resultando em malformação.
- » Pela reativação tardia do agente infectante após o nascimento, gerando inflamação e dano tecidual.

As infecções perinatais apresentam um espectro clínico amplo, variando de uma doença silenciosa até uma lesão com risco de vida. Serão citadas aqui as infecções congênitas mais comuns, que podem ser lembradas pelo acrônimo TORCHES, ou seja, toxoplasmose, rubéola, citomegalovirose, herpesvírus e sífilis.

Toxoplasmose

A toxoplasmose pode ser adquirida congenitamente, por via transplacentária de uma mãe infectada para o feto. O risco de a grávida infectada transmitir a infecção ao feto é de 40%. Das crianças infectadas, 5% morrem ou são severamente afetadas pela doença com um comprometimento de grau variado que pode incluir retinite, hepatoesplenomegalia, calcificações intracranianas, microcefalia e retardo no desenvolvimento. Setenta por cento das crianças com infecção congênita apresentam cicatriz coriorretiniana compatível com toxoplasmose. Durante o 1º trimestre da gravidez, o cérebro e o olho do feto parecem estar particularmente susceptíveis ao dano pela doença. As manifestações oculares incluem retinite, às vezes associada à coroidite, à irite e à uveíte anterior. Ao nascimento, as lesões estão totalmente cicatrizadas, e a cicatriz coriorretiniana pode ser descoberta apenas na idade escolar, em testes visuais. Essas lesões frequentemente afetam a mácula em pelo menos um olho. As cicatrizes geralmente estão presentes nos dois olhos, espalhadas por todo o fundo (Figura 9.19). A forma mais comum de doença ativa são as recorrências que aparecem como lesões na borda de uma cicatriz atrófica antiga congênita (chamada "lesão satélite"), geralmente macular. A área ativa da inflamação retiniana apresenta-se quase sempre espessada e de coloração amarelada, associada à vitreíte. É provável que muitos casos de retinite por toxoplasmose aparentemente adquirida sejam reativações de uma infecção congênita.

Figura 9.19. Cicatriz coriorretiniana de toxoplasmose.

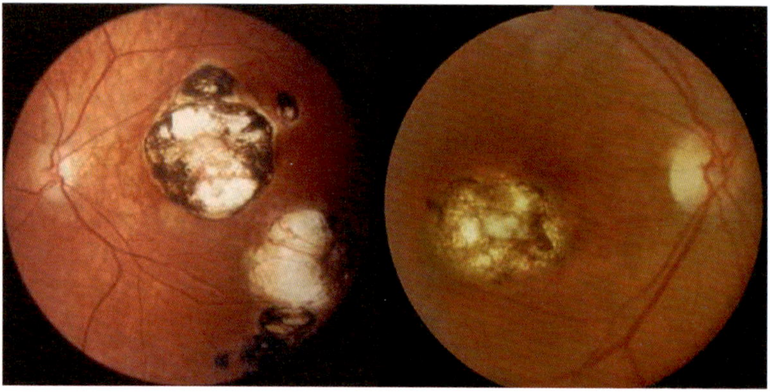

Fonte: Desenvolvida pela autoria do capítulo.

Diagnóstico

A suspeição é clínica, baseada no aspecto da lesão retiniana, confirmado pela sorologia positiva para anticorpos antitoxoplasma por imunoensaio. Qualquer título positivo, mesmo em amostras não diluídas, é significativo, mas pode haver falso-positivos. Como a IgM materna não atravessa a placenta, o achado de IgM no soro do recém-nascido é evidência definitiva de infecção congênita.

Tratamento

A forma cicatricial não requer nenhum tratamento e as reativações que ameaçam a visão, por se localizarem adjacentes à mácula ou ao nervo óptico, ou com importante vitreíte, exigem tratamento imediato. Associam-se corticosteroides sistêmicos, geralmente prednisona, com antimicrobianos orais.

Os esteroides nunca devem ser usados sem a cobertura de um antimicrobiano.

Os antibióticos mais usados são:

» **Trimetroprim-sulfametoxazol:** combinação que costuma ser bem tolerada.
» **Pirimetamina:** pode causar depressão medular, devendo sempre ser acompanhada de ácido folínico. Os pacientes em uso dessa medicação devem ser submetidos semanalmente à contagem de hemácias e de plaquetas. A pirimetamina geralmente é usada em combinação com sulfadiazina ou clindamicina.
  − **Sulfadiazina:** efetiva e usada há muito tempo no tratamento da toxoplasmose.
  − **Clindamicina:** também efetiva. Pode causar diarreia severa e colite pseudomembranosa.
  − **Atovaquone:** antimicrobiano novo e eficiente contra o toxoplasma, mas não é um medicamento de 1ª linha.

Rubéola

A síndrome da rubéola congênita é uma combinação bem definida de anormalidades oculares, otológicas e cardíacas associadas à microcefalia e a graus variáveis de doença mental. A síndrome é causada pela transmissão transplacentária do vírus da rubéola de uma mãe infectada.

As anormalidades oculares da rubéola incluem uma catarata nuclear característica, às vezes chamada de catarata morganiana, microftalmia e uma retinopatia que pode variar de um sutil aspecto em sal e pimenta até uma pseudorretinose pigmentar (Figura 9.20). O diagnóstico é baseado nos achados clínicos associados aos testes sorológicos. O vírus pode ser isolado a partir de secreção faríngea ou do conteúdo do cristalino em uma cirurgia de catarata. Essa cirurgia pode ser realizada da forma usual, mas é comum haver uma inflamação pós-operatória severa, exigindo o uso de esteroides e midriáticos agressivamente.

Figura 9.20. (A) Retinopatia por rubéola congênita com fundo em aspecto de sal e pimenta. (B) Pseudorretinose pigmentar.

A

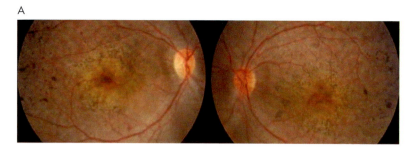

B

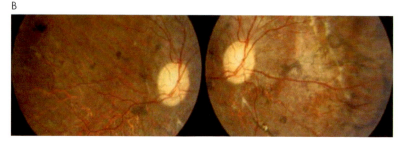

Fonte: Cortesia do dr. Suel Abujamra.

Citomegalovírus (doença da inclusão citomegálica)

O citomegalovírus (CMV) é um membro da família do herpesvírus que pode causar uma variedade de manifestações, tanto na forma congênita como na adquirida, embora as infecções sintomáticas adquiridas ocorram quase exclusivamente em imunodeprimidos.

Doença da inclusão citomegálica congênita

A infecção congênita por CMV é a mais comum infecção congênita em humanos, ocorrendo em aproximadamente 1% dos recém-nascidos vivos, embora em mais de 90% se mantenha assintomática. A transmissão para o recém-nascido ocorre por via transplacentária, durante o parto, pelo contato com um canal de parto infectado, ou talvez pelo leite materno ou outras secreções maternas.

Embora apenas 10% das crianças infectadas apresentem alguma manifestação precoce, após alguns anos, 50% das crianças apresentarão surdez neurossensorial ou retardo mental.

A infecção congênita por CMV se caracteriza por febre, icterícia, anormalidades hematológicas, surdez, microcefalia e calcificações periventriculares. As manifestações oculares da infecção congênita incluem retinocoroidite, anomalia do nervo óptico, microftalmia, catarata e uveíte.

Na infecção congênita generalizada, o envolvimento coriorretiniano pode ser mínimo, com o comprometimento de apenas alguns vasos da retina e da coroide, ou pode ser mais severo, até a necrose total bilateral da retina (Figura 9.21).

Figura 9.21. Doença da inclusão citomegálica.

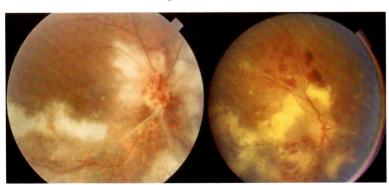

Fonte: Desenvolvida pela autoria do capítulo.

Com a resolução dessas lesões, formam-se múltiplas cicatrizes coriorretinianas centrais e periféricas, bilaterais, consistindo em áreas de atrofia do epitélio pigmentar retiniano com opacidades esbranquiçadas, hemorragias retinianas e exsudação perivascular. Essas cicatrizes são idênticas às encontradas na toxoplasmose congênita e correspondem a cicatrizes maculares hiperplásicas pigmentadas ou a múltiplas cicatrizes pigmentadas periféricas. A retinite pode ser progressiva. Embora possa haver extensas áreas confluentes de retinite exsudativa (Figura 9.21), essas lesões são menos comuns na forma congênita do que na adquirida.

Doença da inclusão citomegálica adquirida

A retinite por CMV pode ser adquirida em crianças com algum imunocomprometimento (geralmente AIDS) ou iatrogenicamente após um transplante de órgão ou quimioterapia. A doença é geralmente bilateral, mas assimétrica, ou seja, um olho desenvolve retinite meses antes do outro. A retinite por CMV se inicia com pequenos infiltrados retinianos brancos que lembram exsudatos algodonosos e evolui para lesões perivasculares e de necrose retiniana (Figura 9.22).

Figura 9.22. Doença da inclusão citomegálica adquirida com lesões perivasculares brancas e flocosas com muitas hemorragias.

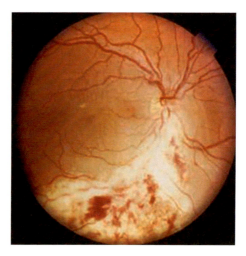

Fonte: Desenvolvida pela autoria do capítulo.

Dois padrões clínicos podem ser observados: o primeiro são lesões perivasculares brancas e flocosas com muitas hemorragias espalhadas (Figura 9.22), e o segundo consta de uma lesão mais granular com poucas hemorragias e frequentemente com uma área central de retina atrófica e com múltiplos pontos de epitélio pigmentar retiniano visível (Figura 9.23). A retinite progride de duas maneiras: podem se formar novas lesões longe das antigas ou, mais frequentemente, a lesão inicial aumenta de tamanho envolvendo a retina não afetada. Nessa última situação, o centro da lesão torna-se branco por edema e por necrose retiniana.

Figura 9.23. Doença da inclusão citomegálica adquirida com lesão mais granular com poucas hemorragias e frequentemente com uma área central de retina atrófica.

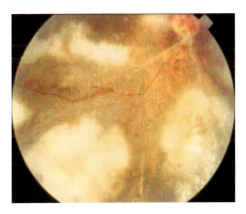

Fonte: Cortesia do dr. Suel Abujamra.

Após a morte retiniana, forma-se uma cicatriz glial, e a retina atrófica volta a ser transparente com pontos pigmentados ao fundo. A baixa visual se deve ao comprometimento da mácula e do nervo óptico. Nas fases tardias, pode haver descolamento da retina.

O diagnóstico é baseado na apresentação clínica e suplementado por testes sorológicos para anticorpos anti-CMV. Nos recém-nascidos, o vírus pode ser encontrado nas secreções.

O tratamento consiste nas mesmas drogas usadas em adultos.

O tratamento mais comum inclui ganciclovir endovenoso e intravítreo. Atualmente, há implantes de ganciclovir intravítreos, de liberação lenta. O valaciclovir oral pode ser usado nos casos de retinite por CMV que não ameaça a visão.

Herpes simples

Existem dois tipos de vírus herpes simples, o HSV-1 e o HSV-2. O HSV-1 afeta tipicamente os olhos, a pele e a região da boca e é transmitido pelo contato pessoal, enquanto o HSV-2 é associado à infecção genital e transmitido por via venérea, sendo responsável pela maioria das infecções neonatais.

A infecção congênita é geralmente adquirida no contato com um canal de parto materno contaminado. A infecção neonatal fica confinada ao sistema nervoso central (SNC), à pele, à cavidade oral e aos olhos em um terço dos casos. Ela comumente se manifesta por lesões vesiculares na pele, por úlceras na boca e por ceratoconjuntivite. A doença disseminada ocorre em um terço dos casos e pode envolver o fígado, as glândulas adrenais e os pulmões. A mortalidade da doença disseminada é significativa, e os sobreviventes geralmente têm algum dano permanente.

O envolvimento ocular na infecção congênita pode incluir conjuntivite, ceratite, retinocoroidite e catarata. O envolvimento retiniano pode ser severo, incluindo exsudatos massivos, embainhamento dos vasos da retina, necrose retiniana e opacidade inflamatória do vítreo. Após a cicatrização, formam-se grandes áreas de cicatriz atrófica da retina.

O diagnóstico é baseado na apresentação clínica e confirmado pela cultura do vírus retirado das secreções vesiculares, de conjuntival ou corneano ou de secreção nasal.

O tratamento da conjuntivite e da ceratite consiste em antivirais tópicos como o colírio de trifluridina 1%, nove vezes ao dia; pomada de vidarabina 3%, cinco vezes ao dia, e às vezes aciclovir oral. Esse tratamento segue os mesmos parâmetros daqueles para conjuntivite e para ceratite em adultos. A doença disseminada requer antivirais endovenosos, como o aciclovir, administrado com o auxílio de pediatras.

Sífilis

A sífilis é causada pela espiroqueta, sendo o contato sexual sua forma habitual de transmissão. A infecção neonatal ocorre durante a espiroquetemia materna. Quanto mais antiga a infecção materna, menor o risco de transmissão para o feto. Se a mãe é portadora de doença primária ou secundária, cerca de metade dos recém-nascidos será infectada. No caso de mães com sífilis tardia não tratada, cerca de 70% dos recém-nascidos serão saudáveis.

A sífilis congênita deve ser considerada nos partos prematuros de causa inexplicada, na placenta grande, na rinite persistente, no rash cutâneo intratável, na icterícia inexplicada, na hepatoesplenomegalia, na anemia, na linfadenopatia generalizada, na anormalidade metafiseal e na periostite radiográfica. A infecção congenitamente adquirida pode resultar na morte neonatal ou no parto prematuro. O envolvimento ocular precoce na sífilis congênita é raro.

A coriorretinite aparece como uma granulação em sal e pimenta bilateral do fundo de olho de algumas crianças ou pode adquirir um aspecto de pseudorretinose pigmentar restrito à periferia, envolvendo o polo posterior ou em quadrantes isolados. Mais raramente, instalam-se uveíte anterior, glaucoma ou ambos, e ainda o comprometimento do nervo óptico. Em outros casos, sintomas podem aparecer apenas na infância tardia ou na adolescência. A tríade de Hutchinson consiste em dentes separados, surdez por comprometimento do oitavo par craniano e ceratite intersticial. Outras manifestações incluem nariz em sela, maxila pequena e cicatrizes lineares ao redor dos orifícios corporais. A ceratite intersticial bilateral é o achado oftalmológico clássico em crianças mais velhas e em adultos, acometendo cerca de 10% desses pacientes.

O diagnóstico é confirmado pela identificação do agente em campo escuro. A sífilis congênita pode ser diagnosticada presuntivamente pela combinação de VDRL positivo e um ou mais dos seguintes achados:

» evidência de sífilis congênita ao exame físico;
» evidências radiológicas nos ossos longos;
» VDRL positivo no líquor;
» elevação inexplicada de proteínas ou de células no líquido cerebrospinal (LCS);
» título sorológico não treponêmico quantitativo quatro vezes maior do que o da mãe;
» FTA-abs-19s-IgM positivo.

O tratamento da sífilis congênita inclui penicilina cristalina G, 50.000 U/kg por via endovenosa (EV), a cada 12 horas por 1 semana, e então a cada hora por 10 a 14 dias. Crianças maiores de 1 mês recebem penicilina cristalina C aquosa a cada 6 horas por 10 a 14 dias. Os testes sorológicos devem ser repetidos até que se tornem negativos. A positividade persistente dos títulos ou a positividade do VDRL no LCS durante os primeiros 6 meses requerem novo tratamento imediato.

Zikavírus

Zikavírus é um flavivírus neurotrópico relacionado com a dengue, febre amarela e viroses do Nilo Oeste. Foi inicialmente relatado em humanos em 1952, mas achados oculares típicos e microcefalia só foram descritos em 2015. A transmissão materno-fetal do vírus foi detectada no líquido amniótico de duas grávidas com bebês microcefálicos e nos tecidos de um recém-nascido microcefálico que morreu após o nascimento. Ventura *et al.* descreveram achados oculares típicos em 10 crianças com idade média de 1,9 meses diagnosticadas com infecção presumida pelo zikavírus após um surto de infecção por esse vírus no Brasil em 2015. Os pacientes apresentavam a associação de microcefalia (circunferência occipitofrontal da cabeça de 32 cm ou menor ao nascimento ou dois desvios padrões menor do que a média para a idade e gênero) com alterações maculares como depósitos grosseiros de pigmento e/ou atrofia coriorretiniana em 65% dos olhos, maculopatia em torpedo, alterações vasculares e retinopatia hemorrágica além de anormalidades do nervo óptico (hipoplasia com sinal de duplo anel, palidez e/ou aumento da escavação em 47% dos casos) (Figura 9.24). Achados bilaterais foram encontrados em sete de dez pacientes que se apresentaram com lesões oculares. Devem ser afastadas outras causas de anormalidades coriorretinianas e do nervo óptico.

Figura 9.24. (A) Características da microcefalia. (B) Tortuosidade vascular no polo posterior. (C) Duas áreas de atrofia coriorretinianas perimaculares.

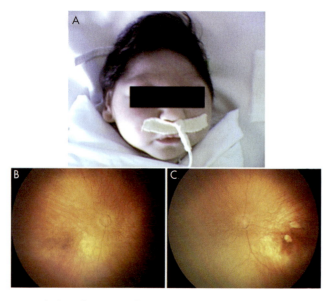

Fonte: Desenvolvida pela autoria do capítulo.

O diagnóstico da infecção congênita pelo vírus é presumido em todos os casos reportados de microcefalia com anormalidades oculares, já que o único método para confirmar o diagnóstico de infecção por zikavírus é a reação em cadeia da polimerase (PCR) em tempo real, que é útil para detectar o vírus apenas na fase aguda de doença (nos primeiros 5 dias da infecção aguda).

RETINOPATIA DA PREMATURIDADE

Cleide Guimarães Machado

A retinopatia da prematuridade (ROP) é uma doença que afeta a retina de crianças prematuras. Tem etiologia multifatorial e ocorre em recém-nascidos com a retina incompletamente vascularizada e imatura. Seus achados consistem em um espectro que varia de sequelas mínimas que não afetam a visão, nos casos mais leves, até a cegueira total, bilateral e irreversível, nos casos mais avançados. As práticas da neonatologia atual aumentaram a sobrevida de crianças cada vez mais prematuras, as quais têm mais risco de desenvolver a retinopatia da prematuridade, e tal fato transformou essa doença em um grande desafio aos profissionais que lidam com prematuros. O termo "retinopatia da prematuridade" veio substituir a antiga designação "fibroplasia retrolental", descrita como uma membrana vascularizada retrocristaliniana em crianças prematuras.

A retinopatia da prematuridade foi a principal causa de cegueira em crianças nas décadas de 1940 e 1950. No início dos anos de 1950, o oxigênio foi identificado como um fator etiológico importante, e então a retinopatia da prematuridade tornou-se relativamente rara. Entretanto, a restrição severa à oxigenoterapia, que prevaleceu a partir de meados dos anos de 1950 até meados da década de 1960, resultou em grande aumento da mortalidade neonatal e de dano cerebral nos prematuros. Assim, o uso de oxigênio foi liberalizado e, no fim da década de 1960, a retinopatia da prematuridade voltou a aumentar em sua incidência. A neonatologia e o desenvolvimento tecnológico possibilitaram uma maior sobrevida de recém-nascidos prematuros, inclusive de crianças com menos de 1.000 g, e, paralelamente, a incidência da retinopatia da prematuridade aumentou, apesar da monitorização rigorosa do uso da oxigenoterapia.

A vascularização normal da retina se inicia na 16ª semana de gestação, só alcança a periferia da retina nasal aproximadamente na 36ª semana, e a periferia temporal na 40ª semana. Sugere-se que a hipóxia fisiológica seja o estímulo para o desenvolvimento normal dos vasos superficiais e profundos da retina, estímulo este mediado por fatores de crescimento derivados da retina. Não se conhece exatamente o mecanismo da retinopatia da prematuridade, mas sugere-se que a exposição a concentrações excessivas de oxigênio durante o período de embriogênese dos vasos retinianos pode ensejar a vasoconstrição secundária ou um efeito tóxico direto do oxigênio sobre as células mesenquimais responsáveis pela vascularização normal da retina. O resultado é a parada do desenvolvimento vascular, a obliteração dos capilares recém-formados e a formação de grandes *shunts* arteriovenosos na retina. Esses eventos deixam uma porção variável da retina neurossensorial sem suprimento sanguíneo interno, o que resulta na formação de tufos de neovasos retinianos e na proliferação fibrovascular extrarretiniana.

Patogênese

A vascularização normal da retina se inicia na 16ª semana de gestação, a partir de um tecido mesenquimal contendo células fusiformes, o qual é a fonte dos vasos retinianos. O mesênquima cresce centrifugamente do nervo óptico, alcançando a *ora serrata* nasal aproximadamente na 36ª semana de gestação e a *ora serrata* temporal na 40ª semana. Essas células mesenquimais crescem inicialmente pela camada de fibras nervosas para fora do nervo óptico e originam as células endoteliais dos capilares retinianos que formarão o sistema capilar. Alguns capilares se alargam para formar as arteríolas e as vênulas, e outros se obstruem à medida que ocorre uma remodelação. Sugere-se que a hipóxia fisiológica seja o estímulo para o desenvolvimento normal dos vasos superficiais e profundos da retina, estímulo este mediado por fatores de crescimento derivados da retina. Não se conhece exatamente o mecanismo da retinopatia da prematuridade, mas sugere-se que as células endoteliais capilares do tecido mesenquimal precursor vascular ainda não remodeladas para vasos mais maduros sejam susceptíveis a um efeito tóxico. Também se aventou a hipótese de que a hiperóxia resulta em severa vasoconstrição, com obliteração vascular inversamente proporcional à maturidade dos vasos. Se o fluxo vascular se restabelecer, a retina será nutrida inadequadamente, causando hipóxia e neovascularização retiniana. A exposição a concentrações excessivas de oxigênio durante esse período pode culminar na vasoconstrição secundária ou em um efeito tóxico direto do oxigênio sobre as células mesenquimais responsáveis pela vascularização normal da retina, podendo resultar na parada do desenvolvimento vascular, na obliteração dos capilares recém-formados e na formação de grandes arteriovenosos na retina. Esses eventos deixam uma porção variável da retina neurossensorial sem suprimento sanguíneo interno. Embora o oxigênio seja um fator importante, ele não é considerado único na patogênese da retinopatia da prematuridade. Outros fatores como o baixo peso ao nascer e a baixa idade gestacional também aumentam o risco da doença.

Quanto aos fatores de risco, a imaturidade retiniana é avaliada pelo peso ao nascer e pela idade gestacional, e quanto menor o peso ao nascer e/ou mais baixa a idade gestacional, maiores a frequência e a gravidade da retinopatia da prematuridade. Já o oxigênio é um fator causal da retinopatia da prematuridade, sendo importante sua concentração no ar inspirado, bem como a forma de sua administração. A ventilação mecânica impõe uma entrada de oxigênio nos pulmões sob alta pressão, o que potencializa os efeitos da maior concentração de oxigênio. Fatores que desempenham papel duvidoso na patogênese da retinopatia da prematuridade são a deficiência de vitamina E, a cianose, a apneia, a ventilação mecânica, a hemorragia intraventricular, as convulsões, as transfusões sanguíneas, a septicemia, a hipóxia intrauterina, a anemia, a persistência de duto arterial e a administração de xantina.

Fatores de risco

Imaturidade retiniana (prematuridade e baixo peso ao nascer)

A imaturidade retiniana tem sido avaliada juntamente com o peso ao nascer e a idade gestacional, e quanto menor o peso ao nascer e/ou mais baixa a idade gestacional, maiores a frequência e a gravidade da retinopatia da prematuridade.

Oxigênio

O oxigênio é um fator causal da retinopatia da prematuridade, sendo importante sua concentração no ar inspirado, bem como a forma de sua administração. A ventilação mecânica impõe uma entrada de oxigênio nos pulmões sob alta pressão, o que potencializa os efeitos da maior concentração de oxigênio.

Doenças associadas

Algumas doenças são mais comuns em crianças portadoras de retinopatia da prematuridade, particularmente várias formas de síndrome do desconforto respiratório, incluindo a membrana hialina, o enfisema pulmonar intersticial, o pneumotórax e a displasia broncopulmonar.

Classificação

Em 1984, o Commitee for the Classification of Retinopathy of Prematurity publicou a classificação internacional da retinopatia da prematuridade, que foi revisada em 2005 e que se baseia em três parâmetros: localização, extensão e estágios.

A localização é feita dividindo-se a retina em três zonas, cujo centro é a papila:

» **zona 1:** área da papila e 30° ao seu redor, ou o dobro do raio da papila à mácula;
» **zona 2:** limite da Zona 1 até a *ora serrata* nasal e a *ora equador* temporal;
» **zona 3:** limite da Zona 2 até a *ora serrata* temporal.

A extensão da doença é descrita de acordo com as horas do relógio (Figura 9.25).

Figura 9.25. Extensão da retinopatia da prematuridade.

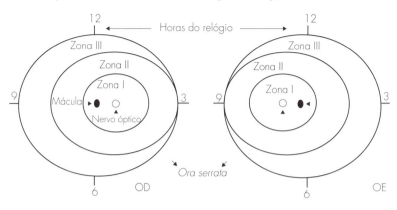

Fonte: Desenvolvida pela autoria do capítulo.

Os estágios compreendem as formas ativa e cicatricial da doença. Os estágios da forma ativa são classificados em:

» **Estágio 1:** linha de demarcação correspondente ao limite da retina vascularizada com a não vascularizada, sendo sua coloração esbranquiçada, no mesmo plano da retina.
» **Estágio 2:** linha de demarcação espessada e esbranquiçada, elevando-se e deixando o plano da retina, com comunicações arteriovenosas (Figura 9.26).
» **Estágio 3:** estágio 2 com proliferação fibrovascular extrarretiniana e tufos de neovasos. Esse estágio subdivide-se em leve, moderado e grave, dependendo da quantidade de tecido fibrovascular e neovasos observados (Figura 9.27).
» **Estágio 4:** estágio 3 associado a descolamento parcial da retina; subdividido em 4a e 4b, a depender do envolvimento ou não da região macular.
» **Estágio 5:** descolamento total da retina, subdividido em quatro tipos conforme a abertura retiniana, chamada de "funil":
  1. anterior aberto, posterior aberto;
  2. anterior aberto, posterior fechado;
  3. anterior fechado, posterior aberto;
  4. anterior fechado, posterior fechado.

Figura 9.26. Estágio 2 da retinopatia da prematuridade. A seta aponta para a linha de fibrose; a retina pálida à esquerda não está vascularizada e a retina à direita da linha espessada apresenta comunicações arteriovenosas.

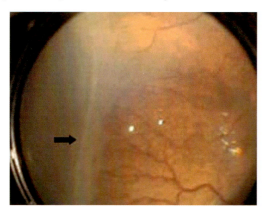

Fonte: Cortesia do dr. Rony Preti.

Figura 9.27. Estágio 3 da retinopatia da prematuridade. Observa-se a linha fibrosa (seta larga) e o sangue retiniano na retina vascularizada como consequência de neovasos (seta fina).

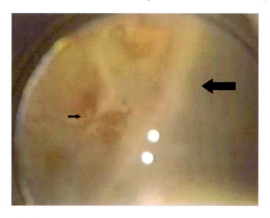

Fonte: Cortesia do dr. Rony Preti.

Todos esses estágios podem ser acompanhados de uma forma descrita como *plus*, que é indicativo de uma fase ativa e progressiva da doença. Observam-se dilatação e tortuosidade aumentada dos vasos retinianos (Figura 9.28), ingurgitamento dos vasos irianos, rigidez pupilar e turvação vítrea, indicando incompetência vascular progressiva. O encontro de doença *plus* identifica um pior prognóstico da retinopatia da prematuridade. Classifica-se o *plus* em graus:

- » **grau 1:** dilatação venosa;
- » **grau 2:** dilatação e tortuosidade venosa e arterial;
- » **grau 3:** marcada dilatação e tortuosidade venosa e arterial, com rigidez pupilar.

Figura 9.28. Doença *plus*. A seta mostra dilatação e tortuosidade venosa e arterial.

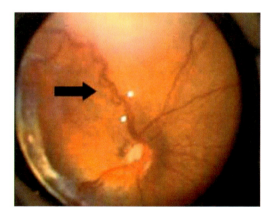

Fonte: Cortesia do dr. Rony Preti.

Doença pré-*plus* é definida como anormalidades vasculares no polo posterior insuficientes para o diagnóstico de doença *plus*, mas que demonstram mais tortuosidade arterial e mais dilatação venosa do que o normal.

Um grande número de pacientes com retinopatia da prematuridade ativa evolui para regressão parcial, particularmente quando o estímulo tóxico do oxigênio é retirado. O resultado é um quadro cicatricial caracterizado pela presença de:

- » pequenas massas opacas na periferia, sem descolamento da retina (grau 1);
- » massas grandes na periferia com descolamento da retina localizado (grau 2);
- » massas grandes na periferia da retina com tração de papila (grau 3) (Figura 9.29); tecido retrocristaliniano cobrindo parte da pupila (grau 4);
- » tecido retrocristaliniano cobrindo toda a pupila (grau 5).

Figura 9.29. Quadro cicatricial grau 3. A seta mostra tração da papila e das arcadas vasculares em direção à periferia temporal.

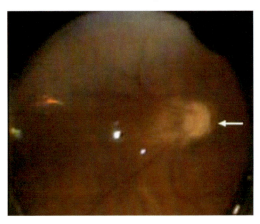

Fonte: Cortesia do dr. Rony Preti.

Um importante termo da classificação da retinopatia da prematuridade é a "doença limiar", que se caracteriza pela presença de neovascularização extrarretiniana em uma área maior do que 5 horas de relógio contínuas ou 8 horas descontínuas, associada à doença e a vasos retinianos localizados nas zonas I ou II.

Uma forma incomum rapidamente progressiva e severa de ROP é chamada de "retinopatia da prematuridade agressiva posterior" ou AP-ROP. Ela se caracteriza por sua localização posterior, proeminência de doença *plus* e enganosamente com pouca neovascularização. A AP-ROP tipicamente ocorre na zona I, mas pode ocorrer na zona II posterior. A dilatação e a tortuosidade vasculares são desproporcionalmente acentuadas em relação à retinopatia periférica e podem ocorrer *shunts* em toda a retina e não apenas na junção vascular-avascular.

Diagnóstico

O diagnóstico da retinopatia da prematuridade é possível com o exame de fundo de olho dos prematuros com oftalmoscopia indireta, o qual deve ser realizado com extremo cuidado, pois essas crianças são frágeis e o procedimento é estressante. As diretrizes para esse exame foram estabelecidas pelo estudo ROP Brasil, reconhecido pelo Conselho Brasileiro de Oftalmologia e pela Sociedade Brasileira de Oftalmologia. Esse estudo recomenda que a dilatação seja realizada com colírios de tropicamida a 0,5% ou ciclopentolato a 1% e fenilefrina a 2,5%. Deve-se instilar uma gota de cada colírio com intervalo de 5 minutos em cada olho, 40 minutos antes do exame. Em caso de uso de blefarostato, instilar cloridrato de proparacaína a 0,5%.

O exame de fundo de olho inicial deve ser realizado em todas as crianças que nasceram com menos de 1.500 g ou que tenham idade gestacional menor do que 32 semanas, entre a 4ª e a 6ª semana após o nascimento. Se a criança tiver outros fatores de risco (síndrome do desconforto respiratório, sepse, transfusões sanguíneas, gestação mútipla, hemorragia intraventricular), pode-se indicar o exame, mesmo se a criança tiver peso superior a 1.500 g.

O agendamento dos exames subsequentes deverá ser determinado pelos achados do primeiro exame:

a) Retina madura (vascularização completa): seguimento com 6 meses (avaliação do desenvolvimento visual funcional, de estrabismo e de ametropias). Os prematuros apresentam 46% de chance de apresentarem alguma dessas alterações oftalmológicas;

b) Retina imatura (vascularização não completa) ou presença de retinopatia da prematuridade menor do que pré-limiar: avaliação a cada 2 semanas;

c) Retinopatia em regressão: avaliação a cada 2 semanas;

d) Retina imatura, zona I: exames semanais;

e) Retinopatia da prematuridade pré-limiar 2: exames 3 a 7 dias;

f) Retinopatia da prematuridade pré-limiar 1 (zona 1, qualquer estágio com *plus*; zona 1, estágio 3; zona 2, estágio 2 ou 3 *plus*) e limiar: tratamento em até 72 horas;

g) Os exames podem ser suspensos quando a vascularização da retina estiver completa, idade pós-natal de 45 semanas e ausência de retinopatia da prematuridade pré-limiar, retinopatia da prematuridade completamente regredida.

O exame inicial deve buscar sinais de retinopatia da prematuridade e do desenvolvimento dos vasos retinianos. Mesmo que não haja sinais de retinopatia da prematuridade, se há uma area extensa de retina ainda não vascularizada, o risco de necessidade futura de tratamento é muito alto (Figuras 9.26, 9.27 e 9.28).

Evolução natural

A retinopatia da prematuridade é uma doença transitória, na maioria das crianças, com regressão espontânea em 85% dos olhos. Aproximadamente 7% das crianças com peso ao nascer menor do que 1.251 g desenvolverão retinopatia da prematuridade grave. Os olhos que apresentarem progressão sofrerão uma gradual transição da forma ativa para a cicatricial, a qual está associada a vários graus de fibrose, de contratura do tecido proliferativo, de tração vitreorretiniana, de distorção macular e de descolamento de retina.

Alguns problemas são mais comuns em olhos com retinopatia da prematuridade cicatrizada, incluindo miopia e astigmatismo, anisometropia, estrabismo, ambliopia, catarata, glaucoma e descolamento de retina. O glaucoma por fechamento angular pode ocorrer entre a segunda e a quinta década de vida e decorre da evolução para uma câmara anterior rasa. Outra complicação tardia é uma retinopatia exsudativa. É importante lembrar que as sequelas da retinopatia da prematuridade avançada podem causar problemas para toda a vida do paciente e que o acompanhamento médico é crucial.

Tratamento

O melhor tratamento da retinopatia da prematuridade é a prevenção do baixo peso extremo mediante cuidado primário à gestante.

Embora o início da retinopatia da prematuridade esteja relacionado com altos níveis de oxigênio arterial e com a exposição prolongada ao oxigênio, ainda não foi possível definir os níveis precisos de oxigênio ou o tempo de exposição ao oxigênio que desencadeiam a doença ocular progressiva. Assim, deve haver um controle rigoroso da oxigenoterapia, evitando seu uso desnecessário.

A exposição à luz ambiente, aventada como fator de piora da retinopatia da prematuridade, não foi comprovada como agente de aumento da incidência ou da severidade da retinopatia da prematuridade.

No passado, os olhos eram tratados com *laser* ou crioterapia quando a doença limiar se instalava. Entretanto, os resultados do estudo clínico *Early Treatment for ROP (ETROP)* modificou essa prática e instituiu o tratamento mais precoce, já na fase de ROP pré-limiar severa (tipo1).

A crioterapia da retina avascular anterior em olhos com "doença limiar" reduz em aproximadamente metade a incidência de complicações como a tração macular, o descolamento de retina ou a formação de cicatriz retrolental. Essas sequelas são reduzidas de 47 para 25% em um ano de seguimento, com uma melhora correspondente nos resultados visuais.

Alguns autores substituíram a crioablação pela terapia com fotocoagulação a *laser* nos olhos com retinopatia da prematuridade limiar e prelimiar. O tratamento é aplicado de forma difusa na retina avascular com oftalmoscópio indireto. A fotocoagulação a *laser* é menos agressiva sistemicamente do que a crioablação e parece ser mais eficaz na recuperação visual, além de induzir altos erros de refração em menor porcentagem do que a crioablação.

A patogênese da ROP consiste em uma fase inicial de altos níveis de VEGF e grande proliferação vascular. Demonstrou-se que injeções intravítreas de moléculas anti-VEGF como bevacizumabe e ranibizumabe diminuem a resposta neovascular em modelos animais com ROP e também em crianças com ROP. O estudo BEAT-ROP publicado em 2011 revolucionou o papel do bevacizumabe no tratamento da ROP, sendo o primeiro estudo randomizado, prospectivo, multicêntrico, controlado que comparou *laser* convencional com bevacizumabe intravítreo. O estudo mostrou um benefício significativo do bevacizumabe na doença de zona I, mas não na zona II com estágio 3 *plus*.

Para os olhos com retinopatia da prematuridade no estágio 4, o tratamento é cirúrgico, incluindo a introflexão escleral ou a vitrectomia.

Para o estágio 5, a vitrectomia reaplica a retina em cerca de 30% dos olhos, mas em 5 anos de seguimento, apenas 25% dessas retinas total ou parcialmente reaplicadas mantêm-se aplicadas. Entre os pacientes cujas retinas foram inicialmente reaplicadas, apenas 10% terão visão ambulatorial.

É importante lembrar que as sequelas da retinopatia da prematuridade avançada podem causar problemas para toda a vida do paciente e que o acompanhamento médico é crucial.

TUMORES OCULARES NA INFÂNCIA

Cleide Guimarães Machado

Tumores oculares e orbitários, benignos ou malignos, são relativamente frequentes na infância. Na órbita, as massas benignas são muito mais frequentes do que as malignas. Hamartomas são definidos como crescimentos focais de células maduras, iguais àquelas normalmente encontradas no seu sítio de origem, mas sem a arquitetura e a organização do tecido normal.

A incidência das malignidades oftalmológicas é maior nos primeiros 5 anos de vida do que no intervalo subsequente de vida, que vai até a sexta década. Comparados com outros tumores malignos na infância, os tumores com envolvimento ocular significativo são incomuns, representando apenas 4% do total.

Tumores orbitários

Uma grande variedade de tumores orbitários pode surgir na infância e os mais comuns estão no Quadro 9.1:

Quadro 9.1. Neoplasias malignas e proliferações benignas.

Neoplasias malignas	Proliferações benignas
Rabdomiossarcoma	Hemangioma capilar
Outros sarcomas primários	Linfangioma
Neuroblastoma metastático	Glioma do nervo óptico
Retinoblastoma extraocular	Meningioma
Outros tumores secundários	Displasia fibrosa
Infiltração leucêmica	Fibroma ossificante
Linfoma de Burkitt	Fibromatose juvenil
Histiocitose maligna	Granuloma eosinofílico

Fonte: Desenvolvida pela autoria do capítulo.

As massas orbitárias benignas geralmente apresentam sinais bastante característicos (p. ex., hemangioma capilar e cisto dermoide) que permitem seu diagnóstico. Já os tumores malignos costumam causar proptose e edema palpebral sem calor local, ou hematomas sem história de trauma. Seu diagnóstico depende de exames de imagem, mas sua confirmação só ocorre com uma biópsia.

O tumor primário maligno orbitário mais comum na infância é o rabdomiossarcoma. A idade de início varia de 5 a 7 anos e o sinal de apresentação usual é uma proptose de crescimento rápido. A biópsia é necessária para o diagnóstico.

Rabdomiossarcoma

O rabdomiossarcoma é o tumor maligno pediátrico orbitário mais comum. A incidência dessa doença (encontrada em 5% das biópsias orbitárias na infância e na adolescência) excede a de outros sarcomas combinados. A órbita é a origem de 10% dos rabdomiossarcomas; 25% se desenvolvem em outros locais da cabeça e pescoço, ocasionalmente envolvendo a órbita secundariamente. Esse tumor é diagnosticado, em média, entre 5 e 7 anos de idade. Aproximadamente 5% dos casos se manifestam antes de 1 ano de idade, e 90% ocorrem antes dos 16 anos.

Quadro clínico

O sinal de apresentação mais comum do rabdomiossarcoma é a proptose que, conforme descrições clássicas, desenvolve-se rapidamente em poucos dias, embora em muitos casos a proptose tenha um curso menos dramático progredindo no decorrer de semanas ou até de mais de 1 mês. Nesses casos, uma massa pode ser palpada, particularmente no quadrante nasal superior da pálpebra, embora o tumor possa ser retrobulbar ou envolver qualquer outra porção da órbita. Também podem ocorrer ptose e estrabismo. O tumor também pode surgir como uma massa na pálpebra ou na conjuntiva, acompanhada de hiperemia e edema palpebral e conjuntival. Cerca de 10% dos pacientes referem dor frontal na região do olho comprometido. Entretanto, a dor só costuma aparecer em estágios avançados da doença. Muitas vezes o paciente refere uma história de trauma orbitário, que embora seja apenas coincidente, resulta no atraso do diagnóstico.

Diagnóstico

Com a suspeita de rabdomiossarcoma, os procedimentos diagnósticos devem ser feitos com urgência.

A tomografia computadorizada, a ressonância magnética e a ultrassonografia são usadas para definir a localização e a extensão do tumor. A tomografia computadorizada e a ressonância magnética demonstram uma massa irregular, mas bem delimitada e de densidade uniforme. A tomografia computadorizada é particularmente útil se o tumor causou destruição óssea, embora na maioria dos casos as paredes orbitárias se mantenham intactas. A confirmação diagnóstica só é possível com uma biópsia. O tipo histopatológico mais comum é o embrionário, que mostra poucas células com estriações cruzadas características. O segundo em frequência e de prognóstico desfavorável é o padrão alveolar, mostrando células pouco diferenciadas, compartimentalizadas como septos de tecido conectivo. O botrioide (em forma de cacho de uvas) e o tumor pleomórfico bem diferenciado são raramente encontrados na órbita e mais comumente originários da conjuntiva.

Com o diagnóstico histológico de rabdomiossarcoma, deve-se investigar os linfonodos cervicais e pré-auriculares em busca de metástases regionais. Para investigar metástases à distância, são necessárias radiografia de tórax, aspiração e biópsia de medula óssea e punção liquórica lombar.

Diagnóstico diferencial

Os hemangiomas orbitários infantis são uma causa mais frequente de proptose do que os rabdomiossarcomas. São benignos e geralmente se acompanham de estigmas na pele (como os nevus em aspecto de framboesa). Os linfangiomas são massas mais estacionárias, mas podem sangrar causando um exoftalmo abrupto (cistos de chocolate).

Os cistos dermoides geralmente se localizam no quadrante temporal superior, que é uma localização rara para o rabdomiossarcoma. Leucemias e granulomas granulocíticos exigem investigação laboratorial para o diagnóstico diferencial.

Ainda devem ser considerados no diferencial o linfoma, o neuroblastoma e o retinoblastoma com invasão orbitária.

Tratamento

Rabdomiossarcomas pequenos, encapsulados e bem localizados podem ser totalmente excisados. Tumores maiores e mais invasivos têm na quimioterapia e na radioterapia o tratamento de escolha. Raramente se indica a exenteração da órbita. O rabdomiossarcoma primário da órbita tem melhor prognóstico do que o originário de qualquer outro sítio, com uma sobrevida de quase 90%.

Tumores intraoculares

Dividem-se em:

» tumores da íris e do corpo ciliar;
» tumores da coroide e do epitélio pigmentar da retina;
» retinoblastoma.

Desses tumores, o mais comum é o retinoblastoma.

Retinoblastoma

É o tumor intraocular maligno primário mais comum na infância e o segundo tumor maligno primário em humanos, só superado pelo melanoma uveal. Corresponde a 20% de todas as doenças malignas oculares e a 1% das doenças malignas da infância.

Há cerca de 100 anos, a mortalidade em consequência do retinoblastoma era próxima de 100%. Hoje, graças ao diagnóstico precoce e ao tratamento eficiente, 95% dos pacientes são curados e muitos deles têm o olho e a visão preservados.

Embora as estimativas variem, o retinoblastoma ocorre em uma frequência entre 1 em 14.000 e 1 em 34.000 nascidos vivos. Não há predisposição por raça, por sexo ou pelo olho direito ou esquerdo. O tumor ocorre bilateralmente em 30 a 40% dos casos.

O retinoblastoma é diagnosticado, em média, aos 18 meses de idade, sendo os casos bilaterais reconhecidos em média aos 14 meses e os unilaterais aos 24 meses de idade. Cerca de 90% dos casos são diagnosticados até os 3 anos de idade e, em raras ocasiões, o tumor é reconhecido já ao nascimento, na adolescência ou mesmo na idade adulta.

Hereditariedade

Apenas 6% dos pacientes com retinoblastoma têm história familiar de retinoblastoma. Nesses casos, o tumor é herdado por um gene autossômico dominante com penetrância virtualmente completa. Os restantes 94% dos casos são esporádicos, resultantes de uma mutação espontânea. Aproximadamente 20% dos casos esporádicos unilaterais resultam de uma mutação germinal, transmissível aos seus descendentes, e os demais resultam de mutação somática. Os retinoblastomas causados por uma mutação germinal têm geralmente envolvimento bilateral. A possibilidade de herança do tumor torna fundamental o aconselhamento genético para os portadores ou para familiares de portadores de retinoblastoma.

Aconselhamento genético

Embora o aconselhamento genético para o retinoblastoma seja muito complexo, alguns princípios podem ser aplicados. Pais normais com um filho afetado com envolvimento bilateral têm aproximadamente 5% de risco de ter outro filho afetado. Se dois ou mais irmãos são afetados, o risco de um outro filho ser afetado aumenta para 45%. O filho de um sobrevivente de retinoblastoma com a forma hereditária tem quase 50% de chance de ser afetado. Se um paciente tem retinoblastoma bilateral, há aproximadamente 98% de chance de que ele tenha uma mutação germinal, transmissível aos descendentes.

Quadro clínico

As manifestações clínicas do retinoblastoma variam conforme o estágio da doença no momento do seu reconhecimento. O diagnóstico é geralmente feito em fases moderadamente avançadas, quando se produz leucocoria (reflexo pupilar branco) como resultado da reflexão da luz na massa branca atrás do cristalino; o segundo sinal mais comum de apresentação é o estrabismo, que corresponde a 25% dos casos e decorre do envolvimento da mácula pelo tumor ou de descolamento de retina (Figura 9.30).

Figura 9.30. Leucocoria e estrabismo.

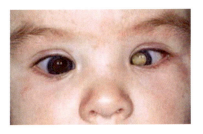
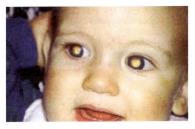

Fonte: Desenvolvida pela autoria do capítulo.

A seguir, está a inflamação ocular e, menos frequentemente, a heterocromia da íris, o hifema, a celulite orbitária, o glaucoma, a proptose e o hipópio (Figura 9.31).

Figura 9.31. Pseudo-hipópio.

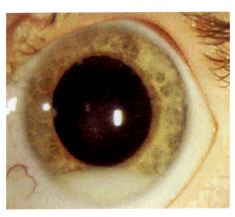

Fonte: Desenvolvida pela autoria do capítulo.

Em raras ocasiões, uma lesão pequena pode ser um achado em um exame de rotina. Como a maioria das crianças afetadas tem idade pré-

-escolar, as queixas visuais são infrequentes. Quando a doença é extraocular, o sinal mais frequente é a proptose.

À oftalmoscopia, as lesões são bastante típicas, de modo que o diagnóstico do retinoblastoma pode ser, geralmente, suspeitado com base no exame ocular realizado no consultório (Figuras 9.32 e 9.33).

Figura 9.32. (A) Retinoblastoma endofítico. (B) Retinoblastoma exofítico.

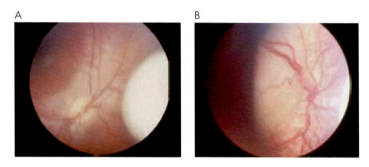

Fonte: Desenvolvida pela autoria do capítulo.

Figura 9.33. Retinoblastoma pequeno.

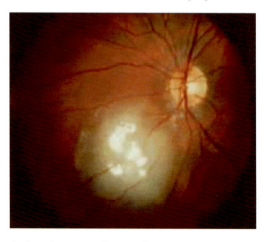

Fonte: Desenvolvida pela autoria do capítulo.

As lesões pequenas aparecem, geralmente, com tumores intrarretinianos translúcidos, cinzas ou brancos, nutridos e drenados por vasos retinianos dilatados e tortuosos (Figuras 9.32 e 9.33). Nos casos mais avançados, um imenso tumor esbranquiçado pode preencher grande parte do olho e geralmente produz leucocoria. O reflexo branco é o resultado da reflexão da luz na massa branca atrás do cristalino. Uma variante do retinoblastoma, o retinoblastoma difuso infiltrativo, é frequentemente notado em idades mais avançadas e é tipicamente unilateral.

O retinoblastoma pode apresentar um padrão de crescimento ou endofíico ou exofítico. Tumores endofíticos são aqueles que crescem da retina para a cavidade vítrea e são caracterizados por uma massa branca, opaca, sem vasos na sua superfície (Figura 9.32A). À medida que esses tumores crescem, tendem a produzir sementes de células tumorais para a cavidade vítrea. Esse aspecto endofítico pode simular um processo inflamatório. Os retinoblastomas exofíticos são aqueles que crescem da retina para o espaço sub-retiniano. Vasos retinianos são aparentes na sua superfície e aparecem dilatados e tortuosos. Esses tumores produzem um descolamento de retina progressivo, com a retina deslocada para trás do cristalino transparente, sem que se veja o tumor nos casos menores, ou com uma massa branca multinodular imediatamente atrás da retina descolada (Figura 9.32B). Em muitos casos, podem se associar componentes exo e endofíticos.

Um retinoblastoma endofítico pode ocasionalmente dar sementes para a câmara anterior, as quais podem se agregar na íris, formando nódulos, ou se depositar inferiormente, formando um pseudo-hipópio. Em 50% desses casos, pode se desenvolver glaucoma secundário e *rubeosis iridis*.

A evolução natural do retinoblastoma consiste em um crescimento agressivo, preenchendo toda a cavidade ocular. Células tumorais podem invadir o nervo óptico e estender-se para o espaço subaracnóldeu e, por intermédio do LCS, alcançar o cérebro e a medula espinhal. Retinoblastomas mais avançados comumente se estendem para fora do olho, invadindo o nervo óptico e a órbita.

O tumor pode erodir anteriormente à esclera ou sair pela câmara anterior e pelo trabeculado corneoescleral e invadir linfáticos conjuntivais, desenvolvendo nódulos cervicais e pré-auriculares palpáveis. Nessa situação, também pode haver proptose (Figura 9.34).

Figura 9.34. Invasão orbitária por retinoblastoma.

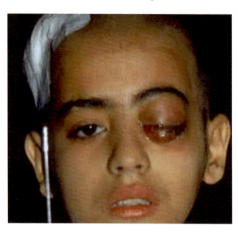

Fonte: Desenvolvida pela autoria do capítulo.

Além da invasão linfática, retinoblastomas muito avançados podem apresentar metástase à distância por via hematogênica. As metástases mais comuns ocorrem nos ossos do crânio, nos ossos longos, no cérebro, na medula espinhal, nos linfonodos e nas vísceras abdominais.

Diagnóstico

O diagnóstico do retinoblastoma pode ser, geralmente, suspeitado com base no exame ocular realizado no consultório. O exame inicial deve incluir a história da doença e os antecedentes familiares de tumores, o exame físico completo, a avaliação da função visual, a biomicroscopia do segmento anterior e do vítreo, se possível, e a oftalmoscopia indireta com depressão escleral. A ultrassonografia e a tomografia computadorizada podem auxiliar no diagnóstico mostrando calcificações características no interior do tumor (Figura 9.35). Estudos de neuroimagem usando a tomografia computadorizada e a ressonância magnética são úteis para avaliar a órbita e a anatomia do sistema nervoso central na doença extraocular. A biópsia de medula óssea e a punção lombar auxiliam no estadiamento da doença. A aspiração de fluido ocular para testes diagnósticos deve ser realizada apenas em situações muito especiais, pelo risco de disseminação de células malignas.

Figura 9.35. Retinoblastoma com calcificações intraoculares ao ultrassom (A), à tomografia computadorizada (B) e no exame anatomopatológico (C).

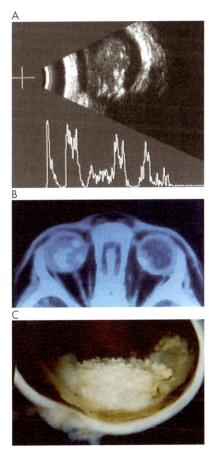

Fonte: Desenvolvida pela autoria do capítulo.

O estudo de enzimas no humor aquoso pode ser útil para casos em que o diagnóstico de retinoblastoma apresente dificuldades. Há relatos indicando que a relação da desidrogenase láctica entre o aquoso e o plasma está aumentada no retinoblastoma, bem como a relação aquoso/plasma da fosfoglicose isomerase.

Histologia

O retinoblastoma é um tumor neuroblástico, semelhante ao neuroblastoma e ao meduloblastoma; suas células têm origem nos fotorreceptores, nos cones e nos bastonetes.

As características histopatológicas do retinoblastoma incluem formações celulares típicas denominadas "rosetas de Flexner-Wintersteiner" (Figura 9.36), que estão geralmente presentes, e "fleurettes", que são menos comuns; ambas representam graus limitados de diferenciação retiniana. As rosetas de Homer-Wright também estão frequentemente presentes, mas são menos específicas do que retinoblastoma, pois podem ser encontradas em outros tumores neuroblásticos. Calcificação está geralmente presente em quantidade variável (Figura 9.34).

Figura 9.36. Roseta de Flexner-Wintersteiner.

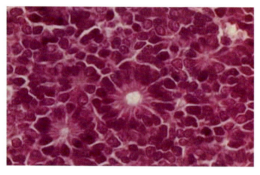

Fonte: Desenvolvida pela autoria do capítulo.

Diagnóstico diferencial

O diagnóstico diferencial inclui principalmente as diversas causas de leucocoria, quais sejam, a doença de Coats, a toxocaríase ocular, a persistência de vítreo primário hiperplástico e a retinopatia de prematuridade.

Numerosas lesões simulam clinicamente o retinoblastoma. O diagnóstico diferencial nas lesões pequenas e médias inclui os hamartomas astrocíticos, comumente vistos na esclerose tuberosa, a doença de Coats e a hemangiomatose capilar retiniana, com seus depósitos exsudativos, e os granulomas periféricos e de polo posterior como os associados a endoftalmite por nematoide. Nos pacientes com leucocoria, o diferencial inclui a doença de Coats, a toxocaríase ocular, persistência de vítreo primário hiperplástico e a retinopatia de prematuridade. A diferenciação entre essas condições e o retinoblastoma pode ser feita com base na história, no exame clínico e nos exames complementares apropriados.

» **Doença de Coats:** é clinicamente evidente na primeira década de vida e mais comum em meninos. Caracteriza-se por telangiectasias retinianas unilaterais associadas à exsudação subretiniana amarela progressive sem uma massa distinta. Assemelha-se aos retinoblastomas infiltrativos e difusos, mas pode ser diferenciada pela ultrassonografia e pela angiofluoresceinografia (Figura 9.37).

» **Toxocaríase ocular:** tipicamente ocorre em crianças mais velhas e com história de ingestão de terra ou por contato com animais domésticos. Apresenta-se com um descolamento tracional vitreorretiniano organizado e com inflamação intraocular, podendo haver catarata. A ultrassonografia auxilia no diagnóstico pelo envolvimento do vítreo e pela ausência de cálcio (Figura 9.38).

» **Persistência de vítreo primário hiperplástico:** consiste na persistência da vasculatura fetal e é reconhecida já nos primeiros dias de vida. Essa condição é unilateral em dois terços dos casos e associada a uma massa fibrovascular retrolenticular, à catarata, à atrofia dos processos ciliares e à microftalmia. O diagnóstico diferencial é feito pela oftalmoscopia indireta e pela ultrassonografia (Figura 9.39).

» **Retinopatia da prematuridade:** nos casos avançados, com descolamento de retina extenso bilateral, pode sugerir retinobastoma, mas o aspecto oftalmoscópico é típico, não há massas sub ou intrarretinianas; é uma doença sempre bilateral em que a história de prematuridade e de exposição ao oxigênio está presente.

» **Astrocitoma:** o astrocitoma da retina ou "hamartoma astrocítico" geralmente aparece como um tumor pequeno, branco e brilhante, localizado na camada de fibras nervosas da retina. Pode ser único, múltiplo, uni ou bilateral. Em alguns casos, pode se tornar maior e calcificado, resultando em um aspecto de amora.

Figura 9.37. Doença de Coats.

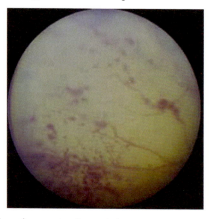

Fonte: Desenvolvida pela autoria do capítulo.

Figura 9.38. Toxocaríase ocular.

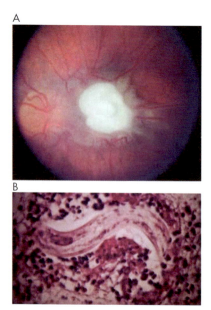

Fonte: Desenvolvida pela autoria do capítulo.

Figura 9.39. Persistência de vítreo primário hiperplástico.

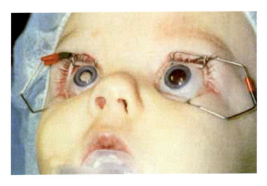

Fonte: Desenvolvida pela autoria do capítulo.

Tratamento

O tratamento do retinoblastoma mudou significativamente nos últimos anos. Seu objetivo primário é salvar a vida do paciente e secundariamente preservar o olho e, se possível, alguma visão. Embora a enucleação seja ainda a principal forma de tratamento do retinoblastoma, existem muitas outras modalidades de tratamento, e a escolha depende do tamanho, da localização e da extensão do tumor. Entre outras modalidades de tratamento, estão a radioterapia com feixe externo, a radioterapia com placa, a crioterapia, a fotocoagulação a *laser* do tumor e a quimioterapia. A associação dessas formas terapêuticas permite a sobrevida em 95% dos pacientes e muitos deles têm o olho e a visão preservados.

» **Enucleação:** geralmente empregada em pacientes com tumores unilaterais e grandes, especialmente quando o olho afetado não tem potencial visual. Também é realizada tradicionalmente no olho com doença mais avançada, em pacientes com retinoblastoma bilateral. Os resultados da enucleação são excelentes, com um índice de cura maior do que 95%. A presença de tumor no coto do nervo seccionado diminui a sobrevivência.

» **Radioterapia com feixe externo:** as células do retinoblastoma são altamente radiossensíveis. A técnica da radioterapia irradia o olho todo e é indicada em tumores avançados, particularmente com sementes vítreas difusas. Seus efeitos colaterais incluem catarata, retinopatia por irradiação, neuropatia óptica, olho seco crônico, atrofia dos músculos e do tecido subcutâneo. O risco de tumores secundários é maior em pacientes que receberam irradiação com feixe externo. Esse risco é maior em crianças que receberam a irradiação antes dos 12 anos.

» **Radioterapia com placa:** forma de braquiterapia limitada a tumores com menos de 16 mm de base e 8 mm de espessura. Esta técnica pode ser usada em um tratamento primário ou secundário. A possibilidade de controle total do tumor é de 90%, mas os pacientes devem ser selecionados cuidadosamente. Os efeitos colaterais incluem a retinopatia por irradiação e a neuropatia óptica e são mais comuns em crianças que também receberam quimioterapia.

» **Crioterapia e fotocoagulação a *laser*:** pequenos tumores podem responder à terapia local. A crioterapia pode ser usada em tumores pequenos e anteriores com diâmetro de 3,5 mm ou menores e 2 mm ou menos de espessura. A fotocoagulação a *laser* é útil em tumores com diâmetro na base de 4,5 mm ou menor e espessura de 2,5 mm ou menor (Figura 9.40). As complicações incluem rupturas retinianas e descolamentos, fibrose pré-retiniana e oclusão vascular. Pode haver recorrências.

» **Quimioterapia:** tradicionalmente a quimioterapia fica reservada para as crianças com doença metastática. Recentemente ela tem sido usada como tratamento primário para reduzir o tumor, em uma tentativa de evitar a irradiação externa (quimiorredução) por meio de drogas citotóxicas administradas por 2 a 3 meses.

Figura 9.40. (A) Fotocoagulação a *laser* de retinoblastoma. (B) Aspecto do tumor após 6 meses de tratamento.

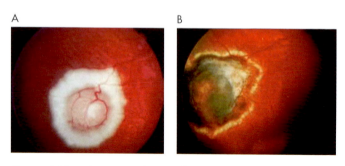

Fonte: Desenvolvida pela autoria do capítulo.

O seguimento de pacientes tratados com crioterapia, fotocoagulação a *laser* ou placa escleral pode revelar tumores resistentes. Nesses casos, a combinação de quimioterapia e hipertermia com *laser* de diodo pode ser efetiva em erradicar tumores endofíticos pequenos e médios sem sementes vítreas (termoquimioterapia). Para os olhos com tumores grandes ou múltiplos, às vezes são necessárias diversas modalidades de tratamento. A decisão de como tratar um retinoblastoma é um processo complexo e depende de uma equipe experiente.

Os tumores tratados podem desaparecer, mas geralmente evoluem para uma massa calcificada ou para uma lesão translúcida e cinzenta. Toda criança tratada deve ser acompanhada cuidadosamente, com exames frequentes sob anestesia e por vários anos, em busca de recorrências, o que é particularmente comum nos casos em que há sementes vítreas. A recidiva ou a invasão extraocular são tratadas com quimioterapia, irradiação ou ambas.

Deve-se monitorar os familiares dos portadores de retinoblastoma e, nos casos de tumor unifocal e unilateral, deve-se monitorar o olho contralateral, que tem 20% de probabilidade de desenvolver o tumor.

As crianças com retinoblastoma hereditário têm risco de tumores secundários não oculares, como osteossarcomas e vários sarcomas de tecidos moles, até 30 anos após o tratamento do retinoblastoma, particularmente na região orbitária que recebeu irradiação com feixe externo.

Autoavaliação

Estrabismo

1. A acuidade visual ao nascimento é de aproximadamente:

a) 0,03

b) 0,1

c) 0,5

d) 0,7

2. O tratamento da ambliopia deve ser realizado até que idade?

a) 5 anos

b) 7 anos

c) 9 anos

d) Cada caso deve ser avaliado individualmente.

3. Até que idade desvios esporádicos dos olhos são considerados normais?

a) 1 mês

b) 3 meses

c) 6 meses

d) 1 ano

Alterações palpebrais

4. Qual a malformação palpebral mais frequente?

a) Coloboma.

b) Ptose.

c) Blefarofimose.

d) Microblefaria.

e) Ablefaria.

5. Qual a afecção lacrimal mais frequente na criança?

a) Agenesia de pontos lacrimais.

b) Hipoplasia de saco lacrimal.

c) Etenose de canalículos.

d) Obstrução no ducto lacrimonasal.

e) Alacrimia.

6. Qual o sinal que não caracteriza clinicamente a obstrução congênita de vias lacrimais?

a) Secreção ocular.

b) Conjuntivite de repetição.

c) Fotofobia.

d) Dacriocistite.

7. Qual a alternativa errada?

a) Dermoide epibulbar é um tumor sólido, consiste em tecido epitelial ceratinizado e tecido fibroso que pode conter cartilagem, dentes, cabelos, fibras musculares e gordura.

b) O hemangioma capilar da pálpebra pode diminuir e desaparecer ao redor de 12 meses de idade.

c) A obstrução congênita do ducto lacrimonasal deve ser resolvida cirurgicamente nos primeiros dias de vida.

d) Na ptose palpebral, se a pálpebra estiver encobrindo a pupila, há necessidade de cirurgia corretiva precoce para evitar ambliopia.

e) O epicanto pode simular estrabismo.

Catarata congênita

8. Catarata congênita – Assinale a alternativa correta.

a) O diagnóstico pode ser realizado precocemente pelo exame do reflexo vermelho.

b) Toda leucocoria está relacionada à catarata congênita.

c) Sempre está associada à persistência do vítreo primário hiperplásico.

d) A catarata congênita densa bilateral deve ser operada após os 6 meses de vida.

Glaucoma congênito

9. São características clínicas do glaucoma congênito, exceto:

a) lacrimejamento

b) aumento do diâmetro corneano

c) opacidade da córnea

d) câmara anterior rasa

10. São diagnósticos diferenciais do glaucoma congênito, exceto:

a) trauma de parto

b) catarata congênita

c) ceratite por rubéola

d) distrofia endotelial hereditária congênita

Infecções oculares congênitas

11. As principais infecções maternas durante a gestação que podem ser responsáveis por infecção ocular congênita são:

a) sarampo, rubéola, varicela, escarlatina

b) sífilis, tuberculose, toxocaríase, toxoplasmose.

c) citomegalovirose, infecção por herpesvírus, infecção por adenovírus, infecção por rotavírus, rubéola

d) toxoplasmose, rubéola, citomegalovirose, infecção por herpesvírus, sífilis

e) infecção por adenovírus, infecção por rotavírus, escarlatina, toxocaríase

12. Assinale a alternativa correta com relação às infecções oculares congênitas.

a) Nas crianças portadoras de sífilis congênita, o envolvimento ocular precoce é raro.

b) A maior parte das crianças com toxoplasmose ocular congênita nasce com cicatrizes coriorretinianas geralmente bilaterais e, com frequência, afetando a mácula de pelo menos um olho.

c) A rubéola congênita é uma causa comum de fundo em sal e pimenta ou pseudorretinose pigmentar.

d) A toxoplasmose ocular congênita é a causa mais frequente de cicatriz coriorretiniana macular ao nascimento.

e) Todas as anteriores estão corretas.

13. Assinale a alternativa correta com relação às infecções oculares congênitas.

a) A criança portadora de toxoplasmose ocular congênita nasce com uma uveíte ativa que frequentemente resulta na atrofia bulbar uni- ou bilateral.

b) A maior parte das crianças com toxoplasmose ocular congênita nasce com cicatrizes coriorretinianas geralmente bilaterais e, com frequência, afetando a mácula de pelo menos um olho.

c) A uveíte anterior ao nascimento é frequente na sífilis congênita, principalmente nas mães com sífilis tardia muito antiga.

d) A toxoplasmose ocular congênita é a causa mais comum de fundo em sal e pimenta ou pseudorretinose pigmentar.

e) A rubéola congênita é a causa mais frequente de cicatriz coriorretiniana macular ao nascimento.

Retinopatia da prematuridade

14. Assinale a alternativa correta.

a) Ao nascer, o recém-nascido apresenta toda a vasculatura da retina já formada.

b) A vascularização da retina só alcança a periferia nasal da retina na 36ª semana e a periferia temporal na 40ª.

c) A oxigenoterapia não desempenha papel importante na fisipatologia da retinopatia da prematuridade.

d) As crianças com retinopatia da prematuridade nunca ficam cegas.

15. São fatores de risco para a retinopatia da prematuridade, exceto:

a) baixa idade gestacional

b) oxigenoterapia

c) recém-nascido de termo

d) baixo peso ao nascer

Tumores oculares na infância

16. Com relação ao retinoblastoma, é correto afirmar que:

a) É um tumor originário das células da coroide.

b) A presença de cálcio intraocular afasta o diagnóstico do tumor.

c) O diagnóstico diferencial com a retinopatia da prematuridade é baseado no fato de que o retinoblastoma é quase sempre bilateral e a retinopatia da prematuridade é quase sempre unilateral.

d) O diagnóstico diferencial com a doença de Coats é facilitado porque o retinoblastoma é diagnosticado em média aos 10 anos e a doença de Coats causa leucocoria já ao nascer.

e) Nenhuma das anteriores está correta.

17. Com relação ao retinoblastoma, podemos afirmar que:

a) Histologicamente o retinoblastoma é um tumor sem nenhum grau de diferenciação celular.

b) A presença de cálcio no tumor facilita o diagnóstico ultrassonográfico e tomográfico.

c) O retinoblastoma é um tumor altamente maligno com potencial de invasão local (orbitária e cerebral), mas não invade a circulação linfática e hematogênica.

d) O retinoblastoma deve ser diagnosticado precocemente porque ele não responde à quimioterapia e à radioterapia, sendo a retirada cirúrgica o único tratamento disponível.

e) Nenhuma das anteriores está correta.

18. Com relação ao retinoblastoma, podemos afirmar que:

a) É um tumor que afeta crianças em idade escolar que se queixam de baixa acuidade visual.

b) É um tumor maligno sem possibilidade de tratamento ou cura, cuja importância diagnóstica está na possibilidade de aconselhamento genético para evitar novos casos em gerações futuras.

c) O sinal de apresentação mais comum é a leucocoria, seguida pelo estrabismo e por sinais menos frequentes como a hemorragia vítrea, o hifema, inflamação ocular e periocular, glaucoma, proptose e hipópio.

d) É o tumor maligno intraocular mais comum após os 60 anos de idade.

e) Nenhuma das anteriores está correta.

19. Com relação ao retinoblastoma é correto afirmar que:

a) Tem herança recessiva ligada ao cromossomo.

b) A presença de cálcio intraocular afasta o diagnóstico do tumor.

c) Ocorre bilateralmente em 30 a 40% dos casos.

d) O retinoblastoma deve ser diagnosticado precocemente porque ele não responde à quimioterapia e à radioterapia, sendo a retirada cirúrgica o único tratamento disponível.

e) Nenhuma das anteriores está correta.

Referências bibliográficas

de Paula Freitas B., Rafael de Oliveira Dias J., Prazeres J. et al. Ocular findings in infants with microcephaly associated with presumed Zika virus congenital infection in Salvador, Brazil. JAMA Ophthalmol 134:529–535, 2016.

International Committee for the Classification of Retinopathy of Prematurity. The International Classification of Retinopathy of Prematurity revisited. Arch Ophthalmol. 2005 Jul;123(7):991-9.

Kanski' Clinical Ophthalmology – A Systematic Approach. Brad Bowling, 8th Edition, Sydney, Australia, 2016.

Miranda HA, Costa MC, Frazão MAM, Simão N, Franchischini S, Moshfeghi DM. Expanded Spectrum of Congenital Ocular Findings in Microcephaly with Presumed Zika Infection. Ophthalmology 123(8):1788-1794, 2016.

Retina e Vítreo, Clínica e Cirurgia. São Paulo: Roca, 2000.

Ryan's Retina, Andrew P. Schachat, 6th Edition, Elsevier, Cleveland, OH, USA, 2018.

The Retina Atlas. K. Bailey Freund, David Sarraf, William F. Mieller, Lawrence A. Yannuzzi, 2nd Edition, Elsevier, 2017.

Ventura CV, Maia M, Bravo-Filho V, Góis AL, Belfort R Jr. Zika virus in Brazil and macular atrophyin a child with microcephaly [published online January 7, 2016]. *Lancet.* doi:10.1016/S0140-6736 (16)00006-4.

Respostas da autoavaliação

1. a; 2. d; 3. c; 4. b; 5. d; 6. d; 7. c; 8. a; 9. d; 10. b; 11. d; 12. e; 13. b; 14. b; 15. c; 16. e; 17. b; 18. c; 19. c

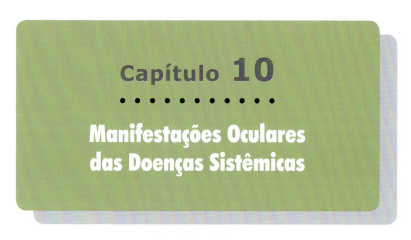

Capítulo 10
Manifestações Oculares das Doenças Sistêmicas

Marcelo Mendes Lavezzo

Introdução

A manifestação ocular de uma doença sistêmica é uma condição ocular que resulta, direta ou indiretamente, de um processo patológico que ocorre em qualquer outra parte do corpo humano.

Diversas patologias sistêmicas podem causar manifestações oftalmológicas. Muitas vezes, tais manifestações fazem parte do quadro clínico da doença, auxiliando no diagnóstico da mesma. Outras vezes, a manifestação ocular decorre de um controle inadequado da patologia sistêmica subjacente. Assim, o exame oftalmológico pode proporcionar ao especialista a oportunidade única de contribuir para o diagnóstico de uma doença sistêmica. Em outras circunstâncias, o comprometimento ocular pode ser tão sutil, que sua detecção pode passar despercebida, a não que o clínico suspeite de determinadas alterações.

Frequentemente, a manifestação oftalmológica serve como parâmetro do que pode estar acontecendo em outros órgãos-alvo do organismo, especialmente quando há acometimento do sistema microvascular. Este pode ser avaliado de modo muito preciso nos olhos, podendo ser identificadas lesões focais de tamanho reduzido. No entanto, as implicações dessas pequenas alterações podem ser devastadoras para a qualidade visual do indivíduo.

As doenças sistêmicas podem ocasionar alterações oculares estruturais e/ou funcionais. Uma vez realizado o diagnóstico, a principal conduta a ser tomada na terapia do quadro oftalmológico é, usualmente, o tratamento e o controle da doença sistêmica primária. Entretanto, em algumas circunstâncias, o comprometimento oftalmológico pode exigir terapia local específica, além do controle sistêmico.

O intuito do presente capítulo é abordar as principais doenças sistêmicas que podem causar manifestação oftalmológica, a saber: diabetes *mellitus*; hipertensão arterial sistêmica; e doenças infecciosas, reumatológicas e autoimunes.

Diabetes *mellitus*

Indubitavelmente, o diabetes corresponde à principal doença endocrinológica com implicação oftalmológica.

Nos países ocidentais desenvolvidos, o diabetes é responsável por aproximadamente 12% de todos os casos de cegueira. No Brasil, trata-se também de uma importante causa de cegueira. Nos Estados Unidos, um paciente diabético apresenta vinte vezes mais chance de se tornar cego do que um indivíduo que não tem diabetes.

O comprometimento ocular pelo diabetes pode envolver estruturas como o cristalino, a íris, a musculatura ocular extrínseca e a retina. Desse modo, pode haver flutuações dos erros refracionais relacionados à mudança no poder refracional do cristalino; desenvolvimento de catarata; neovascularização da íris; acometimento do nervo óptico (papilopatia diabética) e alterações da motilidade ocular, com paresia/paralisia de qualquer músculo extrínseco (sendo o abducente, o mais comum – inervado pelo NC VI). Entretanto, a principal manifestação oftalmológica do diabetes é, certamente, a retinopatia diabética.

O melhor preditor da retinopatia diabética é a duração da doença. Nos primeiros 5 anos do diabetes tipo 1, existe um risco muito baixo de se desenvolver a retinopatia. Quando o diabetes é diagnosticado antes dos 30 anos de idade, o risco cumulativo de se desenvolver a retinopatia é de aproximadamente 2% ao ano. Entretanto, 27% daqueles indivíduos com diabetes há 5 a 10 anos e 71 a 90% dos que o apresentam há mais de 10 anos desenvolvem retinopatia diabética. Após 20 a 30 anos com o diabetes, a incidência sobe para 95%, e cerca de 30 a 50% destes pacientes desenvolvem retinopatia diabética proliferativa.

A retinopatia diabética pode ser dividida em retinopatia diabética não proliferativa e proliferativa. Dentro desses dois grupos, existem subdivisões de acordo com os achados, nível de comprometimento e prognóstico.

A microangiopatia que afeta a retina estende-se por toda a microvasculatura (arteríolas, capilares e vênulas). O aspecto básico é de extravasamento para os tecidos retinianos perivasculares e de oclusão (exclusão capilar), e ambos os eventos convergem para a isquemia do tecido retiniano.

As primeiras manifestações microestruturais são o espessamento da membrana basal dos vasos e a diminuição do número de perícitos vasculares. Com isso, ocorre a fragilização estrutural da rede microvascular, gerando os **microaneurismas** (primeira manifestação da retinopatia diabética) e o extravasamento do conteúdo intravascular para o espaço perirretiniano, aumentando a espessura retiniana. A reabsorção do componente seroso dos exsudatos deixa depósitos amarelos brilhantes conhecidos como **exsudatos duros**. A ocorrência de extravasamento de líquido na região da mácula caracteriza o **edema macular**, sendo a principal causa de redução da acuidade visual em indivíduos diabéticos. Outras alterações encontradas são as **hemorragias profundas** e as **superficiais**, além do *beading* venoso. Os **exsudatos algodonosos** decorrem do bloqueio do fluxo axoplasmático das fibras nervosas, causado pelo processo de isquemia de caráter súbito (Figura 10.1).

Figura 10.1. Achados da retinopatia diabética.

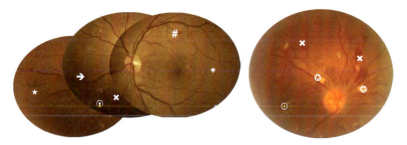

*: microaneurismas; ⊙: exsudatos duros; #: IRMA; ✘: hemorragia retiniana; ✪: exsudatos algodonosos; ➔: neovasos; ★: marcas de laser (panfotocoagulação)
Fonte: Desenvolvida pela autoria do capítulo.

Importante

A primeira manifestação da retinopatia diabética é o microaneurisma e a principal causa de redução da acuidade visual no indivíduo diabético é o edema macular.

O tecido retiniano isquêmico responde com a produção de fatores angiogênicos, que induzirão a formação de **neovasos** e *shunts* **intravasculares** (**IRMA** – *intraretinal microvascular abnormalities*). O principal fator é o fator vascular de crescimento endotelial (VEFG, do inglês *vascular endothelial growth factor*). Os neovasos são muito frágeis e suscetíveis a rupturas e sangramentos. Sua localização mais comum é nos tecidos derivados do mesênquima embrionário (disco óptico e arcadas temporais superiores). A neovascularização pode avançar pela retina, mas também pode propagar-se entre a retina e o vítreo posterior (espaço epirretiniano). Com o sangramento desses neovasos, pode haver uma **hemorragia vítrea** e ocorre uma reação inflamatória local com formação de um tecido fibrovascular que, na resolução do processo inflamatório, pode contrair-se gerando áreas de **tração** entre o vítreo e a retina – **proliferação vitreorretiniana (PVR)**, que pode culminar com os **descolamentos tracionais de retina** (Figura 10.2).

A evolução da retinopatia diabética proliferativa pode ensejar o desenvolvimento do **glaucoma neovascular**, secundário à neovascularização do segmento anterior, com o comprometimento do seio camerular, provocando o escoamento insuficiente do humor aquoso, o que ocasiona, por conseguinte, o aumento da pressão intraocular.

Três grandes estudos clínicos foram conduzidos pelo National Eye Institute para determinar a evolução da retinopatia diabética proliferativa e não proliferativa, bem como para estabelecer seus guias para tratamento.

O *Diabetic Retinopathy Study* (DRS) mostrou que a fotocoagulação a *laser* em múltiplas áreas (panfotocoagulação) reduziu a incidência de perda visual severa em pelo menos 50%, em olhos com neovascularização do disco óptico, ou dentro de um espaço de 1 diâmetro de disco a partir deste. Uma redução semelhante na taxa de perda visual severa foi observada em olhos com neovascularização em outras áreas associadas à hemorragia vítrea.

Figura 10.2. Descolamento de retina tracional secundário à retinopatia diabética, com áreas de hemorragia vítrea.

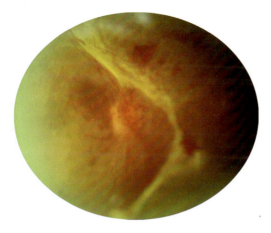

Fonte: Desenvolvida pela autoria do capítulo.

Importante

O tratamento da retinopatia diabética proliferativa é a panfotocoagulação a *laser*.

O *Early Treatment Diabetic Retinopathy Study* (ETDRS) mostrou que os olhos com edema macular clinicamente significativo beneficiaram-se de aplicações com *laser* focal de argônio, em áreas de extravasamento difuso. O tratamento com *laser* reduziu o risco de perda visual moderada em 50% ou mais e aumentou a chance de melhora da acuidade. A fotocoagulação focal, para casos de risco de perda visual por edema macular, deve ser realizada antes da panfotocoagulação, em casos de retinopatia diabética proliferativa de alto risco. Outras modalidades terapêuticas clinicamente comprovadas para o tratamento do edema macular clinicamente significativo são as injeções intravítreas de corticosteroides e/ou de antiangiogênicos.

> ### Importante
>
> São modalidades terapêuticas do edema macular clinicamente significativo: *laser* macular, injeções intravítreas de corticosteroides e/ou antiangiogênicos.

O *Diabetic Retinopathy Vitrectomy Study* (DRVS) mostrou que os diabéticos do tipo 1, com hemorragia vítrea severa, associada à perda visual pior do que 5/200, submetidos à vitrectomia precoce (dentro de 6 meses), apresentaram uma chance maior de atingir uma acuidade visual igual ou melhor do que 20/40, em relação àqueles que se submeteram à vitrectomia após 1 ano. Pacientes com diabetes tipo 2 ou misto não se beneficiaram de vitrectomia precoce para hemorragia vítrea.

Os pacientes com retinopatia diabética proliferativa, com acuidade visual igual ou melhor do que 10/200, apresentaram melhor chance de atingir visão igual ou melhor do que 20/40, quando foram submetidos à vitrectomia precocemente, comparados aos pacientes tratados com terapia convencional.

Segundo a Academia Americana de Oftalmologia, pode-se classificar a retinopatia diabética em (Quadro 10.1):

Quadro 10.1. Classificação da retinopatia diabética.

Classificação	Achados fundoscópicos
Ausência de retinopatia	Ausência de anormalidade
Retinopatia diabética não proliferativa (RDNP) leve	Apenas microaneurismas
Retinopatia diabética não proliferativa moderada	Mais do que microaneurismas, porém menos do que a RDNP grave (ou seja, poucas hemorragias e microaneurismas, em um quadrante ou mais, sem edema macular ou exsudatos)

(Continua)

Quadro 10.1. Classificação da retinopatia diabética (continuação).

Classificação	Achados fundoscópicos
Retinopatia diabética não proliferativa grave ou severa	Presença dos seguintes achados: • hemorragias intrarretinianas extensas (> 20), em cada um dos quatro (4) quadrantes, OU • *beading* venoso, em dois (2) ou mais quadrantes OU • IRMA, em um (1) ou mais quadrantes, OU • Ausência de sinais de retinopatia diabética proliferativa (RDP)
Retinopatia diabética não proliferativa muito grave ou muito severa	Dois ou mais achados da Retinopatia diabética não proliferativa grave
RDP	Presença de um ou mais dos seguintes achados: • neovascularização • hemorragia vítrea/pré-retiniana

Fonte: Desenvolvida pela autoria do capítulo.

Importante

A retinopatia diabética não proliferativa grave apresenta como regra mneumônica a sequência numérica **4:2:1**, em virtude dos achados fundoscópicos descritos e destacados no Quadro 10.1.

Quanto ao seguimento e à conduta adotados para os pacientes portadores de retinopatia diabética (Quadro 10.2), sugere-se:

Quadro 10.2. Seguimento e conduta adotados para os pacientes portadores de retinopatia diabética.

Classificação/Achados clínicos	Conduta/Seguimento
Exame normal ou microaneurismas raros	Controle clínico do diabetes • Exame anual
Retinopatia diabética não proliferativa RDNP leve	Controle clínico do diabetes • Exame a cada 9 meses
RDNP moderada	Controle clínico do diabetes • Exame a cada 6 meses
RDNP grave ou severa	Controle clínico do diabetes • Exame a cada 4 meses
Retinopatia diabética proliferativa (RDP)	Controle clínico do diabetes • Panfotocoagulação • Exame a cada 2-3 meses
Edema macular a qualquer momento	Controle clínico do diabetes • Exame a cada 3-4 meses • *Laser* focal, se houver desenvolvimento de edema macular clinicamente significativo

Fonte: Desenvolvida pela autoria do capítulo.

Hipertensão arterial sistêmica (HAS)

A hipertensão arterial sistêmica é uma das doenças mais comuns em adultos de países industrializados. A hipertensão arterial sistêmica essencial é de origem desconhecida e é diagnosticada quando as medidas da pressão arterial são maiores ou iguais a 140 mmHg (sistólica) ou 90 mmHg (diastólica), em pelo menos duas visitas subsequentes. Apenas nos Estados Unidos, estima-se que mais de 25% de todos os adultos a apresentem e que 60% das pessoas com mais de 60 anos de idade sejam hipertensos. A raça negra apresenta maior prevalência do que os brancos e o sexo masculino é mais acometido do que as mulheres. Entretanto, acima dos 50 anos de idade, as mulheres apresentam uma maior prevalência do que os homens.

A incidência das alterações retinianas decorrentes da HAS é variável e frequentemente confundida pela presença de outras doenças vasculares retinianas, tais como o diabetes. No *Beaver Dam Eye Study*, a incidência global da retinopatia hipertensiva (RHAS) foi de cerca de 15%; especificamente, 8% apresentaram retinopatia; 13% apresentaram estreitamento arteriolar e 2% apresentaram cruzamentos arteriovenosos patológicos.

As principais alterações oculares da hipertensão arterial sistêmica ocorrem na retina, porém outras estruturas podem ser acometidas, como a musculatura ocular extrínseca, nervo óptico e coroide. A primeira resposta das arteríolas retinianas à doença é o estreitamento. No entanto, o grau de estreitamento depende do montante de fibrose de reposição preexistente (esclerose involucional). Por esse motivo, o estreitamento decorrente da HAS é observado, em sua forma pura, somente em indivíduos jovens. Em pacientes mais idosos, a rigidez das arteríolas retinianas, causada pela esclerose involucional, previne esse mesmo grau de estreitamento observado em indivíduos mais jovens. Na doença crônica, há uma ruptura da barreira hematorretiniana em algumas áreas, resultando em permeabilidade vascular alterada. Desse modo, as alterações fundoscópicas da RHAS são caracterizadas por vasoconstrição, extravasamento e arterioloesclerose.

A vasoconstrição apresenta-se como estreitamento arteriolar focal e generalizado na retina. O extravasamento é caracterizado por hemorragias em "chama de vela", por edema retiniano e por exsudatos duros. O edema de disco óptico é a alteração característica da fase maligna da HAS. O sinal clínico mais importante da arteriosclerose da retina é a presença de mudanças marcantes nos cruzamentos arteriovenosos (Figura 10.3). Embora essa característica não seja necessariamente um marcador de severidade, sua presença torna provável que esse quadro sistêmico tenha estado presente por muitos anos, na ausência de outras patologias sistêmicas.

Figura 10.3. Achados da retinopatia hipertensiva.

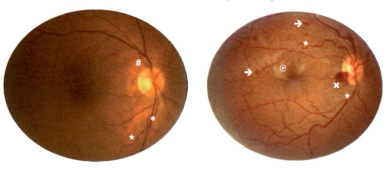

*: cruzamento arteriovenoso patológico; #: estreitamento arteriolar focal; ★: tortuosidade vascular; ⊙: exsudatos algodonosos; ✖: hemorragia de disco óptico; ➔: hemorragia retiniana.
Fonte: Desenvolvida pela autoria do capítulo.

Outros achados encontrados na RHAS decorrentes dos processos de vasoconstrição e arteriosclerose são:
- » **Arteríola em fio de cobre:** esclerose vascular retiniana progressiva com modificação da cor do reflexo dorsal do vaso para próximo do cobre/dourado.
- » **Arteríola em fio de prata:** grau mais importante da esclerose vascular retiniana com modificação da cor do reflexo dorsal do vaso para próximo do prateado.
- » **Sinal de Salus:** deflexão ou mudança no trajeto da vênula junto ao cruzamento arteriovenoso.
- » **Sinal de Gunn:** além desta deflexão, ocorre um afinamento das porções proximal e distal da vênula.
- » **Sinal de Bonnet:** dilatação do segmento distal da vênula no cruzamento arteriovenoso.

Além disso, a HAS também está associada a risco aumentado para oclusão de ramo venoso e de veia central da retina (Figura 10.4).

Importante

Um dos principais fatores de risco para o desenvolvimento de oclusões venosas retinianas é a hipertensão arterial sistêmica.

Figura 10.4. Oclusão de ramo de veia central da retina. Observam-se múltiplas hemorragias em chama de vela no setor superior da retina. Além disso, são evidentes outros achados da retinopatia hipertensiva, como estreitamento arteriolar e tortuosidade vascular.

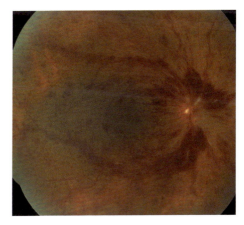

Fonte: Desenvolvida pela autoria do capítulo.

Uma das classificações mais utilizadas para caracterizar a retinopatia hipertensiva é a de Keith-Wagener-Barker (Quadro 10.3).

Quadro 10.3. Classificação de Keith-Wagener-Barker.

Classificação	Achados fundoscópicos
Retinopatia hipertensiva (RHAS) grau 1	Estreitamento ou esclerose das arteríolas em um grau leve a moderado
RHAS grau 2	• Estreitamento moderado a grave das arteríolas • Estreitamento local e/ou generalizado das arteríolas • Aumento do reflexo dorsal dos vasos • Cruzamentos arteriovenosos patológicos

(Continua)

Quadro 10.3. Classificação de Keith-Wagener-Barker (continuação).

Classificação	Achados fundoscópicos
RHAS grau 3	• Estreitamento arteriolar retiniano e constrição focal • Edema retiniano • Exsudatos algodonosos • Hemorragias
RHAS grau 4	Achados da RHAS grau 3 + papiledema

Fonte: Desenvolvida pela autoria do capítulo.

Importante

A hipertensão acelerada maligna/emergência hipertensiva é caracterizada pelos achados da RHAS + papiledema.

Uma retinopatia hipertensiva grave pode ser observada em doença renal avançada, em pacientes com feocromocitoma e toxemia da gravidez. Esses pacientes devem ser submetidos a todos os exames indicados, para se estabelecer a natureza da hipertensão.

Por si só, muito raramente, a RHAS causa perda visual significativa. O tratamento clínico da HAS pode conter a progressão das alterações retinianas, embora o estreitamento arteriolar e os cruzamentos arteriovenosos patológicos geralmente sejam permanentes. O tratamento da hipertensão acelerada maligna, da coroidopatia e da neuropatia óptica (papiledema) consiste na redução dos níveis pressóricos, com o intuito de reduzir a lesão dos órgãos-alvo. Deve-se ressaltar que, do ponto de vista sistêmico, o diagnóstico de crise de HAS maligna representa uma emergência médica. Sem o devido tratamento, a taxa de mortalidade é de 50% em 2 meses e de 90% em 1 ano.

Doenças reumatológicas e autoimunes

Espondilite anquilosante

A espondilite anquilosante (EA) é uma espondiloartropatia soronegativa, caracterizada por artrite inflamatória, crônica e idiopática, que depois evolui para a calcificação e, finalmente, a ossificação dos ligamentos e das articulações, resultando em anquilose do esqueleto axial. Afeta tipicamente homens e está relacionada à presença do antígeno leucocitário humano (HLA) B27, em 95% dos casos.

Manifesta-se, normalmente, durante a segunda e a terceira década de vida, com apresentação gradual de dor lombar (acometimento da articulação sacroilíaca) e rigidez. Entre as manifestações oculares, está a irite aguda recorrente, que acomete 30% dos pacientes com EA. Os dois olhos, raramente, são envolvidos ao mesmo tempo, porém ambos são quase sempre afetados durante a doença, em momentos diferentes. A esclerite é rara.

Apesar do alto risco de recorrência da uveíte, o prognóstico visual a longo prazo, geralmente, é bom.

> **Importante**
>
> A principal manifestação oftalmológica da espondilite anquilosante é a uveíte anterior (irite) recorrente.

Síndrome de Reiter

A síndrome de Reiter também é uma artrite soronegativa, caracterizada por uma tríade: uretrite; conjuntivite; e artrite. Cerca de 85% dos pacientes apresentam o HLA-B27 positivo, porém o diagnóstico é clínico e baseado na presença de artrite e de outras manifestações características.

Manifesta-se, geralmente, em homens, entre a segunda e a quarta década de vida sob a forma de artrite, conjuntivite e uretrite inespecíficas, com um curto intervalo entre essas manifestações, classicamente 1 mês após um quadro de disenteria ou relação sexual.

As manifestações oftalmológicas mais comuns são: conjuntivite mucopurulenta bilateral; irite aguda (20% dos casos); e ceratite.

> **Importante**
>
> A síndrome de Reiter é caracterizada por uma tríade: artrite soro-negativa, conjuntivite e uretrite.

Lúpus eritematoso sistêmico

O lúpus eritematoso sistêmico (LES) é uma doença do tecido conectivo, com envolvimento sistêmico, de caráter autoimune, caracterizada por inúmeros autoanticorpos e imunocomplexos circulantes, que medeiam dano tecidual e vasculite. Afeta, predominantemente, mulheres jovens, entre a terceira e a quinta década de vida.

Além dos sinais inespecíficos (p. ex., fadiga), observa-se o acometimento de múltiplos órgãos, com diferentes sinais: *rash* cutâneo em asa de borboleta; fenômeno de Raynaud; artrite; pericardite; glomerulonefrite; pleurite; anemia; linfadenopatia; polineurite; psicose; entre outros.

No LES, quase todas as estruturas oculares podem ser acometidas, porém a esclerite, a conjuntivite e o olho seco (em geral, 25%) são as que predominam. As uveítes são raras e, na retina, podem ocorrer vasculite e oclusões arteriolares, provavelmente com manifestação de artrite.

> **Importante**
>
> As principais manifestações oftalmológicas do lúpus eritematoso sistêmico são: esclerite; conjuntivite; e olho seco.

Síndrome de Sjögren

A síndrome de Sjögren (SS) é caracterizada por uma inflamação autoimune e destruição das glândulas lacrimais e salivares. Pode ser primária ou secundária, quando está associada a outras doenças como artrite reumatoide, LES, miastenia *gravis*, entre outras. A SS primária afeta mais mulheres do que homens, na vida adulta.

É caracterizada pela presença de hipergamaglobulinemia (50% dos casos), artrite reumatoide (70 a 90% dos casos) e anticorpo antinuclear (até 80% dos casos). O envolvimento das glândulas salivares ocasiona a boca seca (xerostomia). Já o comprometimento ocular é caracterizado por olho seco (xeroftalmia), relacionado à redução do filme lacrimal, provocando ceratoconjuntivite seca. As alterações histopatológicas das glândulas lacrimais consistem em infiltração linfoplasmocitária, o que causa atrofia e destruição das estruturas glandulares. Essas alterações são parte da afecção poliglandular generalizada da síndrome, resultando em secura dos olhos, da boca, da pele e das mucosas. O aparecimento dos sintomas oculares ocorre, com mais frequência, durante as quarta, quinta e sexta décadas de vida.

> **Importante**
>
> A principal manifestação ocular da síndrome de Sjögren é a ceratoconjuntivite seca, e os exame complementares mais importantes, do ponto de vista oftalmológico, são o teste de Schirmer e o teste com o colírio rosa bengala.

Os principais exames oftalmológicos que caracterizam o olho seco e costumam apresentar grandes alterações na SS são o teste de Schirmer e o teste com o colírio rosa bengala.

Artrite idiopática juvenil

É artrite inflamatória com pelo menos 6 semanas de duração, ocorrendo antes dos 16 anos de idade. Meninas são mais comumente acometidas do que meninos em uma proporção de 3:2. Cera de 75% das crianças apresentam anticorpo antinuclear positivo na forma pauciarticular e 40%, na forma poliarticular. Entretanto, na forma sistêmica (doença de Still), a maioria das crianças não apresenta tal autoanticorpo positivo. Sua manifestação oftalmológica mais comum é a uveíte anterior crônica bilateral (Figura 10.5), sendo mais frequente nas formas poliarticular e pauciarticular (responsáveis por aproximadamente 80% dos casos).

> **Importante**
>
> A principal manifestação oftalmológica da artrite idiopática juvenil é a uveíte anterior crônica bilateral.

Como nem sempre as crianças se queixam de redução da acuidade visual, deve-se seguir, periodicamente, esses pacientes, pesquisando sinais de uveíte.

Figura 10.5. Presença de precipitados ceráticos (PK – seta branca) em virtude de uveíte anterior crônica em um paciente com artrite idiopática juvenil.

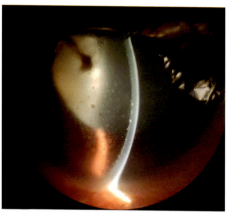

Fonte: Desenvolvida pela autoria do capítulo.

Doença de Behçet

Trata-se de uma doença idiopática multissistêmica que, tipicamente, afeta homens jovens da região leste do Mediterrâneo e do Japão, estando fortemente associada ao HLA-B51. É caracterizada por episódios recorrentes de ulceração orogenital e vasculite, que pode envolver veias e artérias de pequeno, médio e grande calibre.

A apresentação normalmente ocorre na terceira e quarta década de vida, com úlceras orais e genitais recorrentes e lesões dermatológicas (eritema nodoso, pústulas e ulcerações). Outras características incluem tromboflebites, artropatia, lesões gastrintestinais, comprometimento do sistema nervoso central (SNC) e manifestações cardiovasculares (Figura 10.6).

Aproximadamente 70% dos pacientes com doença de Behçet desenvolvem inflamação intraocular bilateral e recorrente, que pode predominar no segmento anterior ou posterior. A panuveíte é comum. O envolvimento do segmento anterior pode incluir a iridociclite aguda recorrente com desenvolvimento de hipópio transitório. O segmento posterior pode apresentar extravasamento vascular difuso, periflebite e retinite (Figura 10.6).

Figura 10.6. Doença de Behçet. (A) Úlceras orais. (B) Reação de câmara anterior: celularidade no humor aquoso. (C) Hipópio móvel.

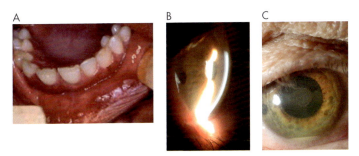

Fonte: Desenvolvida pela autoria do capítulo.

Importante

A doença de Behçet está relacionada ao HLA-B51, podendo acometer tanto o segmento anterior como o posterior (panuveíte).

Orbitopatia distireoidiana (orbitopatia de Graves)

A oftalmopatia de Graves, ou orbitopatia distireoidiana, constitui uma das afecções orbitárias mais frequentes e pode causar inúmeras alterações funcionais e estéticas. Trata-se de uma condição, cuja etiopatogenia ainda não é totalmente conhecida e, na qual, provavelmente em decorrência de alterações imunológicas, os músculos extraoculares apresentam infiltração, ocasionando a proptose, a retração palpebral, os distúrbios da motilidade ocular extrínseca, as alterações congestivas nas pálpebras e na conjuntiva, a exposição corneana e, ocasionalmente, a neuropatia óptica compressiva.

A maioria desses pacientes apresenta alguma disfunção tireoidiana autoimune, com destaque para o hipertireoidismo ou doença de Graves, que ocorre em cerca de 90% dos casos. Embora exista uma forte relação entre o início do hipertireoidismo e o da orbitopatia, aproximadamente 50% dos pacientes com hipertireoidismo não apresentam manifestações oculares e 10 a 25% dos pacientes com orbitopatia nunca manifestarão disfunção tireoidiana clínica ou laboratorial.

Acredita-se, atualmente, que a orbitopatia distireoidiana seja uma desordem autoimune decorrente de uma anormalidade na reatividade do linfócito T, que reconhece um antígeno compartilhado pela tireoide e pelo tecido orbitário. Esse processo é facilitado por moléculas de adesão circulantes ou produzidas localmente, cuja expressão pode ser induzida por citocinas e são relacionadas com a atividade da doença.

Vários anticorpos já foram identificados na doença de Graves, incluindo anticorpos antimicrossomais e anticorpos contra a tireoglubulina e os receptores do TSH. O soro de indivíduos com orbitopatia tem anticorpos que reagem contra os fibroblastos orbitários e um anticorpo de superfície que reage contra antígenos encontrados nas células dos músculos extraoculares. O exame histológico dos tecidos moles orbitários e dos músculos extraoculares desses pacientes demonstra um infiltrado linfocitário, com predomínio de linfócitos T. O processo inflamatório é, geralmente, limitado ao tecido conectivo dentro do músculo extraocular, e outras estruturas da órbita, como a glândula e a gordura orbitária são muito pouco afetadas por esse processo inflamatório, embora exista um aumento no volume do tecido adiposo.

Os pacientes com orbitopatia distireoidiana devem ser submetidos à avaliação endocrinológica clínica e laboratorial, com dosagem sérica do T3, T4 total, T4 livre e do TSH, além da pesquisa de anticorpos antitireoidianos e antirreceptores do TSH (TRAb). Praticamente todos os indivíduos com doença de Graves apresentam esses anticorpos em algum momento da doença. O objetivo principal da avaliação laboratorial é a demonstração do hipertireoidismo sistêmico e/ou a documentação de uma resposta imune alterada a antígenos relacionados com a tireoide. É importante salientar que indivíduos com orbitopatia distireoidiana podem apresentar T3 e T4 séricos dentro dos limites da normalidade.

Importante

A maioria dos indivíduos com orbitopatia distireoidiana apresenta hipertireoidismo, embora de 10 a 25% deles não apresentem disfunção tireoidiana clínica e/ou laboratorial.

Aproximadamente 40% dos indivíduos com doença de Graves desenvolvem sintomas e sinais oftálmicos. As manifestações clínicas da orbitopatia distireoidiana resultam de inflamação, edema e alterações fibróticas nos músculos extraoculares, sendo comuns proptose, edema e retração palpebral, hiperemia e quemose conjuntival, ceratite ou úlcera de córnea por exposição, distúrbios da motilidade ocular extrínseca e, menos comumente, a neuropatia óptica compressiva.

A retração palpebral (sinal de Dalrymple – Figura 10.7) constitui-se no sinal mais importante do acometimento orbitário na doença de Graves e está presente em cerca de 90% dos indivíduos com essa afecção. A retração palpebral é tão característica da oftalmopatia de Graves que o diagnóstico de doença de Graves deve ser exaustivamente considerado em todo paciente com este sinal. Deve sempre ser lembrado que, no curso da doença, a retração pode ser unilateral e preceder o hipertireoidismo primário, ou aparecer quando o paciente já está em hipo ou eutireoidismo.

Figura 10.7. Orbitopatia distireoidiana. (A) Proptose mais pronunciada à direita do paciente. (B) Retração palpebral e proptose. (C) Sinais congestivos, incluindo edema e hiperemia palpebrais, quemose e hiperemia conjuntivais. (D) Aspecto tomográfico do espessamento do ventre muscular com preservação do tendão.

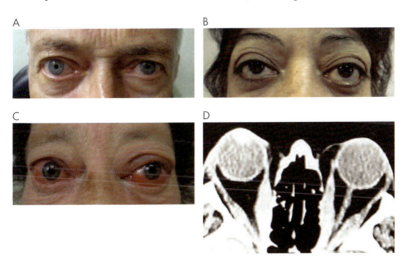

Fonte: Imagens gentilmente cedidas pelo dr. Fabrício Lopes da Fonseca.

> **Importante**
>
> A retração palpebral é o sinal mais característico da oftalmopatia de Graves.

A proptose (Figura 10.7), outro sinal extremamente importante na orbitopatia distireoidiana, é decorrente, na grande maioria dos casos, do aumento de volume dos músculos extraoculares ou do aumento do tecido adiposo da órbita. O alargamento dos músculos pode ser observado por meio da tomografia computadorizada, a modalidade de exame preferida para a avaliação da oftalmopatia distireoidiana, em que se observam os músculos com aumento fusiforme (aumento maior na porção central e afilamento na região do tendão) (Figura 10.7).

Os músculos mais afetados, em ordem de frequência são o reto inferior, o reto medial e o complexo reto superior/elevador da pálpebra superior.

> **Importante**
>
> O músculo reto inferior é o mais acometido na orbitopatia distireoidiana, sendo a tomografia computadorizada o método de escolha para sua avaliação.

O neuropatia óptica compressiva é a complicação mais grave da oftalmopatia de Graves. A perda visual pode ser insidiosa ou, menos comumente, tem evolução rápida. A redução da acuidade visual pode ser discreta ou acentuada e há envolvimento bilateral na maioria dos casos. Muitas vezes, a alteração visual é mais bem evidenciada por intermédio da campimetria visual, observando-se escotomas centrais, defeitos arqueados ou altitudinais.

> **Importante**
>
> A neuropatia óptica compressiva é a complicação oftalmológica mais grave da oftalmopatia distireoidiana.

O tratamento clínico pode ser sintomático, medicamentoso (corticosteroide e imunossupressores) e radioterápico. Já as cirurgias para o tratamento da orbitopatia distireoidiana podem ser realizadas, basicamente, em duas situações: 1) quando há risco de perda visual, na fase aguda da doença, a despeito do emprego de tratamentos clínico e radioterápico adequados; e 2) na reabilitação funcional e estética do paciente na fase crônica, após a estabilização do processo. A descompressão orbitária está indicada na fase aguda da orbitopatia, quando ocorre compressão do nervo óptico e úlceras de córnea, com risco de desenvolvimento de leucoma, ou perfuração corneana.

Doenças infecciosas

Sífilis

A sífilis adquirida é uma infecção sexualmente transmitida pelo espiroqueta *Treponema pallidum*. É uma doença sistêmica, que pode evoluir em três estágios. A sífilis ocular é incomum e ocorre, tipicamente, durante os estágios secundário e terciário da doença, cerca de 2 a 6 meses após a infecção inicial. A maior incidência ocorre em indivíduos do sexo masculino, na faixa etária de 25 a 34 anos.

A sífilis ocular é rara e não há sinais patognomônicos. A habilidade de a sífilis simular muitas desordens oculares pode ensejar o diagnóstico errado e atrasar a terapia apropriada. Dessa maneira, a doença deve ser considerada em qualquer caso de inflamação intraocular, que seja resistente à terapia convencional. Nos casos de suspeita de sífilis, geralmente, solicitam-se o VRDL (Veneral Disease Research Laboratory – teste não treponêmico), bem como o FTA-Abs (teste treponêmico), para a confirmação diagnóstica da infecção pelo *T. pallidum*.

As alterações do segmento anterior incluem madarose, cancro primário da conjuntiva, esclerite e ceratite intersticial (observada, especialmente, na sífilis congênita). A iridociclite ocorre em 4% dos pacientes com sífilis secundária. A uveíte é a manifestação ocular mais comum, ocorrendo em 2,5 a 5% dos pacientes com sífilis secundária ou terciária. O comprometimento do segmento posterior pode ser por meio de coroidite multifocal (ocorre, tipicamente, durante o estágio secundário), coroidite unifocal (menos frequente) e neurorretinite (envolve, primariamente, a retina e o disco óptico) (Figura 10.8). As manifestações neuroftalmológicas incluem alterações pupilares, lesões do nervo óptico (neurite retrobulbar), paralisia de músculos oculares inervados pelo III e VI pares cranianos e defeitos de campo visual por comprometimento de vias ópticas no cérebro.

Figura 10.8. Coriorretinite sifilítica. Observam-se turvação vítrea e presença de lesão esbranquiçada próximo à arcada temporal superior.

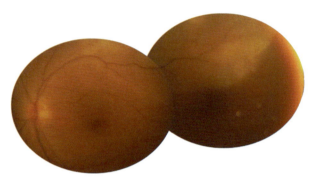

Fonte: Desenvolvida pela autoria do capítulo.

Os principais diagnósticos diferenciais são: toxoplasmose; rubéola; citomegalovírus; HIV; herpes simples; varicela-zóster; tuberculose; e sarcoidose.

O tratamento é realizado principalmente com a penicilina cristalina endovenosa, sendo imperativa também a pesquisa de neurossífilis por meio da pesquisa do *T. pallidum* no líquor.

Importante

A sífilis ocular ocorre nos estágios secundário e terciário da doença, podendo apresentar um grande número de manifestações oftalmológicas, sendo a coriorretinite uma das mais comuns.

Tuberculose

A tuberculose é uma infecção crônica causada pelo *Mycobacterium tuberculosis*, apresentando, primariamente, envolvimento pulmonar.

Sua infecção é causada pela inalação de perdigotos contendo o bacilo de Koch. O comprometimento ocular ocorre em aproximadamente 1 a 2% dos pacientes com tuberculose. Em virtude da inexistência de um teste diagnóstico definitivo ou de critérios laboratoriais, a incidência de tuberculose ocular é variável.

Entre as alterações oculares possíveis, pode-se observar formação de tubérculos nas pálpebras, conjuntivite, ceratite intersticial, uveíte anterior, esclerite, granuloma de coroide, uveíte posterior e vasculite retiniana. A uveíte pela tuberculose é atualmente rara e sua possibilidade é sempre presuntiva. Desse modo, o diagnóstico baseia-se em evidências indiretas, por exemplo, uma uveíte intratável não responsiva à terapia com esteroides, bem como achados negativos para outras causas de uveíte, a par de achados epidemiológicos e sistêmicos positivos para tuberculose, teste de PPD positivo e, ocasionalmente, uma resposta positiva ao teste com isoniazida. A iridoclite crônica é o achado mais frequente, mas a coroidite e a vasculite retiniana também podem ocorrer (Figura 10.9).

Figura 10.9. Presença de coroidite multifocal em paciente com tuberculose ocular.

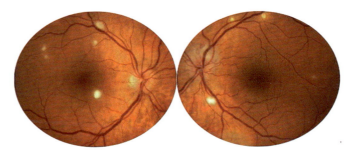

Fonte: Desenvolvida pela autoria do capítulo.

Os principais diagnósticos diferenciais são: sífilis; toxoplasmose; toxocaríase; doença de Lyme; doença da arranhadura do gato; sarcoidose; doença de Behçet; entre outros.

Para o tratamento da tuberculose ocular, atualmente, preconiza-se o esquema RIPE (rifampicina, isoniazida, pirazinamida e etambutol) nos primeiros 2 a 4 meses, seguido pelo uso de rifampicina e isoniazida por até 9 meses.

> **Importante**
>
> Apenas 1 a 2% dos casos de tuberculose são do tipo intraocular. O diagnóstico da doença é, geralmente, presuntivo, sendo os achados oftalmológicos mais comuns: iridociclite, coroidite e vasculite retiniana.

Toxoplasmose

O *Toxoplasma gondii* é um protozoário intracelular obrigatório, sendo a causa mais comum de uveíte posterior em indivíduos hígidos. O gato é o hospedeiro definitivo do parasita, e outros animais como ratos, bem como os humanos, são hospedeiros intermediários. O parasita pode apresentar três formas diferentes: esporocisto; bradizoíta; e taquizoíta. Os humanos podem se infectar pela ingestão de carnes mal cozidas contendo bradizoítas de um hospedeiro intermediário, ou por ingestão de esporocistos decorrente da contaminação das mãos, da água ou da comida a ser ingerida; ao se manusear dejetos de gato ou, por via transplacentária de parasitas (taquizoítas) para o feto, quando a gestante apresentar infecção aguda pela toxoplasmose.

Na toxoplasmose sistêmica congênita, o agente é transmitido para o feto, através da placenta, quando uma gestante contrai a forma aguda da doença. Se a mãe for infectada antes da gestação, o feto não será comprometido. A severidade do acometimento do feto varia de acordo com a fase da gestação, no momento da infecção materna. A infecção no início da gestação pode resultar em abortamento resultante de inúmeras malformações fetais, enquanto uma infecção na fase tardia da gestação pode ensejar a formação de calcificações ósseas, convulsão generalizada, paralisia, febre e envolvimento visceral. No entanto, assim como na forma adquirida, a maioria dos casos de toxoplasmose congênita é subclínica. Nessas crianças, as cicatrizes de coriorretinite sem atividade nos dois olhos podem ser descobertas mais tarde, por acaso ou quando a criança apresenta uma deficiência visual.

A recorrência de uma infecção ocular antiga por toxoplasmose congênita é a causa mais comum de retinite infecciosa em indivíduos imunocompetentes. A recorrência frequentemente ocorre entre 10 e 35 anos de idade, quando os cistos se rompem e liberam centenas de taquizoítas nas células retinianas normais. A infecção ocular ativa da toxoplasmose tipicamente se manifesta como uma retinite necrosante localizada, e a lesão clássica é um único foco de exsudação branco-acinzentado de necrose retiniana próximo (lesão satélite) a uma cicatriz de coriorretinite pigmentada preexistente, geralmente unilateral (Figura 10.10). A primeira lesão é uma retinite interna, e acredita-se que a reação inflamatória observada na coroide, na íris e nos vasos sanguíneos retinianos tenha origem imunológica e não seja resultado de uma infestação direta. Também podem ser observadas coroidite, vasculite retiniana, neurorretinite, vitreíte e papilite. A iridociclite associada, que pode ser granulomatosa ou não, é relativamente comum. A taxa de cicatrização depende da virulência do organismo, da competência do sistema imunológico do hospedeiro, do tamanho da lesão e do uso de antimicrobianos.

Figura 10.10. Coriorretinite por toxoplasmose em indivíduo imunocompetente.

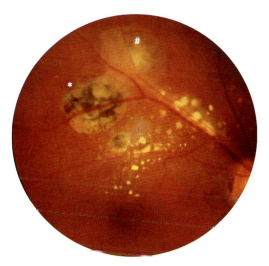

*: cicatriz de coriorretinite pigmentada antiga. #: foco de exsudação contíguo à cicatriz (lesão satélite).
Fonte: Desenvolvida pela autoria do capítulo.

O diagnóstico é feito mediante sorologia para a toxoplasmose (pesquisa de IgM e IgG), com o auxílio dos dados clínicos e aspecto das lesões. Quanto aos diagnósticos diferenciais, temos sarcoidose, doença de Behçet, sífilis, tuberculose, entre outros.

A infecção sistêmica por toxoplasmose adquirida agudamente é, em geral, assintomática em indivíduos imunocompetentes, podendo haver, em alguns casos, linfadenopatia e febre. A uveíte pode se manifestar nesses pacientes sem lesões oculares prévias.

O tratamento da toxoplasmose ocular pode ser feito com sulfametoxazol e trimetoprim ou com o uso de sulfadiazina e pirimetamina.

Importante

A toxoplasmose é a principal causa de uveíte posterior em indivíduos imunocompetentes, apresentando um aspecto de lesão típico (retinocoroidite).

AIDS

As alterações oculares desenvolvem-se em, aproximadamente, 75% dos pacientes com AIDS. As quatro principais categorias são: microangiopatia retiniana; infecções oportunistas; tumores; e lesões neuroftalmológicas associadas a tumores e infecções intracranianos.

Podemos observar as seguintes alterações de segmento anterior: irite; herpes-zóster oftálmico severo; e sarcoma de Kaposi, acometendo as pálpebras e a conjuntiva. O sarcoma de Kaposi é uma das manifestações tumorais oftalmológicas mais comuns, sendo um tumor de crescimento lento, com apresentação de lesão plana, de coloração avermelhada ou violácea. O tratamento é baseado na radioterapia ou excisão cirúrgica.

A microangiopatia retiniana é a retinopatia mais frequente em pacientes com AIDS, desenvolvendo-se em até 70% dos pacientes e estando associada a níveis de CD4 em declínio. É caracterizada por exsudatos algodonosos, os quais podem estar associados a hemorragias retinianas e a microaneurismas. O tratamento é a terapia antirretroviral, sendo o prognóstico bom.

A retinite por citomegalovírus é a infecção ocular oportunista mais comum entre os pacientes com AIDS, estando geralmente associada a níveis de CD4 menores do que 50 células/μL. Afeta, aproximadamente, 40% dos pacientes com AIDS e sua presença, em geral, significa envolvimento sistêmico severo. A retinite pode se manifestar de maneira central (áreas de necrose retiniana geográficas de aspecto esbranquiçado, denso e bem delimitado), ou periférica (aparência mais granular, menos intensa). São comuns: vasculite, hemorragias retinianas e vitreíte leve (Figura 10.11). O tratamento é realizado, geralmente, com ganciclovir.

Figura 10.11. Retinite por citomegalovírus. Observam-se hemorragias retinianas, áreas de vasculite e exsudação no setor temporal superior.

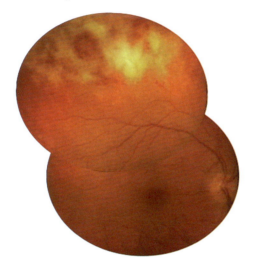

Fonte: Desenvolvida pela autoria do capítulo.

Importante

A retinite pelo citomegalovírus é a infecção ocular oportunista mais comum em pacientes com AIDS.

A coroidite por *Pneumocystis jirovecii* pode ser um importante sinal de disseminação sistêmica extrapulmonar desse agente infeccioso. Caracteriza-se por lesões planas amareladas, localizadas atrás do equador e bilaterais em 75% dos casos.

A coroidite por *Cryptococcus* é a infecção fúngica mais comum no indivíduo com AIDS. Está frequentemente associada à meningite e caracteriza-se por lesões assintomáticas com aspecto cremoso e sem associação com vitreíte, coroidite multifocal, papiledema, oftalmoplegia, ptose, neuropatia óptica e paresia do NC VI (abducente).

A retinite por toxoplasmose no indivíduo com AIDS é mais severa, bilateral, multifocal e frequentemente associada a comprometimento do sistema nervoso central (SNC), a neurotoxoplasmose.

Edema de papila da hipertensão intracraniana (papiledema)

Edema de papila é o termo genérico utilizado para designar uma alteração oftalmoscópica, caracterizada pelo velamento e elevação das margens da papila ou disco óptico, podendo ser causada por várias afecções do nervo. É importante salientar que o termo papiledema não deve ser usado como sinônimo de edema de papila, uma vez que deve ser reservado apenas para designar apenas o edema de papila da hipertensão intracraniana. Os outros tipos de edema de papila devem ser qualificados de acordo com a sua etiologia, ou seja, edema de papila da neurite óptica, edema de papila da neuropatia óptica isquêmica etc.

O papiledema só se desenvolve quando existem células ganglionares presentes, uma vez que o bloqueio do fluxo axoplasmático dessas fibras é etapa fundamental para o seu desenvolvimento. Quando existe atrofia óptica, o papiledema não se desenvolve, mesmo que a hipertensão intracraniana seja transmitida ao nervo óptico, uma vez que não existem fibras nervosas que ensejem o desenvolvimento do edema. Por conseguinte, para o desenvolvimento do papiledema, é necessário que haja hipertensão intracraniana, que esta seja transmitida até a cabeça do nervo óptico e que existam fibras das células ganglionares íntegras na cabeça do nervo óptico.

Várias condições podem simular um edema de papila. A principal causa de pseudoedema de papila são as drusas de papila. Estas são concreções hialinas, acelulares, de etiologia desconhecida que podem ser calcificadas, podendo ser uni ou bilaterais. Os discos ópticos com drusas apresentam as margens indefinidas e as bordas elevadas, mas os vasos retinianos se mostram bem definidos nas margens da papila, visíveis em todo o seu trajeto e sem velamento. O diagnóstico das drusas pode ser auxiliado também por exames complementares, em especial a angiofluoresceinografia, a ultrassonografia e a tomografia computadorizada (demonstrando a calcificação no disco óptico).

Uma das principais causas de edema de papila é a hipertensão intracraniana e, neste caso, é denominado "papiledema". O papiledema se desenvolve, na hipertensão intracraniana, quando existe transmissão da pressão ao longo da bainha do nervo óptico. Inicialmente, ocorre hiperemia da papila, borramento da camada de fibras nervosas peripapilares e edema do disco óptico, além de outros sinais como hemorragias no disco óptico e em suas margens, a par da ausência do pulso venoso espontâneo (Figura 10.12). Além das características clínicas, o papiledema pode ser diferenciado de outras formas de edema de papila pelo fato de ser comumente bilateral e preservar a visão, quando comparado com outras afecções do nervo óptico causadoras de edema de papila.

Figura 10.12. Papiledema em uma paciente com síndrome do pseudotumor cerebral. Observam-se borramento dos bordos e edema da papila óptica, além de hemorragias.

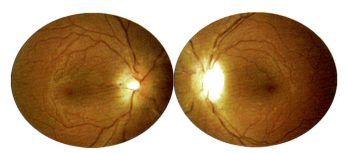

Fonte: Desenvolvida pela autoria do capítulo.

Deve-se ressaltar que, em casos de suspeita de hipertensão intracraniana, é mandatória a realização de exames de neuroimagem, a fim de descartar causas secundárias de aumento da pressão intracraniana, como processos expansivos no SNC.

A avaliação da função visual também é um elemento importante na diferenciação do papiledema, em relação a outras formas de edema de papila. Em uma fase inicial, o papiledema se caracteriza por função visual preservada, observando-se apenas aumento da mancha cega ao exame campimétrico e acuidade visual normal. Além disso, muitos pacientes referem obscurecimentos transitórios da visão, com duração de alguns segundos. No entanto, quando o papiledema persiste por um tempo prolongado, ou ainda, quando a elevação da pressão intracraniana é muito acentuada, pode haver perda importante da função visual.

Isso ocorre especialmente na síndrome do pseudotumor cerebral (hipertensão intracraniana benigna ou idiopática), em que a hipertensão intracraniana é bem tolerada por períodos prolongados. Nestes casos, o exame campimétrico é extremamente importante. Além do aumento da mancha cega, observa-se constrição difusa do campo visual e a retração nasal inferior, além de escotomas arqueados. É importante salientar também que a perda de acuidade visual é uma alteração tardia e que esses pacientes devem ser monitorados com campos visuais periódicos. Epidemiologicamente, costuma acometer mulheres, na faixa etária de 20 a 44 anos, geralmente obesas. É uma afecção de causa desconhecida, que se caracteriza pela elevação da pressão intracraniana com os seus sinais e sintomas associados, em um paciente sem alteração do nível de consciência ou sinais neurológicos localizatórios, com análise do líquido cerebroespinhal normal, porém manometria aumentada. Além do papiledema, pode ser observado paresia/paralisia do NC VI (abducente).

O tratamento do papiledema deve ser dirigido à causa da hipertensão intracraniana, particularmente nos pacientes com processos expansivos e hidrocefalia. Nos pacientes com síndrome do pseudotumor cerebral, é necessário o tratamento clínico no sentido de reduzir a hipertensão intracraniana com acetazolamida (inibidor da anidrase carbônica) e redução de peso (no caso de pacientes obesos). Quando existe perda visual a despeito do tratamento clínico, pode ser proposto o tratamento cirúrgico com a fenestração da bainha do nervo óptico ou a derivação lomboperitoneal.

Importante

O termo papiledema caracteriza o edema de papila secundário à hipertensão intracraniana. A síndrome do pseudotumor cerebral é uma das causas de papiledema, acometendo, geralmente, mulheres jovens e obesas. Nesses casos, a composição do líquido cerebroespinhal é normal, embora a manometria esteja aumentada.

Autoavaliação

1. Assinale a alternativa correta quanto ao acometimento ocular pelo diabetes.

   a) O melhor preditor clínico da retinopatia diabética é o valor da hemoglobina glicosilada e não da glicemia de jejum.

   b) São estruturas que podem ser acometidas pelo diabetes: musculatura ocular extrínseca; nervo óptico; cristalino; e retina.

   c) O tratamento do glaucoma neovascular decorrente da RDP deve ser feito pelo uso de colírios hipotensores e, ocasionalmente, por meio de cirurgias antiglaucomatosas, porém não é necessária a panfotocoagulação.

   d) São modalidades terapêuticas do edema macular clinicamente significativo: *laser* focal; injeção intravítrea de corticosteroides, injeção intravítrea de antiangiogênico e terapia fotodinâmica (PDT).

   e) Sugere-se seguimento oftalmológico semestral nos casos de retinopatia diabética proliferativa.

2. Assinale a alternativa correta quanto à retinopatia hipertensiva.

   a) O cruzamento arteriovenoso patológico é característico da hipertensão acelerada maligna.

   b) A ocorrência do papiledema caracteriza o grau 3 da RHAS, segundo a Classificação de Keith-Wagener-Barker.

   c) Um dos principais fatores de risco para a ocorrência de oclusões venosas retinianas é a HAS.

   d) Além da retina, o nervo óptico e a musculatura ocular extrínseca podem ser acometidos em indivíduos portadores de HAS, sendo a coroide frequentemente poupada, mesmo em casos de HAS acelerada maligna.

   e) O tratamento da retinopatia hipertensiva baseia-se, classicamente, na fotocoagulação a *laser*.

3. Assinale a alternativa incorreta quanto às doenças reumatológicas/autoimunes com manifestação oftalmológica.

a) A espondilite anquilosante e a síndrome de Reiter são artrites soronegativas, acometendo mais comumente indivíduos do sexo masculino.

b) Na doença de Behçet, ocorre forte relação com a positividade do HLA-B51.

c) A vasculite retiniana pode ocorrer nos indivíduos portadores de LES.

d) A artrite idiopática juvenil ocorre mais em meninas, apresentando manifestações oculares especialmente nas formas pauci e poliarticular.

e) A síndrome de Sjögren pode ser secundária à artrite reumatoide, evoluindo com ceratoconjuntivite seca, e os principais testes diagnósticos para o olho seco são teste de Schirmer e colírio de lisamina verde.

4. Assinale a alternativa incorreta quanto às doenças reumatológicas/autoimunes com manifestação oftalmológica.

a) Na artrite idiopática juvenil, a principal manifestação oftalmológica é a uveíte posterior crônica bilateral, ocorrendo especialmente em meninas.

b) Encontramos o sinal de hipópio na doença de Behçet.

c) A síndrome de Reiter é caracterizada por uma tríade – conjuntivite mucopurulenta, uretrite e artrite –, acometendo homens durante a terceira década de vida.

d) O esqueleto axial (articulação sacroilíaca) é o principal local acometido na espondilite anquilosante, que tem grande relação com a presença do HLA-B27.

e) LES e síndrome de Sjögren podem cursar com olho seco, além de outras manifestações sistêmicas.

5. Assinale a alternativa correta quanto à orbitopatia distireoidiana.

a) Também chamada de "oftalmopatia de Graves", a orbitopatia distireoidiana cursa geralmente com hipertireoidismo, embora uma parcela pequena dos pacientes possa apresentar eutireoidismo.

b) A ressonância nuclear magnética é o exame de escolha para a avaliação da musculatura ocular extrínseca, sendo observado o espessamento fusiforme (aumento maior na porção central e afilamento na região do tendão).

c) Além da proptose, a retração palpebral e o acometimento do músculo reto lateral são muito comuns.

d) A neuropatia óptica compressiva é a complicação mais temida na oftalmopatia distireoidiana, cursando com poucas alterações visuais e quase nenhum comprometimento do campo visual.

e) O tratamento da oftalmopatia distireoidiana baseia-se nas modalidades clínica, radioterápica, quimioterápica e cirúrgica.

6. Assinale a alternativa incorreta em relação às doenças infecciosas com manifestação oftalmológica.

a) O diagnóstico de sífilis ocular é feito por meio de testes não treponêmicos (VDRL) e treponêmicos (FTA-Abs), sendo a retinite uma de suas manifestações mais comuns.

b) O diagnóstico de tuberculose ocular é difícil, visto que não há um teste diagnóstico definitivo, ou critérios laboratoriais bem definidos. Porém, diante de dados clínicos e epidemiológicos plausíveis, está autorizado o início do tratamento com esquema RIPE.

c) Na toxoplasmose, em indivíduo imunocompetente, geralmente se observa uma lesão única e satélite a uma cicatriz de coriorretinite antiga, enquanto no indivíduo com AIDS, são comuns lesões bilaterais e multifocais.

d) A infecção pelo vitomegalovírus é a doença oportunista mais comum nos indivíduos com AIDS, sendo caracterizada por níveis de CD4 menores do que 100 células/µL.

e) A toxoplasmose é a principal causa de uveíte posterior em indivíduos imunocompetentes.

7. Assinale a alternativa incorreta em relação às doenças infecciosas com manifestação oftalmológica.

a) Em casos de infecção pelo *Toxoplasma gondii* no primeiro trimestre da gestação, em virtude do grande número de malformações fetais, geralmente, ocorre abortamento.

b) O sarcoma de Kaposi é uma das manifestações tumorais oftalmológicas mais comuns nos pacientes com AIDS, e, com a introdução da terapia antirretroviral, é comum sua regressão espontânea.

c) A tuberculose ocular pode ter as seguintes manifestações: iridociclite crônica; vasculite retiniana; coroidite; e esclerite.

d) A microangiopatia retiniana é a retinopatia mais frequente em pacientes com AIDS, podendo cursar com achados semelhantes aos da retinopatia diabética (exsudatos, hemorragias retinianas e microaneurismas).

e) Em casos de diagnóstico de sífilis ocular, é imperativo realizar a pesquisa do *Treponema pallidum* no líquido cerebroespinhal, com o intuito de verificar comprometimento do SNC, mesmo que o paciente não apresente sintomas neurológicos.

8. Assinale a alternativa correta quanto ao edema de papila da hipertensão intracraniana (papiledema).

a) A síndrome do pseudotumor orbitário acomete, geralmente, mulheres jovens e obesas, com manometria aumentada e aumento da glicorraquia e proteinorraquia.

b) Clinicamente, podem ocorrer queixas de perda transitória da visão, com as seguintes alterações observadas no exame de campimetria visual: aumento de mancha cega; constrição difusa do campo; e defeito altitudinal.

c) Em casos de suspeita de hipertensão intracraniana, em decorrência da gravidade do caso, deve-se proceder imediatamente à coleta do líquido cerebroespinhal, sem necessidade de se realizarem exames de neuroimagem previamente.

d) Pode-se tratar clinicamente a síndrome do pseudotumor cerebral com inibidores da anidrase carbônica e, em casos refratários, proceder à fenestração da bainha do nervo óptico.

e) Além do papiledema, pode ser observado paresia/paralisia do NC III (oculomotor).

Referências bibliográficas

Bowling, B. Kanski's Clinical Ophthalmology: A systematic approach. 8th edition. Elsevier Health Sciences. London. United Kingdom. 2015.

Yanoff, M., Duker, J.S. Ophthalmology. 5th edition. Elsevier Health Sciences. Philadelphia. United States. 2018.

Série Oftalmologia Brasileira do Conselho Brasileiro de Oftalmologia. 19 volumes. 3ª edição. Cultura Médica: Guanabara Koogan. Rio de Janeiro. 2014.

Basic and Clinical Science Course of the American Academy of Ophthalmology. San Francisco. USA. 2018-2019.

Respostas da autoavaliação

1. b; 2. c; 3. e; 4. a; 5. a; 6. d; 7. b; 8. d

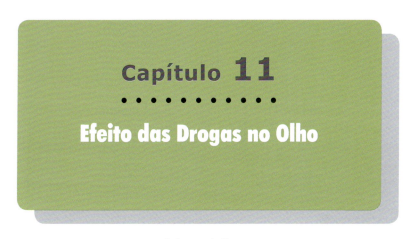

C. Gustavo de Moraes

Introdução

Medicação tópica ocular e seus efeitos sistêmicos

O principal mecanismo de absorção sistêmica de drogas oculares ocorre pelo sistema de drenagem das vias lacrimais. Ele é composto pelos pontos lacrimais, pelos canalículos e pelo saco lacrimal, além do ducto nasolacrimal, que tem seu óstio de abertura no meato inferior da cavidade nasal. Por esse trajeto, qualquer droga instilada na superfície ocular, na forma de colírios, pomadas ou gel, pode ser absorvida pela circulação sistêmica através da mucosa nasal e provocar efeitos colaterais. A ocorrência ou não desses efeitos dependerá da farmacocinética da droga (volume de distribuição, concentração e quantidade aplicada) e da sensibilidade do organismo àquele medicamento.

Por esse motivo, atenção especial deve ser dada a pacientes em extremos de idade (principalmente crianças) por apresentarem maior sensibilidade e menor volume sanguíneo, podendo inclusive a medicação provocar efeitos colaterais graves e até a morte.

O Quadro 11.1 mostra as principais drogas tópicas utilizadas em Oftalmologia, às quais o médico generalista deve estar atento quanto a possíveis efeitos indesejados que possam comprometer a qualidade de vida do paciente ou interferir no tratamento clínico.

Quadro 11.1. Medicações tópicas oculares e efeitos sistêmicos.

Medicação tópica ocular	Indicações oftalmológicas	Efeitos sistêmicos mais comuns/ contraindicações
Betabloqueadores (maleato de timolol)	Antiglaucomatoso	Broncoconstrição, bloqueios atrioventriculares, bradicardia
Alfa-agonistas (tartarato de brimonidina)	Antiglaucomatoso	Sonolência, fenômeno de Raynaud, insuficiência coronariana ou cerebral
Agonistas colinérgicos (cloridrato de pilocarpina)	Antiglaucomatoso	Sialorreia, gastrite, broncoconstrição
Análogos de prostaglandina	Antiglaucomatoso	Trabalho de parto precoce, broncoconstrição
Ciclopentolato/ Fenilefrina/Atropina	Midríase farmacológica	Alucinações, taquicardia, euforia
Vasoconstritores tópicos	Descongestionante ocular	Hipertemia, arritmia, euforia, rubor facial
Corticosteroides	Anti-inflamatório	Hipercortisolismo
Inibidores de anidrase carbônica (cloridrato de dorzolamida)	Antiglaucomatoso	Gosto metálico, mal-estar, fadiga, parestesias, náuseas

Fonte: Desenvolvida pela autoria do capítulo.

Para que efeitos indesejados sejam evitados, principalmente em crianças e em indivíduos que necessitam manter o regime de tratamento apesar das contraindicações, recomenda-se a oclusão do saco lacrimal logo após a instilação do colírio mediante a seguinte manobra: compressão das asas nasais com os dois dedos indicadores durante 1 minuto (conforme exemplificado na Figura 11.1). Com isso, espera-se reduzir a absorção sistêmica e otimizar a absorção local da droga.

Figura 11.1. (A) Anatomia das vias de drenagem lacrimais. (B) Oclusão do saco lacrimal.

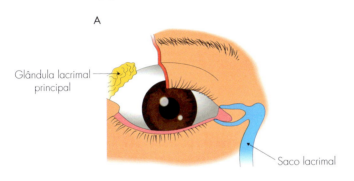

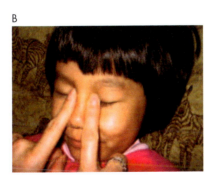

Fonte: Desenvolvida pela autoria do capítulo.

Colírios antiglaucomatosos

Os colírios utilizados no tratamento clínico do glaucoma merecem especial atenção do clínico geral pelos seguintes motivos: (1) alta prevalência e cronicidade da doença; (2) variedade de efeitos adversos; (3) gravidade desses efeitos. Segue uma descrição sucinta das principais classes de colírios hipotensores oculares e cuidados a serem levados em consideração:

» **Betabloqueadores (p. ex., maleato de timolol):** medicação cujo efeito ocular reduz a produção do humor aquoso. Tem como efeitos adversos: bradicardia; arritmia; descompensação de insuficiência cardíaca congestiva (ICC); agravamento da asma e doença pulmonar obstrutiva crônica (DPOC). Contraindicados em casos de bloqueios atrioventriculares (BAV) de 2º e 3º graus, ICC, asma e DPOC graves. Em crianças e em casos específicos de alguns adultos, pode-se lançar mão de betabloqueadores seletivos (como betaxolol), com menor associação a esses efeitos indesejados.

» **Alfa-agonistas (p. ex., tartarato de brimonidina):** hipotensor ocular que pode causar sintomas como sonolência, fenômeno de Raynaud, insuficiência coronariana e cerebral, tontura e vertigem. Contraindicados em crianças abaixo de 1 ano, em pacientes com história de angina, de infarto ou de acidente vascular cerebral (AVC) prévios.

» **Análogos de prostaglandina (p. ex., bimatoprosta, latanoprosta, travoprosta):** reduzem a pressão ocular aumentando a drenagem do humor aquoso. Poucos e raros efeitos sistêmicos são descritos: broncoespasmo; alergias; e hiperpigmentação palpebral são mais comuns. Atenção especial a gestantes em virtude do risco de essas substâncias precipitarem trabalho de parto prematuro.

» **Agonistas colinérgicos (p. ex., cloridrato de pilocarpina):** podem estar associados a arritmias cardíacas, broncoespasmo e descompensação de DPOC. Em recém-nascidos e em crianças, podem provocar hipertermia e crises convulsivas.

» **Inibidores de anidrase carbônica (p. ex., cloridrato de dorzolamida):** atua aumentando a drenagem e reduzindo a produção de humor aquoso. Sensação de gosto metálico é um efeito comumente relatado pelos pacientes. Mal-estar, fadiga, náuseas, parestesias, por exemplo, podem ocorrer.

> **Importante**
>
> » Nenhuma das classes de drogas citadas é considerada segura para uso durante a gestação ou amamentação.
> » Atenção especial deve ser dada a combinações fixas de drogas (p. ex., betabloqueador + inibidor de anidrase carbônica), uma vez que pode haver efeito adverso decorrente de ambos os princípios ativos.

Medicação sistêmica e seus efeitos oculares

Medicamentos administrados por via sistêmica (como oral, endovenosa e dermatológica) podem atingir o globo ocular e provocar alterações oftalmológicas significantes para o paciente. Portanto, é importante que o clínico geral faça, antes da prescrição de determinadas drogas, um breve interrogatório de antecedentes oculares e conheça quais as medicações que mais frequentemente podem causar danos visuais.

Para algumas classes de drogas, é importante o seguimento conjunto com o oftalmologista, uma vez que seu efeito pode surgir muito tempo antes dos sintomas e de forma insidiosa, sendo muitas vezes necessária sua suspensão antes que o paciente comece a se queixar de baixa visual. Discutiremos com mais detalhes duas dessas medicações, as quais, por seu uso amplo, podem trazer pacientes ao consultório de médico generalista com maior frequência.

O Quadro 11.2 mostra outras medicações utilizadas em medicina geral e seus efeitos colaterais.

Quadro 11.2. Medicações sistêmicas e seus efeitos oculares.

Medicação sistêmica	Indicações	Efeitos oculares
Vigabatrina	Anticonvulsivante	Neuropatia óptica/ defeitos de campo visual
Etambutol	Antituberculose	Neuropatia óptica/ defeitos de campo visual

(Continua)

Quadro 11.2. Medicações sistêmicas e seus efeitos oculares (continuação).

Medicação sistêmica	Indicações	Efeitos oculares
Tamoxifeno	Antineoplástico (câncer de mama)	Retinopatia cristalina
Antagonistas colinérgicos	Insuficiência vesical	Midríase farmacológica/ crise aguda de glaucoma em olhos com ângulos predispostos
Atropina	Broncodilatador, antiarrítmico	Crise aguda de glaucoma em olhos com ângulos predispostos
Citrato de sildenafil	Tratamento de disfunção erétil	Hiperemia ocular, midríase, borramento visual, relatos de neuropatia óptica isquêmica. Não recomendado em retinopatia diabética e em retinose pigmentar
Clorpromazina/ tioridazina	Afecções psiquiátricas	Alterações pigmentares da retina
Tetraciclina	Antibiótico	Melhora de sintomas de olho seco Hipertensão intracraniana (pseudotumor cerebral)
Amiodarona	Anti-arrítmico	Córnea *verticillata* Neuropatia óptica
Hormônios contraceptivos	Contracepção	Hipertensão intracraniana (pseudotumor cerebral)

Fonte: Desenvolvida pela autoria do capítulo.

Corticosteroides

Os corticosteroides têm sido amplamente utilizados em diversas subespecialidades médicas (reumatologia, imunologia, neurologia) e por vezes de forma crônica. Além de seus efeitos sistêmicos bem conhecidos (síndrome de Cushing), os corticosteroides utilizados por via sistêmica de forma crônica podem resultar em alterações oftalmológicas insidiosas muitas vezes negligenciadas pelo clínico. As duas principais consequências de seu uso são o desenvolvimento de catarata e a ocorrência de glaucoma.

A opacificação do cristalino (catarata), em geral, antecede o aumento da pressão ocular, causando baixa de visão lenta e progressiva, para longe e para perto (Figura 11.2). Trata-se de uma causa reversível de baixa visão, sendo sua correção cirúrgica, na maioria dos casos, acompanhada de bons resultados funcionais.

Figura 11.2. Catarata pelo uso de corticosteroides sistêmicos.

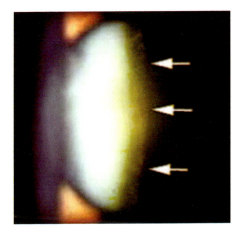

Fonte. Desenvolvida pela autoria do capítulo.

O aumento da pressão ocular também se dá de forma progressiva, podendo ocorrer anos após o início do uso de corticosteroide. Com mais incidência, ocorre nos pacientes em uso de concentrações altas (acima de 20 mg/dia) e por períodos prolongados (mais de 1 ano). A elevação da pressão ocular pode causar dano do nervo óptico e desenvolvimento de neuropatia óptica glaucomatosa.

Ao contrário da catarata, a neuropatia óptica glaucomatosa (causada pela elevação da pressão ocular) é uma doença irreversível, cujo tratamento visa evitar ou reduzir a sua progressão. Uma vez confirmada, deve ser acompanhada por um oftalmologista.

Recomenda-se que pacientes em uso crônico de esteroides sistêmicos sejam avaliados pelo médico oftalmologista periodicamente a partir de 1 ano do início de uso (para usuários de doses acima de 20 mg/dia) ou a partir do 2º ano naqueles que usam doses inferiores; caso apresentem queixas previamente a esse período, encaminhar precocemente.

Cloroquina

A cloroquina é uma medicação que foi inicialmente utilizada para tratamento da malária, mas que tem tido amplo uso atualmente no controle de doenças reumatológicas e de colagenoses. Seus dois principais efeitos oculares são ceratopatia *verticillata* e maculopatia.

A ceratopatia *verticillata* é uma opacificação discreta da córnea que, em geral, não provoca baixa de visão nem necessita suspensão da droga. Seu aparecimento não depende da dose, podendo surgir alguns meses após seu início e desaparecer de 6 meses a 2 anos após sua suspensão (Figura 11.3).

Figura 11.3. Córnea *verticillata*.

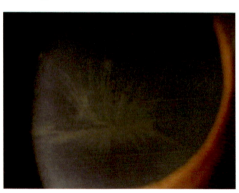

Fonte: Desenvolvida pela autoria do capítulo.

A maculopatia cloroquínica é uma alteração que deve ser levada em maior consideração, pois pode causar baixa de visão grave e irreversível caso não identificada e suspensa a medicação a tempo. Seu surgimento é dose-dependente, sendo sua dose superior a 2,3 mg/kg de peso real/dia um dos principais fatores de risco, associado ao tempo de uso superior a 5 anos. A hidroxicloroquina é uma opção terapêutica de menor toxicidade retiniana (dose de risco de 5,0 mg/kg de peso real/dia), podendo-se discutir com o clínico geral sua substituição em casos específicos.

Histologicamente, ocorre um acúmulo de pigmento nas camadas mais externas da retina junto à fóvea, região responsável pela visão de detalhes e de cores. A maculopatia pode surgir antes mesmo de o paciente apresentar queixas oculares (estágio I), sendo este o momento ideal para sua suspensão. Quando o indivíduo passa a apresentar queixas (principalmente sombras no centro da visão, perda de visão de contraste e de cores), o achado de fundo de olho passa a ser mais intenso, podendo chegar à sua forma mais grave, denominada *bull's eye* ou "estágio IV" (Figura 11.4).

Figura 11.4. Maculopatia cloroquínica *bull's eye* (estágio IV).

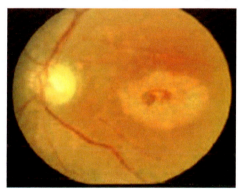

Fonte: Desenvolvida pela autoria do capítulo.

Recomenda-se um exame de fundo de olho previamente ao início de uso da cloroquina e seguimento periódico após 1 ano. A tela de Amsler (Figura 11.5) é um exame que pode ser realizado em regime domiciliar, permitindo detecção precoce da maculopatia cloroquínica (ver classificação no Quadro 11.3).

Figura 11.5. Tela de Amsler.

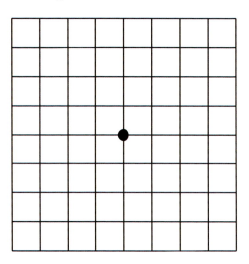

Fonte: Desenvolvida pela autoria do capítulo.

Quadro 11.3. Classificação da maculopatia cloroquínica.

	Características	**Reversibilidade**
Estágio I	Discreta hiperpigmentação da fóvea, sem baixa visual	Sim
Estágio II	Hiperpigmentação mais intensa. Pode apresentar metamorfopsia e baixa visual	Não
Estágio III	Áres de atrofia coriorretiniana com focos de hiperpigmentação	Não
Estágio IV	*Bull's eye*	Não

Fonte: Desenvolvida pela autoria do capítulo.

Sulfas

O uso de medicações sistêmicas à base de sulfa (p. ex., acetazolamida, hidroclorotiazida, cotrimoxazol e topiramato) tem causado aumento de relatos de casos de crise de glaucoma agudo (fechamento angular provocando a elevação da pressão ocular e dor aguda). Seu mecanismo parece estar relacionado à congestão da coroide resultando na anteriorização do diafragma iridocristaliniano e, consequentemente, fechamento angular. Nesses casos, são mandatórios a suspensão da droga e o encaminhamento imediato a um oftalmologista. O retardo do seu tratamento pode causar perda visual significativa e irreversível.

Anexo: Drogas de abuso

Cocaína

A cocaína foi inicialmente utilizada em Oftalmologia como anestésico tópico, apresentando ainda utilidade em testes diagnósticos ("teste da cocaína" em neuroftalmologia), sendo, no entanto, pouco utilizada para anestesia ocular. Pode causar lesões corneanas que variam desde uma ceratite *puntata* (lesões puntiformes do epitélio corneano) até úlceras de córnea. Utilizada sistemicamente, pode provocar alucinações visuais, oclusão de artéria central da retina e neovascularização retiniana (*talc retinopathy*).

Maconha (canabinol)

Além de dilatação e de hiperemia ocular, a maconha apresenta como controverso efeito ocular a redução pressórica. No entanto, não há evidência científica que suporte seu uso na prática clínica.

Tabaco

O tabaco pode apresentar em sua composição uma série de substâncias químicas que têm potenciais efeitos oculares: aumento do risco de catarata; degeneração macular relacionada à idade; aterosclerose (agravando as vasculopatias retinianas) e neuropatia óptica ("neuropatia tabaco-álcool").

Álcool etílico

O uso crônico do álcool pode causar alterações nutricionais em todo o organismo. No globo ocular, a hipovitaminose A pode culminar em cegueira noturna (nictalopia: distúrbio no funcionamento dos bastonetes da retina) e em olho seco (xeroftalmia), interferindo no funcionamento das células caliciformes da conjuntiva. Sua associação com o consumo crônico do tabaco pode causar a neuropatia óptica tabaco-álcool, que resulta em escotomas no campo de visão.

Anfetaminas

As anfetaminas também podem provocar alucinações visuais e dilatação pupilar (midríase). A midríase, por sua vez, pode resultar em fechamento do seio camerular em olhos predispostos causando glaucoma agudo (aumento agudo da pressão ocular). Trata-se de uma emergência oftalmológica, necessitando pronto tratamento.

> ### Importante
>
> Sempre incluir no interrogatório básico perguntas sobre comorbidades sistêmicas como diabetes *mellitus*, arritmia cardíaca, insuficiência cardíaca, asma ou doença pulmonar obstrutiva crônica. Quando prescritas drogas que podem ter efeitos colaterais significantes, interrogar nas consultas de retorno sobre seus sintomas de forma ativa. O paciente muitas vezes não saberá correlacionar novas queixas à medicação tópica ocular.
>
> Atenção especial às combinações fixas: timolol + dorzolamida; timolol + brimonidina; timolol + prostaglandina.
>
> Em crianças abaixo de 1 ano, diluir o ciclopentolato na proporção 1:1.

Nos casos de suspeita de maculopatia cloroquínica em estágios iniciais, pode-se realizar exame de angiofluoresceinografia ou campo visual 10-2. O exame angiofluoreceinográfico poderá ajudar nos casos iniciais de maculopatia, mostrando uma hipofluorescência na zona avascular da fóvea decorrente de bloqueio por pigmento (Figura 11.6). O campo visual 10-2 (podendo-se inclusive utilizar a mira vermelha) também é ferramenta auxiliar principalmente nos casos em o exame de fundo de olho é duvidoso e o paciente apresenta queixas inespecíficas (p. ex., borramento da visão central).

Figura 11.6. Angiofluoreceinografia na maculopatia por cloroquina. Observe a hiperpigmentação foveal comparada à periferia retiniana.

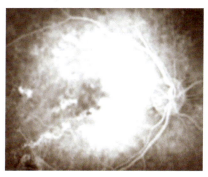

Fonte: Desenvolvida pela autoria do capítulo.

Em pacientes que usam drogas potenciais causadoras de neuropatia óptica (p. ex., etambutol, vigabatrina, tabaco), recomenda-se o acompanhamento com exame de campo visual manual (Campimetria de Goldman) e a avaliação do fundo de olho em busca de sinais como palidez de disco (Figura 11.7A). Alterações iniciais do campo visual (como escotomas cecocentrais (Figura 11.7B) poderão ser detectadas precocemente, e, nos casos confirmados, a medicação deverá ser suspensa após discussão com o médico especialista.

Figura 11.7. (A) Palidez de disco óptico. (B) Escotoma cecocentral.

A
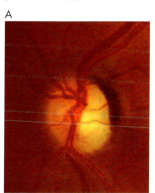

B
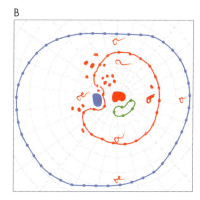

Fonte: Desenvolvida pela autoria do capítulo.

Autoavaliação

1. Qual dos seguintes efeitos colaterais está frequentemente associado ao uso de antiglaucomatosos da classe dos beta-bloqueadores?

a) fenômeno de Raynaud

b) taquicardia

c) decompensação de ICC

d) sonolência

2. O uso crônico de cortisona sistêmica pode causar:

a) catarata e hiperpigmentação foveal

b) glaucoma e escotoma central

c) catarata e glaucoma

d) córnea verticilata e *bull's eye*

3. Assinale a(s) medicação(ões) a seguir associada(s) à córnea *verticillata*.

a) Amiodarona e cloroquina.

b) Betabloqueadores tópicos.

c) Análogos de prostaglandina.

d) Cortisona e cloroquina.

4. Assinale a alternativa correta quanto à relação entre drogas de abuso e efeitos oculares.

a) A maconha pode causar elevação da pressão intraocular.

b) A cocaína pode resultar em quadro de oclusão vascular retiniana.

c) O cigarro é fator protetor para degeneração macular relacionada à idade.

d) O consumo excessivo de álcool está frequentemente associado a oclusões vasculares retinianas.

5. Qual a alteração ocular provocada pela cloroquina que torna a avaliação oftalmológica obrigatória em seus usuários?

a) Ceratopatia verticilata.

b) Alteração periférica da retina.

c) Maculopatia.

d) NDA.

Referências bibliográficas

Blomquist PH. Ocular complications of systemic medications. Am J Med Sci. 2011;342(1):62-9.

Farkouh A, Frigo P, Czejka M. Systemic side effects of eye drops: a pharmacokinetic perspective. Clin Ophthalmol. 2016;10:2433-2441.

Novack GD, Robin AL. Ocular pharmacology. J Clin Pharmacol. 2016;56(5):517-27.

Peragallo J, Biousse V, Newman NJ. Ocular manifestations of drug and alcohol abuse. Curr Opin Ophthalmol. 2013;24(6):566-73.

Santaella RM, Fraunfelder FW. Ocular adverse effects associated with systemic medications: recognition and management. Drugs 2007;67(1):75-93.

Vaajanen A, Vapaatalo H. A Single Drop in the Eye – Effects on the Whole Body? Open Ophthalmol J. 2017;11:305-314.

Respostas da autoavaliação

1. c; 2. c; 3. a; 4. b; 5. c

Índice remissivo

A

Abertura ocular, 10
Abordagem avançada das queimaduras químicas, 248
Abrasão de córnea, 236
Acomodação, 91, 92
– em olho emétrope, 91
Aconselhamento genético, 306
Acuidade visual, 28, 194, 257
– avaliação da, 30, 32
Agonistas colinérgicos, 362, 364
Aids, 350
Álcool etílico, 371
Alfa-agonistas, 362, 364
Alterações
– fundoscópicas relacionadas a patologias sistêmicas, 112
– lacrimais, 262, 268
– palpebrais, 262
Ambliopia, 259
Ametropia, 79
– corrigindo, 81
Amiodarona, 366
Análogos de prostaglandina, 362, 364
Anamnese, 26
Anatomia, 1
– das vias pupilares, 37
Anemia falciforme, 126
Anfetaminas, 372
Angiofluoresceinografia, 108, 115
Anisocoria, 39
Anquilobléfaro, 265
Antagonistas colinérgicos, 366
Antecedentes

– familiares, 27
– pessoais, 26
Aparelho lacrimal, 14
Apêndices das pálpebras, 11
Apoplexia hipofisária, 149
Armação de prova, 97
Arteríola em fio
– de cobre, 334
– de prata, 334
Artrite idiopática juvenil, 339
Associação acomodação/convergência, 42
Astigmatismo, 81
Astrocitoma, 313
Atovaquone, 283
Atropina, 362, 366
Auxílios ópticos, 83
Avaliação
– da acuidade visual, 30, 32
– da pressão intraocular, 49
– do reflexo da lanterna sobre a córnea, 33
– pelo reflexo, 33

B

Baixa súbita da acuidade visual, 227
Betabloqueadores, 362, 364
Bimatoprosta, 364
Biomicroscopia, 46
Blefarite, 220
Blefarofimose, 263
Bulbo ocular, 2, 44
Buraco de mácula, 125

C

Caixa de lentes de prova, 97
Calor, 244
Câmara anterior, 48
Campimetria
– computadorizada, 63
– de confrontação, 61
– estática, 66
– manual, 63, 65
Campo
– de confrontação, 62
– visual, 58
  – binocular, 58
Capacete de Schepens, 57
Catarata, 49, 153
– achados ao exame oftalmológico, 159
– alteração visual, 158
– causando alteração na formação da imagem, 85
– causas, 157
– congênita, 157, 273
– cortical, 159
– definição, 154
– diagnóstico, 161
– do adulto, 157
– epidemiologia, 153
– fatores de risco, 155
– indicação cirúrgica, 163
– nuclear, 159
– pelo uso de corticosteroides sistêmicos, 367
– sinais e sintomas, 158
– subcapsular, 160
– tipos de cirurgia, 163
– tratamento, 161
Celulite orbitária, 16
Centro óptico, 76
Ceratite(s)
– bacterianas, 213
– fúngicas, 215
– herpética com úlcera dendrítica, 217
– infecciosas, 213
– pelo herpes varicela-zóster, 218
– pelo vírus do herpes *simplex*, 217
– por *Acanthamoeba*, 218

– por rubéola, 279
– *puntata* por exposição fotoelétrica, 245
– virais, 216
Ceratocone, 89
Ceratoconjuntivite epidêmica, 202
Ceratopatia *verticilatta*, 368
Cicatriz coriorretiniana de toxoplasmose, 282
Ciclopentolato, 362
Cicloplegia, 96
Cílios, 44, 47
Cirurgia
– de remoção da catarata, 162
– refrativa, 86
Cistinose, 279
Cisto dermoide, 265
Citomegalovírus, 284
Citrato de sildenafil, 366
Classificação de Keith-Wagener-Barker, 335
Clindamicina, 283
Cloridrato
– de dorzolamida, 362, 364
– de pilocarpina, 362, 364
Cloroquina, 368
Clorpromazina, 366
Colírios antiglaucomatosos, 363
Coloboma, 264
– palpebral, 267
Componentes refrativos do olho, 78
Conduta pós-operatória, 243
Cones, 257
Conjuntiva, 2, 47
Conjuntivite, 3, 197
– aguda
  – bacteriana, 193
  – de origem infecciosa, 201
  – viral, 193
– bacteriana, 204, 206
– diagnóstico diferencial das, 201
– gonocócica, 205
– hiperaguda, 205
– neonatal, 205
– pelo herpes *simplex*, 202
  – tipo II, 207

- pelo vírus do molusco contagioso, 202
- por clamídia, 207
Conjuntivite química, 207
Coriorretinite sifilítica, 346
Coriorretinopatia central serosa, 126
Córnea, 3, 48
- *verticillata*, 368
Coroide, 6
Coroidite
- por *Cryptococcus*, 352
- por *Pneumocystis jirovecii*, 351
Corpo
- ciliar, 5
- estranho
  - conjuntival, 234
  - de córnea, 235
- vítreo, 49
Corticosteroides, 362, 366
Crioterapia, 316
Cristalino, 8, 49
Culturas, 200

D

Dacriocistite
- aguda, 270
- crônica, 270
Dacriocistocele congênita, 270
Dacriocistografia, 271
Defeitos
- campimétricos, 60
  - quiasmáticos bilaterais e bitemporais, 60
- de campo visual pré-quiasmáticos, 60
  - pós-quiasmáticos, 61
Degeneração(ões), 89
- macular relacionada à idade, 164
Dermoide epibulbar, 265
Dermolipoma, 266
Descolamento(s), 133
- da retina, 133, 110
  - exsudativo, 133, 134
  - regmatogênico, 133, 134
    - temporal, 111
  - tracional, 133, 328

- do cristalino, 233
Desoclusão, 35
Diabetes, 90, 113
- *mellitus*, 326
Dinâmica palpebral, 10
Diplopia, 250, 259
Dissociação luz-perto, 42
Distrofia(s)
- endotelial hereditária congênita, 279
- epiteliais corneanas, 89
Doença(s)
- autoimunes, 90
- da inclusão citomegálica, 284
  - adquirida, 286
  - congênita, 284
- da retina, 133
- de Behçet, 340
- de Coats, 313
- infecciosas, sífilis, 345
- macular relacionada à idade, 135
- pré-*plus*, 297
- reumatológicas e autoimunes, 336
- sistêmicas, 27, 90
Dor, 26, 194
- ocular, 227
Drogas de abuso cocaína, 371

E

Ectasia corneana, 88, 89
Edema
- cistoide de mácula, 126
- corneano, 45, 130
- de papila, 140, 143
  - com hemorragia, 58
  - da hipertensão intracraniana, 352
- macular, 115, 327
  - clinicamente significativo, 116
- palpebral à direita, 44
Efeito das drogas no olho, 361
Eixo principal, 76
Emetropia, 78
Enucleação, 315
Epicanto, 264

Episclera, 47
Episclerite, 193, 195
Erros de refração, 73
Esclera, 3, 47
Esclerite, 193, 196
Escotoma, 65
– cecocentral, 373
Espasmo de acomodação, 92
Espondilite anquilosante, 336
Esquiascopia, 30, 99
Estrabismo, 26, 259, 307
Estruturas anexas ao globo ocular, 10
Etambutol, 365
Exame(s)
– citológico, 200
– com tela de Amsler, 63
– complementares, 58
– de angiofluoresceinografia, 109
– de fundo de olho, 105
   – normal, 107
– de refração ocular, 97
– do(s) reflexo(s)
   – pupilares, 39
   – vermelho, 39
– ocular, 27
   – externo, 43
– oftalmológico, 25, 238
– pupilar, 37
Exsudatos
– algodonosos, 112, 327
– duros, 112, 327

F

Fases da angiofluoresceinografia
– arterial, 108
– arteriovenosa, 108
– de recirculação, 108
– venosa, 108
Febre faringoconjuntival, 201
Fechamento angular agudo primário, 193, 210
Fenda palpebral, 44
Fenilefrina, 362
Fisiologia, 1

Fissura, 10
Fístula congênita do saco lacrimal, 270
Flashes de luz, 26
Fluoresceína sódica, 108, 109
Foco, 76
Foria, 34
Fotocoagulação a *laser*, 119, 316
Fotopsias, 26
Fotorreceptores, 7
Fóvea, 65
Fratura orbitária, 229
Funções do cristalino, 155
Fundo de olho normal, 55, 105, 108
Fundoscopia, 49, 55
Fusão, 258

G

Galactosemia, 274
Glândula lacrimal, 13
Glaucoma, 174
– congênito, 277
– neovascular, 328
– por fechamento angular, 209
– primário de ângulo fechado, 209
Glaukomflecken, 211
Globo ocular, 2
Gonioscopia, 52
– dinâmica, 54
– estática, 54
Goniotomia, 279
Gravidez, 88

H

Haemophilus influenzae, 204, 213
Hemangiomas, 266, 267
Hemorragia(s)
– em chama da vela, 112, 333
– pré-retiniana, 117
– profundas, 112, 327
– retrobulbar, 237
– subconjuntival, 193, 194, 229
– superficiais, 327
– vítrea, 132, 233

Hereditariedade, 306
Herpes
– ocular, 89
– simples, 287
Hifema(s), 131
– traumático, 231
Hiperemia
– conjuntival, 45, 194
– pericerática, 194
Hipermetropia, 80
Hipertensão
– arterial sistêmica, 119, 332
– aguda, 120
– crônica, 120
– intracraniana benigna ou idiopática, 354
Hipópio, 48
Hiposfagma, 194, 229
Hordéolo, 11
Hormônios contraceptivos, 366
Humor
– aquoso, 8
– vítreo, 9

I

Imagem de gonioscopia evidenciando ângulo aberto, 54
Imaturidade retiniana, 293
Impresso da campimetria computadorizada, 67
Índice de refração, 75
Infecção(ões)
– intrauterina por rubéola, 274
– oculares congênitas, 281
Inflamação das glândulas de Meibomius, 11
Inibidores de anidrase carbônica, 362, 364
Injeção ciliar, 194
Inspeção das pupilas no exame ocular externo, 38
Interrogatório sobre os diversos aparelhos, 27
Invasão orbitária por retinoblastoma, 310
Íris, 5, 49
Isóptera, 65

L

Laceração
– conjuntival, 234

– de pálpebra, 236
– de via lacrimal, 237
Lactação, 88
Lágrima, 14
Latanoprosta, 364
Lensômetro, 99
Lente(s)
– cilíndrica, 83
– de contato, 84
– gelatinosa, 84
– rígida, 84
– de Goldmann, 53
– de Posner, 52
– de Sussman, 52, 53
– de Zeiss, 52
– esféricas, 75
– negativa, 82
– positiva, 82
– focalizando a imagem em olho présbita, 94
Lesões
– corneanas, 230
– pupilares, 230
– retroquiasmáticas, 149
Leucocoria, 307
Limiar de sensibilidade, 63
Linfangiomas, 267
Lúpus eritematoso sistêmico, 338
Luz, 74

M

Maconha (canabinol), 371
Macroaneurismas, 125
Mácula, 107
Maculopatia cloroquínica, 368, 370
– bull's eye, 369
Maleato de timolol, 362, 364
Malformações da pálpebra e da fenda palpebral, 262
Mancha(s)
– de Elschnig, 121
– em vinho do porto, 267
Manejo das lesões, 247
Manifestações oculares das doenças sistêmicas, 325

Margem orbitária, 43
Medicação
– sistêmica e efeitos oculares, 365
– tópica ocular e seus efeitos sistêmicos, 361
Medida da tensão oculodigital, 50
Megalocórnea primária, 279
Membrana basal epitelial, 89
Microaneurismas, 112, 327
Miopia, 79
Miopização (*fogging*), 99
Modelos de óculos do século XIV, 74
Motilidade ocular extrínseca, 33
Mucopolissacaridose, 279
Musculatura extraocular, 17
Músculo(s), 35
– de Müller (tarsal superior), 19
– elevador da pálpebra superior, 35
– levantador da pálpebra, 19
– oblíquo superior, 35
– reto
– lateral, 17, 35
– medial, 17
Mycobacterium tuberculosis, 346

N

Necrose fibrinoide da parede do vaso por
hipertensão arterial sistêmica aguda, 121
Neisseria gonorrhoeae, 213
Neovasos, 328
Nervo(s)
– da órbita, 20
– oculomotor, 37
– óptico, 9, 22, 107
Neurite óptica, 142
Neurofibromas, 267
Neuropatia óptica isquêmica, 138
– anterior, 139
– não arterítica, 139
Neurorretinite, 144
Nevus
– de conjuntiva, 47
– *flammeus*, 267

O

Obstrução
– congênita do ducto lacrimonasal, 268
– simples, 269
Oclusão(ões), 34
– com a palma da mão, 31
– da artéria central da retina, 121
– de ramo
– da artéria central da retina, 121
– da veia central de retina, 122
– venoso inferior, 58
– vasculares, 121, 136
Óculos, 83
– para perto, 95
Oftalmopediatria, 257
Oftalmoscopia
– direta, 55, 56
– indireta com capacete de Schepens, 57
Olho(s)
– acomodado, 92
– amétrope, 79
– astigmata, 81
– componentes, 77
– efeito das drogas no, 361
– emétrope, 78
– hipermétrope, 80
– míope, 79
– não acomodado, 92
– présbita, 93
– seco, 89
– vermelho, 26, 191, 225
– diagnóstico diferencial do, 192
– outras causas de, 219
– sinais e sintomas, 194
Opacidade(s)
– corneana por trauma de parto, 279
– de meio, 130
– subcapsulares, 211
Órbita, 14, 43
Orbitopatia
– de Graves, 341
– distireoidiana, 341
Oxigênio, 294

P

Palidez de disco óptico, 373
Pálpebras, 2, 10, 44, 47
– drenagem linfática, 13
– irrigação vascular, 13
Papiledema, 352, 353
Paralisia
– de Bell, 12
– de III par craniano, 18
– facial periférica, 12
Patologias
– oculares, 89
– retinianas, 90
Pele das pálpebras, 11
Perda
– súbita
  – binocular da visão, 147
  – de visão, 227
    – de causa neuroftalmológica, 138
    – nas síndromes quiasmáticas, 148
  – monocular da visão, 138
  – nas lesões retroquiasmáticas, 149
– visual
  – aguda, 129
  – crônica, 153
Perfil psicológico, 88
Perfuração ocular, 240
Periferia retiniana, 107, 110
Perimetria
– cinética, 65
– de Goldmann, 65
– estática, 66
Persistência de vitreo primário hiperplástico, 313, 315
Pesquisa do defeito aferente relativo, 40
Pirimetamina, 283
Placas tarsais, 11
Pós-cirurgia de catarata com implante de lente intraocular, 86
Posições
– diagnósticas do olhar, 36
– do olhar conjugado, 35
Pré-retiniana, 108

Prematuridade e baixo peso ao nascer, 293
Presbiopia, 93, 95
Prescrição, 100
Pressão intraocular, 49
Princípio(s)
– de Imbert-Fick, 50
– ópticos, 75
Produção e drenagem lacrimal, 13
Proliferação
– fibrovascular, 117
– vitreorretiniana, 328
Pronto-socorro em oftalmologia, 225
Proptose, 26
– à direita, 43
Protrusão do globo ocular, 26
Pseudo-hipópio, 307
Pseudomonas aeruginosa, 213
Pterígio, 219
Ptose, 267
– à esquerda, 44
– palpebral, 262
Pupila, 37, 194
– de Adie, 21

Q

Queimadura(s)
– causadas por radiação e temperatura, 244
– com vegetais, 249
– fotoelétrica, 245
– oculares, 243
– por ácido, 247
– por álcali, 247
– químicas, 246
– térmicas, 244
Queloide, 90
Quimioterapia, 316

R

Rabdomiossarcoma, 303
Radiação ionizante, 245
Radioterapia
– com feixe externo, 315
– com placa, 316

Raio de curvatura, 76
Rasgaduras de retina, 110
Redução
– da acuidade visual, 26
– na capacidade de acomodação, 93
Reflexo(s)
– consensual, 40
– fotomotor, 39
–– direto, 40
– pupilar
–– consensual, 40
–– para perto, 42
– vermelho, 39
Refrator
– computadorizado, 98, 100
– manual, 97
Refrigeração, 244
Reparo
– cirúrgico, 241
– de um perfurante corneoescleral, 242
Retina, 6
– temporal, 60
Retinite por toxoplasmose, 352
Retinoblastoma, 305
– endofítico, 308, 309
– exofítico, 308
– pequeno, 308
Retinopatia
– da prematuridade, 291, 300, 313
– diabética, 57, 113, 330
–– não proliferativa, 114
–– proliferativa, 116
– hipertensiva, 334
Retinoscopia, 30, 99
Retinoscópio, 98
Rosa bengala, 67
Rotura do globo ocular, 233
Rubéola, 283

S

Secreção, 194
Shunts intravasculares, 328
Sífilis, 288

Sinal
– de Bonnet, 334
– de Cogan, 252
– de Gunn, 334
– de Salus, 334
Síndrome(s)
– da blefarofimose, 263
– de Horner, 19, 20
– de Lowe, 274
– de Reiter, 337
– de Sheehan, 149
– de Sjögren, 338
– do olho vermelho, 191
– do pseudotumor cerebral, 354
Sondagem das vias lacrimais, 272
Staphylococcus sp, 213
– *aureus*, 204
Streptococcus pneumoniae, 204, 213
Sulfadiazina, 283
Sulfas, 370
Supercílios, 43
Supressão cortical, 259
Sutura de borda palpebral, 239

T

Tabaco, 371
Tabela
– de Snellen, 28
– LEA Symbols, 29
Tamoxifeno, 366
Tartarato de brimonidina, 362, 364
Técnica da confrontação, 61
Tela de Amsler, 63, 370
Terapia fotodinâmica, 173
Teste(s)
– de oclusão, 34
– de oclusão alternada, 35
– de rosa bengala, 67
– de Schirmer, 68
– do "cover-uncover", 250
– do defeito aferente relativo, 41
– do filtro vermelho, 250
– do olhinho, 39
– do *swinging flash light*, 40

Tetraciclina, 366
Tioridazina, 366
Tipos de lentes, 75
Tomografia de coerência óptica, 110
Tono-pen, 51
Tonometria de Goldmann, 50, 51
Tonômetro, 51
– de Goldmann, 50
– de Pascal, 51
– de Perkins, 51
– de sopro, 51
– dinâmico de contorno, 51
Toxocaríase ocular, 313
Toxoplasma gondii, 348
Toxoplasmose, 281, 346
Trabeculectomia, 279
Trabeculotomia, 279
Tração, 328
Tratamento(s)
– cirúrgico, prós e contras, 85
– convencional, correção, 83
– oculares anteriores, 27
Trauma(s), 137
– com laceração palpebral, 43
– contuso, 228
– não perfurantes, 234
– oculares, 227
– perfurante ou penetrante, 237
– com corpo estranho, 45
Travoprosta, 364
Trimetroprim-sulfametoxazol, 283
Tropia, 34
Tuberculose, 346
Tumor(es)
– congenitos da pálpebra dermoides, 265
– intraoculares, 305

– oculares na infância, 302
– orbitários, 302
– palpebral, 46
Túnica
– fibrosa, 2
– interna, 6
– vascular, 5

U

Úlcera de córnea, 193
– bacteriana
– com hipópio, 214
– em botão de córnea transplantada, 214
– com hipópio, 48
– fúngica com hipópio, 216
Uveíte, 208
– anterior aguda, 193
– traumática, 230

V

Vasoconstritores tópicos, 362
Vasos, 107
Vergência, 75
Via(s)
– do reflexo pupilar à luz, 38
– nervosa do reflexo pupilar, 37
– ópticas, 22, 59
Vigabatrina, 365
Visão, 26
– binocular, 26, 258
– de paciente présbita, 94
Vitrectomia, 119

Z

Zikavírus, 289